冉雪峰

川派中医药名家系列丛书

江　泳　李勇华　主编

中国中医药出版社

·北　京·

图书在版编目（CIP）数据

川派中医药名家系列丛书. 冉雪峰 / 江泳，李勇华主编 . — 北京：中国中医药出版社，2018.12

ISBN 978 - 7 - 5132 - 4348 - 3

Ⅰ.①川…　Ⅱ.①江…　②李…　Ⅲ.①冉雪峰（1879-1963）—生平事迹②中医临床—经验—中国—现代　Ⅳ.① K826.2　② R249.7

中国版本图书馆 CIP 数据核字（2017）第 174139 号

中国中医药出版社出版

北京市朝阳区北三环东路 28 号易亨大厦 16 层

邮政编码　100013

传真　010-64405750

廊坊市祥丰印刷有限公司印刷

各地新华书店经销

开本 710×1000　1/16　印张 19　彩插 0.75　字数 320 千字

2018 年 12 月第 1 版　2018 年 12 月第 1 次印刷

书号　ISBN 978 - 7 - 5132 - 4348 - 3

定价　89.00 元

网址　www.cptcm.com

社 长 热 线　010-64405720

购 书 热 线　010-89535836

维 权 打 假　010-64405753

微信服务号　zgzyycbs

微商城网址　https://kdt.im/LIdUGr

官 方 微 博　http://e.weibo.com/cptcm

天猫旗舰店网址　https://zgzyycbs.tmall.com

如有印装质量问题请与本社出版部联系（010-64405510）

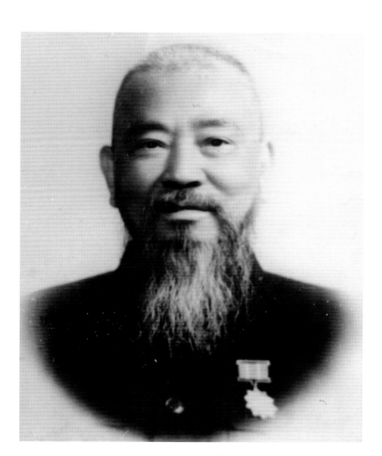

冉雪峰先生像

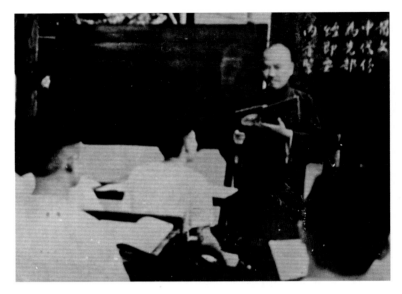

冉雪峰先生在重庆中医进修校授课

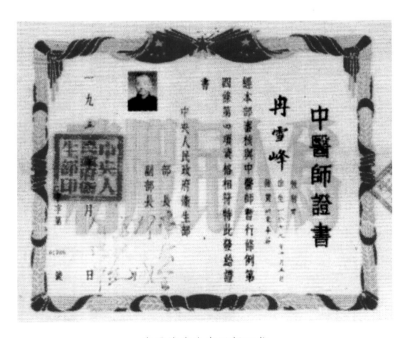

冉雪峰先生中医师证书

中醫以最古為上乘　西醫以最新為上乘　古者

莫靈素若靈素為三墳之一　蓋即在四五千年前其中

奧義微言所在多有雖今科學蒙達甚遠尚有未企及

體到處惜代遠年湮書缺有間經遠人增纂割裂瑕

瑜互見且卷帙浩繁不易卒讀鑑別尤不易此不獨今日

在中古時之其故秦越人撮取經文之要者蒙為問難固

而別出手眼解釋俾繁者簡晦者明簡則易知明則易行

此醫學興革第一緊要開鍵也考難經學理多重素所

豈其所引經文全本靈素載蓋靈素迄今時代愈遠凌

亂愈不堪同夫所以後之學者多取徑難經所謂法後王

冉雪峰先生1929年为友人陈颐寿所著
《古本难经阐注校正》题序1

取其近是已由秦越人至今三千有餘歲重素至秦越人時
凌亂難經至今時尚凌亂故滑氏本義之生疑意徐氏經釋
不覺微辭尚非丁氏滑此古本注釋於前陳氏滑此古本撥返
於遠一西今本錯誤則滑人知見無溪澄入約籍各是其說
解釋金多去道愈遠惠其著作三難讀古人書者之六不易
也而尤有逸者學問者無止境之事業醫之秦越人書之難經
吾何聞其但方今科學昌明各種學術壁壘一新西醫篡基
科學進步之速玉可驚歟中醫當此村代部謀身存此研窮
科學借徑西醫必難如乙知彼百戰百勝是偏丁註以顯明之筆
遠深遠之理與宋人語錄相似的是老斯輪手陳氏樓疏盆探

冉雪峰先生1929年为友人陈颐寿所著
《古本难经阐注校正》题序2

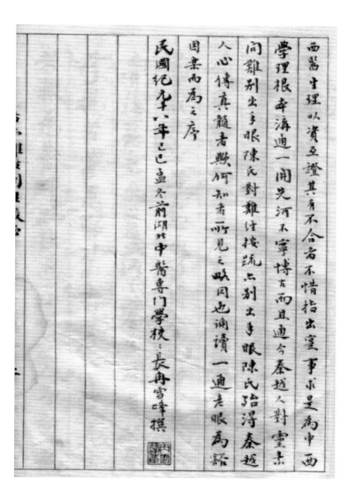

西醫生理以資互證其有不合者不惜指出蓋事求是為中西

學理根本溝通一開先河不寧博古而且通今泰越人對雲未

同難別出手眼陳氏對難注接疏別出手眼陳氏貽得泰越

人心傳真髓者歟何如者所見之略同也誦讀一通走眼為榮

因喜而為之序

民國紀年八年己巳孟冬前湖北中醫專門學校：長冉雪峰撰

冉雪峰先生1929年为友人陈颐寿所著
《古本难经阐注校正》题序3

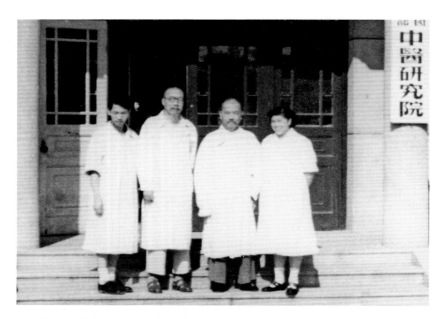

冉雪峰先生任中医研究院高干外宾治疗室主任时与部分同志合影，
左起为陈可冀教授、王易门先生、冉雪峰先生、陈敏护士长

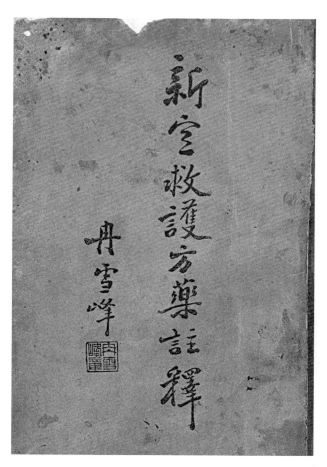

冉雪峰先生所著《新定救护方药注释》（"民国"二十六
年十二月印刷），由湖北国医药界战地后方服务团发行

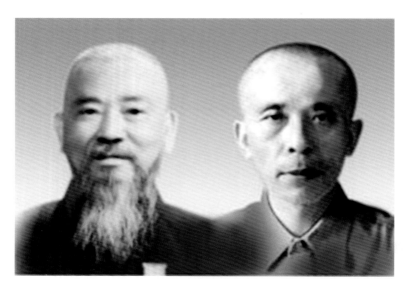

冉雪峰先生与万县行医期间所带弟子龚去非合影

总序————————加强文化建设，唱响川派中医

四川，雄居我国西南，古称巴蜀，成都平原自古就有天府之国的美誉，天府之土，沃野千里，物华天宝，人杰地灵。

四川号称"中医之乡、中药之库"，巴蜀自古出名医、产中药，据历史文献记载，自汉代至明清，见诸文献记载的四川医家有 1000 余人，川派中医药影响医坛 2000 多年，历久弥新；川产道地药材享誉国内外，业内素有"无川（药）不成方"的赞誉。

医派纷呈　源远流长

经过特殊的自然、社会、文化的长期浸润和积淀，四川历朝历代名医辈出，学术繁荣，医派纷呈，源远流长。

汉代以涪翁、程高、郭玉为代表的四川医家，奠定了古蜀针灸学派。郭玉为涪翁弟子，曾任汉代太医丞。涪翁为四川绵阳人，曾撰著《针经》，开巴蜀针灸先河，影响深远。1993 年，在四川绵阳双包山汉墓出土了最早的汉代针灸经脉漆人；2013 年，在成都老官山再次出土了汉代针灸漆人和 920 支医简，带有"心""肺"等线刻小字的人体经穴髹漆人像是我国考古史上首次发现，应是迄今

我国发现的最早、最完整的经穴人体医学模型,其精美程度令人咋舌!又一次证明了针灸学派在巴蜀的渊源和影响。

四川山清水秀,名山大川遍布。道教的发祥地青城山、鹤鸣山就坐落在成都市。青城山、鹤鸣山是中国的道教名山,是中国道教的发源地之一,自东汉以来历经 2000 多年,不仅传授道家的思想,道医的学术思想也因此启蒙产生。道家注重炼丹和养生,历代蜀医多受其影响,一些道家也兼行医术,如晋代蜀医李常在、李八百,宋代皇甫坦,以及明代著名医家韩懋(号飞霞道人)等,可见丹道医学在四川影响深远。

川人好美食,以麻、辣、鲜、香为特色的川菜享誉国内外。川人性喜自在休闲,养生学派也因此产生。长寿之神——彭祖,号称活了 800 岁,相传他经历了尧舜夏商诸朝,据《华阳国志》载,"彭祖本生蜀","彭祖家其彭蒙",由此推断,彭祖不但家在彭山,而且他晚年也落叶归根于此,死后葬于彭祖山。彭祖山坐落在成都彭山县,彭祖的长寿经验在于注意养生锻炼,他是我国气功的最早创始人,他的健身法被后人写成《彭祖引导法》;他善烹饪之术,创制的"雉羹之道"被誉为"天下第一羹",屈原在《楚辞·天问》中写道:"彭铿斟雉,帝何飨?受寿永多,夫何久长?"反映了彭祖在推动我国饮食养生方面所做出的贡献。五代、北宋初年,著名的道教学者陈希夷,是四川安岳人,著有《指玄篇》《胎息诀》《观空篇》《阴真君还丹歌注》等。他注重养生,强调内丹修炼法,将黄老的清静无为思想、道教修炼方术和儒家修养、佛教禅观会归一流,被后世尊称为"睡仙""陈抟老祖"。现安岳县有保存完整的明代陈抟墓,有陈抟的《自赞铭》,这是全国独有的实物。

四川医家自古就重视中医脉学,成都老官山出土的汉代医简中就有《五色脉诊》(原有书名)一书,其余几部医简经初步整理暂定名为《敝昔医论》《脉死候》《六十病方》《病源》《经脉书》《诸病症候》《脉数》等。学者经初步考证推断极有可能为扁鹊学派已经亡佚的经典书籍。扁鹊是脉学的倡导者,而此次出土的医书中脉学内容占有重要地位,一起出土的还有用于经脉教学的人体模型。唐代杜光庭著有脉学专著《玉函经》3 卷，后来王鸿骥的《脉诀采真》、廖平的《脉学辑要评》、许宗正的《脉学启蒙》、张骥的《三世脉法》等，均为脉诊的发展做出了贡献。

咎殷，唐代四川成都人。咎氏精通医理，通晓药物学，擅长妇产科。唐大中年间，他将前人有关经、带、胎、产及产后诸症的经验效方及自己临证验方共378 首，编成《经效产宝》3 卷，是我国最早的妇产科专著。加之北宋时期的著名妇产科专家杨子建（四川青神县人）编著的《十产论》等一批妇产科专论，奠定了巴蜀妇产学派的基石。

宋代，以四川成都人唐慎微为代表撰著的《经史证类备急本草》，集宋代本草之大成，促进了本草学派的发展。宋代是巴蜀本草学派的繁荣发展时期，陈承的《重广补注神农本草并图经》，孟昶、韩保昇的《蜀本草》等，丰富、发展了本草学说，明代李时珍的《本草纲目》正是在此基础上产生的。

宋代也是巴蜀医家学术发展最活跃的时期。四川成都人、著名医家史崧献出了家藏的《灵枢》，校正并音释，名为《黄帝素问灵枢经》，由朝廷刊印颁行，为中医学发展做出了不可估量的贡献，可以说，没有史崧的奉献就没有完整的《黄帝内经》。虞庶撰著的《难经注》、杨康侯的《难经续演》，为医经学派的发展奠定了基础。

史堪，四川眉山人，为宋代政和年间进士，官至郡守，是宋代士人而医的代表人物之一，与当时的名医许叔微齐名，其著作《史载之方》为宋代重要的名家方书之一。同为四川眉山人的宋代大文豪苏东坡，也有《苏沈内翰良方》（又名《苏沈良方》）传世，是宋人根据苏轼所撰《苏学士方》和沈括所撰《良方》合编而成的中医方书。加之明代韩懋的《韩氏医通》等方书，一起成为巴蜀医方学派的代表。

四川盛产中药，川产道地药材久负盛名，以回阳救逆、破阴除寒的附子为代表的川产道地药材，既为中医治病提供了优良的药材，也孕育了以附子温阳为大法的扶阳学派。清末四川邛崃人郑钦安提出了中医扶阳理论，他的《医理真传》

《医法圆通》《伤寒恒论》为奠基之作，开创了以运用附、姜、桂为重点药物的温阳学派。

清代西学东进，受西学影响，中西汇通学说开始萌芽，四川成都人唐宗海以敏锐的目光捕捉西学之长，融汇中西，撰著了《血证论》《医经精义》《本草问答》《金匮要略浅注补正》《伤寒论浅注补正》，后人汇为《中西汇通医书五种》，成为"中西汇通"的第一种著作，也是后来人们将主张中西医兼容思想的医家称为"中西医汇通派"的由来。

名医辈出　学术繁荣

中华人民共和国成立后，历经沧桑的中医药，受到党和国家的高度重视，在教育、医疗、科研等方面齐头并进，一大批中医药大家焕发青春，在各自的领域里大显神通，中医药事业欣欣向荣。

四川中医教育的奠基人——李斯炽先生，在 1936 年创立了"中央国医馆四川分馆医学院"，简称"四川国医学院"。该院为国家批准的办学机构，虽属民办但带有官方性质。四川国医学院也是成都中医学院（现成都中医药大学）的前身，当时汇集了一大批中医药的仁人志士，如内科专家李斯炽、伤寒专家邓绍先、中药专家凌一揆等，还有何伯勋、杨白鹿、易上达、王景虞、周禹锡、肖达因等一批蜀中名医，可谓群贤毕集，盛极一时。共招生 13 期，培养高等中医药人才 1000 余人，这些人后来大多数都成为中华人民共和国成立后的中医药领军人物，成为四川中医药发展的功臣。

1955 年国家在北京成立了中医研究院，1956 年在全国西、北、东、南各建立了一所中医学院，即成都、北京、上海、广州中医学院。成都中医学院第一任院长由周恩来总理亲自任命。李斯炽先生继创办四川国医学院之后又成为成都中医学院的第一任院长。成都中医学院成立后，在原国医学院的基础上，又汇集了一大批有造诣的专家学者，如内科专家彭履祥、冉品珍、彭宪章、傅灿冰、陆干甫；伤寒专家戴佛延；医经专家吴棹仙、李克光、郭仲夫；中药专家雷载权、徐楚江；妇科专家卓雨农、曾敬光、唐伯渊、王祚久、王渭川；温病专家宋鹭冰；外科专家文琢之；骨、外科专家罗禹田；眼科专家陈达夫、刘松元；方剂专家陈潮祖；医古文专家郑孝昌；儿科专家胡伯安、曾应台、肖正安、吴康衡；针灸专家余仲权、薛鉴明、李仲愚、蒲湘澄、关吉多、杨介宾；医史专家孔健民、李介民；中医发展战略专家侯占元等。真可谓人才济济，群星灿烂。

北京成立中医高等院校、科研院所后，为了充实首都中医药人才的力量，四川一大批中医名家进驻北京，为国家中医药的发展做出了巨大贡献，也展现了四川中医的风采！如蒲辅周、任应秋、王文鼎、王朴城、王伯岳、冉雪峰、杜自明、李重人、叶心清、龚志贤、方药中、沈仲圭等，各有精专，影响广泛，功勋卓著。

北京四大名医之首的萧龙友先生，为四川三台人，是中医界最早的学部委员（院士，1955 年）、中央文史馆馆员（1951 年），集医道、文史、书法、收藏等于一身，是中医界难得的全才！其厚重的人文功底、精湛的医术、精美的书法、高尚的品德，可谓"厚德载物"的典范。2010 年 9 月 9 日，故宫博物院在北京为萧龙友先生诞辰 140 周年、逝世 50 周年，隆重举办了"萧龙友先生捐赠文物精品展"，以缅怀和表彰先生的收藏鉴赏水平和拳拳爱国情怀。萧龙友先生是一代举子、一代儒医，精通文史，书法绝伦，是中国近代史上中医界的泰斗、国学家、教育家、临床大家，是四川的骄傲，也是我辈的楷模！

追源溯流　振兴川派

时间飞转，掐指一算，我自 1974 年赤脚医生的"红医班"始，到 1977 年大学学习、留校任教、临床实践、跟师学习、中医管理，入中医医道已 40 年，真可谓弹指一挥间。俗曰：四十而不惑，在中医医道的学习、实践、历练、管理、推进中，我常常心怀感激，心存敬仰，常有激情冲动，其中最想做的一件事就是将这些中医药实践的伟大先驱者，用笔记录下来，为他们树碑立传、歌功颂德！缅怀中医先辈的丰功伟绩，分享他们的学术成果，继承不泥古，发扬不离宗，认祖归宗，又学有源头，师古不泥，薪火相传，使中医药源远流长，代代相传，永续发展。

今天，时机已经成熟，四川省中医药管理局组织专家学者，编著了大型中医专著《川派中医药源流与发展》，横跨两千年的历史，梳理中医药历史人物、著作，以四川籍（或主要在四川业医）有影响的历史医家和著作为线索，理清历史源流和传承脉络，突出地方中医药学术特点，认祖归宗，发扬传统，正本清源，继承创新，唱响川派中医药。其中，"医道溯源"是以民国以前的川籍或在川行医的中医药历史人物为线索，介绍医家的医学成就和学术精华，作为各学科发展的学术源头。"医派医家"是以近现代著名医家为代表，重在学术流派的传承与发展，厘清流派源流，一脉相承，代代相传，源远流长。《川派中医药源流与发展》一书，填补了川派中医药发展整理的空白，是集四川中医药文化历史和发展现状之大成，理清了川派学术源流，为后世川派的研究和发展奠定了坚实的基础。

我们在此基础上，还编著了《川派中医药名家系列丛书》，汇集了一大批近现代四川中医药名家，遴选他们的后人、学生等整理其临床经验、学术思想编辑成册。预计编著一百人，这是一批四川中医药的代表人物，也是难得的宝贵文化遗产，今天，经过大家的齐心努力终于得以付梓。在此，对为本系列书籍付出心血的各位作者、出版社编辑人员一并致谢！

由于历史久远，加之编撰者学识水平有限，书中罅、漏、舛、谬在所难免，敬望各位同仁、学者提出宝贵意见，以便再版时修订提高。

中华中医药学会　副会长

四川省中医药学会　会　长

四川省中医药管理局　原局长

杨殿兴

成都中医药大学　教授、博士生导师

2015 年春于蓉城雅兴轩

序 ——————————————————————————————

冉雪峰先生是川派名医星群中极为璀璨的一颗。冉老出生于晚清，从出生地巫山到武昌、汉口，再到万县、重庆和北京，颠沛流离，饱尝生活的艰辛，但冉老是坚强的、上进的，也是幸运者和成功者。他一生学习、应用和弘扬中医，救民疾苦，奉献出了他毕生的精力。

冉老为医至仁。1941年，当闻及弟子孙静明欲正式开业时，曾三次致信谆谆教诲其为医之道。冉老告诫：每诊病必须态度认真，衣冠整洁，言语谨慎。每日所看之病，至夜间须一一回思，斟酌得失，如有疑义，即刻查书。要紧之病，须留底稿，反复揣摩。不得偏执任性，不肆意诋毁他医。看病少时则多看书，以厚根底，看病多时则多多留心以广经验。不在方笺上动书，不负责推过之词，病果已濒危险则须言明。1937年抗日战争时期，冉老放弃私人诊所，躬亲日夜，四方奔走呼号，首先捐出大量资金，成立"湖北国医药界战地后方服务团"，设立"国药制药厂"，亲自撰写内外科急救处方，制成成品药，广施民众。在万县行医期间，对困难民众从不收诊费，还常施药。据其女冉先昭回忆，冉老乡居万县董家岩避难期间：他随时注意采集一些中草药，如车前草、金钱草、野菊花、白茅根等带回并晒干备用；自种中草药如薄荷、紫苏、金银花等；教小孩吃橘子留橘皮，吃桃子、杏子后把核敲开，取仁存用。冉先昭还记得：有一个下午，附近农民刘老汉因发烧、咳嗽、气喘拖了半个多月，没钱进城看病，病势越来越重。这天下午，家人把他抬来求医。冉老赶紧放下手中著书工作，仔细给病人检查诊脉，开好药方后，又亲自把药配好，详嘱服药注意事项，病人及其亲属得到莫大安慰，回家服药数剂而愈。

冉老为学至勤。12 岁时冉父仙逝，冉母纺纱为业，送其到巫山县城水府庙继续就读。冉老品学兼优，才智过人，学习尤其认真刻苦，晚上陪伴古庙青灯夜读，每至鸡鸣。冬日天冷，无以御寒，以一木棒放脚下，反复搓动取暖，名之曰"烤棒棒火"。在汉口时，目睹民众麻疹、霍乱之苦，即遍查资料，结合临床经验，诊余速著应对之策，无偿贡献经验方。在董家岩，冉老亲自制作稿本，制订出写作计划、内容提要，细心构思，先打好腹稿，再用毛笔小楷誊抄，一丝不苟，从不马虎，绘画更是精心制作。冉老主张中西融会贯通，避难期间参考了很多中西医书籍，结合自己丰富的临床经验，写出了《大同生理学》《大同药理学》《方剂学》等一系列著作。陈可冀院士回忆，冉老"诊务之余，即使在门诊的少许空闲时间，也常思索著述，是一位业精学勤，诲人不倦的好师长"。冉老很谦虚，在出版《冉雪峰医案》前，还将书稿让陈可冀最后再看一遍，以核验是否符合实际。可见冉老为学不仅至勤，亦为至真。

冉老为师至真。他一生办学，正式收徒较多，可谓桃李满天下。冉老一方面对学生要求甚严，另一方面对学生亦极为谦诚，真心传授知识，全心服务学生，把弟子们均当成自己的子女。1934—1957 年，冉老对孙静明、张方舆进行函授指导，通信极为频繁，即便是战乱年间亦如此。冉老对学生的问题一一仔细作答，分析透彻，一丝不苟。对学生的医案修改认真，提出许多建议，毫不保留。对学生的著作，如张方舆的《金匮要略讲稿》《温病讲稿》，均是一字字修改，甚至大段改写，不厌其烦。冉老经常将自己的著作抄寄于学生，如我们收集到冉老当年亲自抄写给孙静明的《冉氏中药学》复印件，一次数十页文字。可以想象抗日战争期间冉老在乡间秉烛，以毛笔小楷工整誊抄的身影，对学生之心可谓拳拳矣。1938年，学生龚去非避难到万县，冉老亲到住所探视，带去昔年著作手稿多份，并关切地说："你初来此地，各处来的中西医均极多，应做些必要宣传。我找李重人代你写招牌，我代你请此地四大名医连同我自己在内，都给你在广告上作介绍人。另一方面，我想写著作，正苦于每天求治者过多，我虽愿竭尽绵薄服务，但我年事已高，不宜因此不写作，'承先启后'的重担，我责无旁贷。因而我尽量将病人向你这里引，你必须用心读书、临床，提高疗效水平，严格做到医德良好，否则病人被我引来，他们试一回，就不再来了！一切疑难问题来和我商量。"可见，冉老对学生关怀之真情厚意。冉老对学生极为谦诚，信中对孙静明及张方舆均称"老弟"，多有"大鉴""台绥"等词，自称"友生冉雪峰"，还经常赠送报刊、著作及照片，有什么情况和想法均及时告知和交流，无论是谈学术，还是谈人生，谈世态人情，均是推心置腹。学生对老师也是极为尊重，经常看望和联系。1959年12月3日，冉老给孙静明发电报"师病危绝冉"，告别之语何其悲切，其情谊何其深厚！

冉老为友至诚。近代医林中，冉老于南则推张山雷，于北则推张锡纯两位朋友，冉老曾就办学方法一事求教于张锡纯。在学术上，冉老对于近人著作极少批评，而认为二位老友的著作有批评价值，一分为二地区别对待。冉老推崇张山雷的中风为脑病说，但对其中的一部分中风病认识却有一针见血的批评。冉老曾撰写"批《衷中参西录》资生汤及第四页、第八页方论""批《衷中参西录》升陷汤及第二、第三、第三十各页方论""批《衷中参西录》麻黄加知母汤"等多篇寄与孙静明、张方舆，并交代"其学理上有应补正者，亦与他书中补之，其佳者则引之"。在"《衷中参西录》总批"中谈到某名医认为张锡纯医案"无一真者"，则慨然曰："予则不问其真假，唯辨其是，非故直以己意漫为批评。方今医学晦盲，茫茫海内，得一知己良足欣慰，何忍议礼成讼，校书成仇。然为明道计，活人计，不得不尔。今张君已归道山矣，九泉有知，应亦许予为直友也。"

我们在撰写本书收集资料时，真切感受到冉老是一位豪爽的"性情中人"。

虽然本书主要是综合介绍冉老的学术经验，但我们认为：在全面了解冉老为人的基础上，再体会冉老精深的医学造诣，会别有一种"心有灵犀"的感觉。

江　泳　李勇华

2018 年 3 月

编写说明 ——————————————————

　　本书为四川省中医药管理局"川派中医药名家研究专项"基金支持下的"冉雪峰学术思想及临床经验整理与传承研究"课题，由成都中医药大学及重庆三峡医药高等专科学校研究人员编撰，主要以冉氏著述、相关门人论著为主要参考资料，力求史料真实、资料完整、提炼精当。主要特点有：首先对现行刊发的冉雪峰相关著作、研究论文加以进一步整理完善，如"医案"主要摘选于《冉雪峰医著全集》中的代表性医案；"医话"和"常用独特方剂及药物"以冉氏著作中的相关内容为主要资料，结合整理、数据统计和分析等方法，提炼、总结其诊治相关病证在理法方药中的特色。此外，根据成都中医药大学博物馆、重庆三峡医药高等专科学校保存的冉老处方、照片、信件等，完善了冉老行医经历，尤其是在四川、重庆行医及学术传承情况，充实了其学术思想，为广大中医药学习者、爱好者提供一本可读性强、实用性强的书籍。

　　本书主要包含生平简介、临床经验、学术思想、学术传承、论著提要、学术年谱六大部分。临床经验部分，以《冉雪峰医案》71则及《冉雪峰医著全集·临证》中以病例形式简略所载的数百则最具代表性和资料较为完整的医案为其临证经验研究的病案素材，最后收录20个常见病症，以病为纲，每一病症下又含医案、医话、常用独特方剂及药物三项，以反映冉雪峰论治典型病症的主要思想。

本书的编写得到成都中医药大学中医药文化中心和中国中医科学院广安门医院华华主任的支持与帮助，在此致以诚挚的谢意。

本书编写中的不当和错误之处，切望学者和读者提出宝贵意见，以便再版时修订提高。

《冉雪峰》编委会

2018 年 4 月

目 录

川派中医药名家系列丛书

生平简介

冉雪峰

冉雪峰（1879—1963），名敬典，字剑虹，别号恨生，重庆市巫山县大溪乡人。其精于中西医理，毕生致力于中医学研究，临床经验丰富，对中医经学、古典医籍整理及中医教育事业等均有卓越成就。冉老与河北盐山张锡纯有"南冉北张"的共称，为"冉氏医学流派"的突出代表，川派中医药名家之佼佼者。

冉雪峰出生于医药世家，自幼习文学医，12岁起随父（冉作楫）在深山采药，15岁时便能诊治一般常见性疾病。12岁时，冉父因采"飞天蜈蚣"（学名松萝），不慎从树上摔下，受重伤卧床不起。从此，冉雪峰便接过父亲的担子开诊行医。19岁时，冉老赴成都乡试，因考场弊端而落第。1903年，冉雪峰在时代潮流影响下，顺江东下，先在武昌一家报馆当校对，后当记者、编辑，不时撰写政论文章，抨击时弊。1907年，受聘武昌医馆教习，后任馆长，兼报社主笔，评点时事，倡导共和。1911年10月10日，先生义无反顾，毅然从戎，参加了震惊中外的"武昌起义"，后为袁世凯所囚，保释出狱后专事医学。

自1917年起，专研医学，始悬壶武昌中和里。1918年，鼠疫流行武汉，罹疾者，死亡甚众，冉老著《温病鼠疫问题解决》，制太素清燥救肺汤与急救通窍活血汤。霍乱流行时，著《霍乱症与痧症鉴别及治疗法》，立疗霍乱经验效方二首。1919年，冉老鉴于西医东渐，中医衰落，以复兴中医学为己任，遂联合省垣陆继韩、胡书诚、李子余等诸同道，组织湖北省中医公会与中医学会，被选为湖北省中西医会第一届会长。创办湖北省《中西医学杂志》（1921年），兼任编辑。

1923年，冉老热爱中医学的教育事业，虚心向张锡纯先生询问创建医学堂规则。随后独资创办"湖北中医专门学校"于武昌黄土坡，并任校长，冀以"发扬国粹，造就真材"。1925年，时北京政府教育部不许中医学校加入教育系统，冉老联合山西中医学校教育长杨百诚、赵意空二位同道，亲自撰状，据理力争，终获通过。1929—1937年，历任汉口卫生局考试中医委员会委员、湖北省政府检定中医委员会委员，并参与主持了数届中医考试。1929年2月，"国民党政府中央卫生委员会"悍然通过了"废止旧医扫除卫生事业障碍案"，冉老拂袖而起，率武汉中医药界名流组成请愿团赴南京请愿。1930年，南京成立中央国医馆，冉老代表武汉中医药界参加，后任国医馆医务处处长。

抗日战争事起，中华儿女奋起反抗，冉老忧国忧民，放弃了丰厚的门诊收入，组织"湖北医药界战地后方服务团"并任团长及中医救护医院总院副院长。1938年下半年武汉沦陷前，冉老举家避难四川万县，先住真元堂七号，对外应诊，就诊者多为难民，亦有本地慕名求治者，一律不收诊费。有贫苦无钱者还资助药钱，故就诊者众，门庭若市。1939年1月14日，日本飞机第一次轰炸万县，人民死伤甚重，房屋延烧，土桥子一带尽成废墟。为躲避轰炸，冉老随即迁于万县董家岩李家院，应诊之余，埋头著述。在这期间，著有《国防中药学》《大同药物学》《大同生理学》《大同方剂学》《中风临证效方选注》等医学专著。在万县期间（1938年11月起）担任四川省万县中医初审委员会委员，并试图举办中医学校，邀请龚去非、李重人等为教师，但终因日机轰炸而未成。抗日战争胜利后的1946年，冉老迁回汉口肇元里悬壶。解放战争时期，1949年举家搬迁重庆，先后在中华路、民国路悬壶，直到全国解放。

1950年5月29日，重庆成立卫生工作者协会，冉老任编辑委员会委员。1955年，任重庆市中医进修学校首届校长，同时出任重庆市政协委员。负责组织编写了第一套中医进修教材，并著有《内经讲义》《伤寒论讲义》。

1955年11月，虽年逾古稀，但为了中医事业后继有人，仍奉调入京，到卫生部中医研究院（今中国中医科学院）工作，任中华医学会常务理事、卫生部中医研究院学术委员会副主任委员兼高干外宾治疗室主任、第二届全国政协委员，被卫生部授予"一等一级专家"。1956年8月，冉老向党组织递交了入党申请书。在中医研究院时，仍夜以继日工作，亲自上课堂授课，兢兢业业，一丝不苟，对中医教学的开展及教材修订做出了贡献，培养了优秀中医人才，传承了中医学术。

1959年元旦，冉老以80岁高龄，尽一月之力，写成《八法效方举隅》一书向党献礼，中华人民共和国成立十年大庆时，以《冉雪峰医案》再献红心。1959年2月，因为跌仆，冉老进北京人民医院住院。住院期间，仍出席四次政协会议，并写书面提案。随后，半休养半编著，"希望再活二三年，未编竣者续成，已成者整理，留作后人参考。冀可以将来中西医配合，在学理上一环之补助。"冉老1956年开始编写《伤寒论集注总诠》，然在1959年11月正伏案著述时，突然发生脑动脉栓塞，后一直住院治疗，于 1963 年 1 月 29 日病逝，忠实地站完最后一班岗，可惜这部重要著作未能完稿，这不仅是冉老的遗憾，也是中医学术界的一大损失。这部著作后由冉老后人冉小峰和冉先德整理，由卫生部前部长钱信忠亲笔作序，科学技术文献出版社于 1981 年正式出版，名《冉注伤寒论》。

　　冉老一生勤奋好学，孜孜以求，技艺高超，故而临床诊务极为繁忙，早期加之教学及社会事务，实在难得暇时。但冉老一如既往地手不释卷，笔耕不辍。在抗日战争期间，颠沛流离，逃难于万县董家岩乡间，冉老绝不愿浪费一丝光阴，于乱世中的一隅静地里埋头耕耘，撰写了大批著作。在武汉传染病流行期间及抗日战争期间，冉老编写了几部温病学和救护方药著作及重庆中医进修学校教材；冉老在北京中医研究院工作期间，整理和编写的书籍有：《温病鼠疫问题解决》《霍乱症与痧症鉴别及治疗法》《麻疹商榷正续编》《新定救护方药注释》《辨证中风问题之解决》《健忘斋医案》《国防中药学》《大同方剂学》《大同生理学》《大同药物学》《冉雪峰医学丛书·方剂学》《内经讲义》《伤寒论讲义》《冉雪峰医案》《八法效方举隅》《中风临证效方选注》《冉注伤寒论》，共 17 部。因时间变迁和不断修改，各书著作的名称和内容前后亦不尽一致。2004 年 1 月，由冉小峰与冉先德主持，将冉老的所有著作进行整理，由京华出版社出版，名《冉雪峰医著全集》，分为医经、方药与临证三册，共计 235 万字。

　　冉老崇古而不泥古，创新而不离纲，提倡古为今用、洋为中用。他热爱中医学，毕生致力于医学教育事业，其博学多思，早为医林名宿所折服。他重视人才培养，自 1917 年武昌办学至 20 世纪 50 年代末的北京执教，在长达 40 多年的时间里，始终以培育中医新人为己任，除不计其数的莘莘学子外，1949 年以前，直接从师习业者，包括湖北武汉熊济川及四川万县龚去非、重庆宦世安等，这些门生均为现代中医界之名宿翘楚。鲜为人知的是，张锡纯去世之前，嘱咐还未卒业的弟子孙静明、张方舆和李宝稣去找冉老续业，数十年间鸿雁传书，冉老对其悉心指导，谆谆教诲，弟子们因而均成为一方名医。

　　据中国科学院院士陈可冀撰文回忆，他认识冉老是在其调北京之后。当时卫生部正着手成立中国中医研究院，冉老以 76 岁高龄应召来京到研究院工作。通过与冉老朝夕相处，耳濡目染，陈可冀对中医学产生了极大的兴趣，其在 2009 年"郭士魁先生 95 周年诞辰暨学术思想研讨会"时发言提到："根据中央卫生部当时关于抢救名老中医学术经验的精神，我和郭士魁医师同时受命拜冉老为师，当时中医研究院科研所领导领着我们到冉老家里，向冉老和冉师母恭恭敬敬地行三鞠躬拜师礼的情景现犹历历在目。"可知，名医陈可冀与郭士魁为冉老之关门弟子，其他学生及受冉老学术思想影响者众多。

临床经验

川派中医药名家系列丛书

冉雪峰

冉雪峰临证 50 余载，经验十分丰富，精通伤寒、温病、杂病、内、妇、儿、外各科。本篇主要根据《冉雪峰医案》71 则及《冉雪峰医著全集·临证》，以病例形式简略所载的数百则医案为其临证经验研究的病案素材，并结合冉老论著中的有关内容进行总结而成。该篇以病为纲，介绍冉老诊治的内科病证（16 个）、妇科病证（3 个）和外科病证（1 个）的临证特色。每一病证之下含医案、医话、常用独特方剂及药物三个部分。

一、感冒

1. 医案

（1）内蕴伏感，外为凉迫案

钟某，女，59 岁。

初诊：1954 年 10 月 8 日。

主诉：头痛体痛，腹中不和，微除不爽。

诊断：感冒。

辨证：内蕴伏感，外为凉迫。

治法：清解其外，清疏其内，内外两和。

方剂：自拟方。

药物：竹柴胡一钱五分，川厚朴二钱五分，薄荷叶八分，生薏苡仁五钱，泽兰叶三钱，牛蒡子三钱，白茯苓五钱，生甘草一钱，条黄芩一钱五分，青竹茹（姜汁炒）一钱。水煎 2 次，分服。

二诊：1954 年 10 月 10 日。

主诉：表解而不了了，腹中亦欠和，微除不爽。

治法：清解其外，清疏其内，内外两和，去疾务尽。

药物：竹柴胡一钱五分，生薏苡仁五钱，川厚朴二钱五分，杭菊花一钱五分，白茯苓五钱，枳实炭二钱五分，全瓜蒌五钱，京半夏三钱，条黄芩二钱五分，川黄连一钱，广木香一钱五分（广木香可用青木香代之），生甘草一钱。水煎 2 次，分服。

按语：初诊患者有凉迫之表，有营卫不和之头痛体痛，里有诸滞之腹中不和，故予柴胡、薄荷、牛蒡子疏表，厚朴行气，薏苡仁、茯苓健脾行水，泽兰行血，姜汁竹茹降逆，柴胡、黄芩和解内外。二诊患者表将解，但腹中不和仍在，故须"去疾务尽"，稍减疏表药，重在和里，加用枳实、香连丸行腹中，小陷胸汤行胸中，通行上下，达到"里气和则表气和，表气和则里气和"。

（2）肠间津亏，微感风热案

李某，男，25 岁。

初诊：1954 年 10 月 10 日。

主诉：头晕鼻塞，外有微感。大便难，为日已久，胃肠石硬。

诊断：便秘兼感冒。

辨证：肠间津亏，微感风热。

治法：清解其外，疏通其内，内外兼治。

方剂：自拟方。

药物：全当归四钱，火麻仁（研）四钱，竹柴胡二钱五分，杭白芍四钱，郁李仁（研）三钱，牛蒡子三钱，川厚朴二钱五分，薄荷叶八分，炙甘草一钱，泽兰叶三钱，京半夏三钱。

按语：胃肠石硬之里为主，头晕鼻塞之表为次，治以柴胡、牛蒡子、薄荷疏表，当归、麻仁、郁李仁、厚朴润肠行气通里，达到"内外两和"。

（3）经期感冒风暑案

黎某，女，28 岁。

初诊：1953 年 7 月 15 日。

主诉：风暑相传，头晕鼻塞，愠愠不舒，适逢经至。

诊断：经期感冒。

辨证：经期感冒风暑。

治法：清解其外，清疏其内，内外两和。

方剂：自拟方。

药物：抱木神五钱，生薏苡仁五钱，威灵仙三钱，西香薷一钱五分，川厚朴二钱五分，金铃子三钱，泽兰叶三钱，延胡索三钱，生甘草一钱，当归尾三钱，牡丹皮三钱，青竹茹（姜汁炒）一钱，大浙贝三钱。

二诊：1953 年 7 月 16 日。

药物：西香薷一钱五分，大象贝三钱，延胡索三钱，西秦艽一钱五分，川厚朴二钱五分，牡丹皮三钱，泽兰叶三钱，条黄芩一钱五分，炙甘草一钱，威灵仙三钱，青木香三钱。水煎 2 次，分服。

按语： 患者感冒风暑，以香薷饮解表祛暑，金铃子散疏肝解郁，归尾、泽兰调经，茯苓、薏苡仁利水，秦艽、威灵仙、青木香行气通络。内滞不存，外邪顿解。

（4）风暑相传，内热外寒案

夏某，男，40 岁。

初诊：1953 年 6 月 17 日。

主诉：风暑相传，头晕，愠愠不舒，咽喉不利。

诊断：感冒。

辨证：风暑相传，内热外寒。

治法：涤暑清风，消炎散结，内外分消。

方剂：自拟方。

药物：杭菊花一钱五分，炒山栀二钱五分，飞滑石（布包）六钱，冬桑叶二钱五分，连翘心三钱，川厚朴二钱五分，大象贝三钱，泽兰叶三钱，生甘草一钱，薄荷叶八分，鲜石斛四钱。

按语： 以桑叶、菊花疏散外邪，六一散清暑利湿，栀子、连翘心清心，厚朴行气，泽兰行血利水，象贝祛痰，外邪及里滞同调，两和则安。

2. 医话——"表里失和"是感冒的共性病机

肺开窍于鼻，"伤于风者，上先受之"；肺外合皮毛，职司卫外，为人身之藩篱。人体感受外邪，则肺首当其冲，出现卫表不和诸症。外邪入侵，发病与否取决于人体正气的强弱、卫气的防御功能及邪气的强弱。初起多以风寒或风热之邪为主，风热不解或寒邪郁而化热而成肺热证，传心后表现为热扰心神而出现心烦、不寐；病邪传里化热，表寒未解而成表寒里热证；热邪持续不解，甚则表现为热毒证；热灼津伤，后期表现为阴液不足之虚热证。营卫失和，除卫表症状外，营不和可致头身、胸腹、腰背和脾胃等处经络不遂，出现诸多里证症状，如头痛、胸闷滞、腰痛、腹部不适、呕吐、大便难和食积等。风邪外袭，肺气失宣，肺气上逆为咳，气不布津为痰。

冉老认为，感冒的主要病机为外有表郁，内有营滞之表里失和。针对这一共性病机，提出感冒辨治应当"清解其外，清疏其内，内外两和，去疾务尽"。根据《冉雪峰医著全集》中所记录的医案（主要为在重庆一个夏秋季的门诊简记），其所记主要为风热及风暑感冒者，均一方面清解表邪，另一方面疏理内滞。

冉老留下的风暑感冒病案较多，提出辨治思路为"涤暑清风，理气透络，甘苦或甘平以和，渗利以泄，内外分清，芳香醒豁"。

3. 常用方剂及药物

（1）方剂新解

①麻黄汤

杏仁以利其气，里气化则外气化，可杜其寒闭热迫引起的胸满喘促及咳逆烦热；化热化水之渐，能缓和麻黄辛温峻汗。再加甘草，调诸药以和中气，虽发表而寓安中。

②大青龙汤

表证既急，安可牵掣，故加重麻黄一倍，以发挥开皮毛、荡邪出之力。减杏仁五分之二，在治疗上为减少麻黄牵掣。寒既化热，中气已伤，营卫失调，故加草、姜、枣以和之。是方较麻黄汤发汗之力更大，多一层调营和中之义。

③小青龙汤

大青龙乃治太阳从标气，郁而化热。本方则是从太阳本气，郁而化水。盖气郁化水，而犹未甚，故曰水气。上方证治，乃化热之渐。本方证治，乃化水之渐。观本方干姜、细辛以宣之，五味子以敛之，芍药、半夏以和之。一收一纵，一阖一闭，无形之表邪从肌表出，有形之里邪从水道出，邪气水气一并廓清。麻桂姜辛并用，温气较浓，盖亦诸有水者，当以"温药化之"之义。

④白薇散（小品方）

白薇疏而兼清，散而能敛，《本经》明："主暴中风，忽忽不知之，狂惑，寒热邪气……"其护脑作用甚大，故叔微治妇人血厥用白薇汤。白薇与麻黄同用，既可助其和表，又可预防脑神经受过甚之冲突。

⑤人参败毒散

清疏透利，适合"轻可去实"之义。标名败毒者，大抵以人参扶正祛邪，而以各药开皮毛，从外以泄之。后贤因其疏表，借治四时感冒、伤风、风湿风热、瘙痒疮疡在皮肤及邪气在表之应发者。喻嘉言以此方治痢症，自注为"逆流挽舟"法：既欲其汗，又不欲其多汗；既欲其不汗，又欲其微微似汗。其效果均良，是各有会心，恰符病机。

⑥桑菊饮

营分郁热，宜银翘散；气分郁热，宜本方。此方苇根一钱太少，宜加至五钱或一两。连翘宜用色青者。桑叶二钱五分，殊有意义。盖桑叶功用，端在清芬，荆苏无其淡雅，银菊无其清澈，而清扬清疏之力即富于微寒微苦之中。热气壅遏肌表而汗不出，桑叶可清散以出之；热气蒸逼肌表而汗太多，桑叶又可清敛以止之。清芬之品，少用则愈显清越，多用则反形重浊。

⑦香薷散

本方去扁豆加甘草、黄连，名黄连香薷饮；加茯苓，名五物香薷饮；加人参、黄芪、白术、橘皮、木瓜，为十味香薷饮。表气化则里气化，里气化则表气化，气化水行，水行暑降。稍加酒煎，大助香薷疏表之力，故可立效。

（2）用药规律及常用药物新解

①"内外两和"的用药规律

在《冉雪峰医著全集》中，笔者逐篇选择所有运用"清解其外，清疏其内，内外两和"治疗原则的感冒病例，共有54例56诊。在统计这56条方药组成中发现，所用药物共67味，使用频次超过5次者共38味。这些药物主要为发散风热药、清化热痰药、止咳平喘药、清热解毒药、利水消肿药、补血药、补阴药和清虚热药。使用频率较高者，除甘草外，依次为厚朴（82.14%）、浙贝母（60.71%）、泽兰（58.93%）、石斛（42.86%）、栀子（39.29%）、黄芩（39.29%）、薄荷（37.50%）、柴胡（33.93%）、连翘（28.57%）、白薇（28.57%）、瓜蒌（26.79%）、竹茹（26.79%）、当归（23.21%）、牡丹皮（21.43%）、半夏（21.43%）、木香（19.64%）、款冬花（19.64%）、青蒿（19.64%）、牛蒡子（17.86%）、前胡（17.86%）、白芍（17.86%）等。可见，用于"疏内"的主要为理气、化痰、行血、养阴和清火者；用于"解外"的主要为散风热表邪者，多用荆芥、银花、连翘、牛蒡子、桑叶、菊花、薄荷，热稍甚者用柴胡、白薇、青蒿、刺蒺藜等。

感冒体内经络结滞、头痛者，用川芎；胸闷滞者，用瓜蒌、半夏、陈皮、厚朴、白蔻、青皮、竹茹，或用小陷胸汤；腰腹痛者，用秦艽、威灵仙、延胡索、川楝子；腹不和者，用枳实、厚朴、木香，食积用炒山楂、鸡内金；大便难者，用当归、火麻仁、郁李仁、牛蒡子、厚朴；呕吐者，用半夏、黄芩。肺失宣肃咳逆者，用厚朴、杏仁、紫菀、前胡、牛蒡子、陈皮、竹茹、葶苈子；痰多者，用前胡、紫菀、杏仁、浙贝、瓜蒌、款冬花、厚朴、桑白皮、陈皮。表热入里，以白薇、青蒿、栀子、黄芩、知母清解肺热；热蕴扰心烦躁者，用栀子、炒豆豉、银花、连翘、竹叶；不寐者，用茯神、酸枣仁、柏子仁、栀子；进一步发展到热毒者，用土茯苓、青蒿、蒲公英、银花、土牛膝；高热弛张，灼伤营阴，发热日轻夜重者，用青蒿鳖甲汤；口渴甚者，用石斛、沙参、天花粉；发热有汗仍不解者，另辟蹊径予利尿，用泽兰、白茅根；适逢月经有不调者，用丹皮、泽兰、当归梳理之。

②风暑感冒的用药规律

收集 32 例冉雪峰治疗风暑感冒的病例，共 33 诊。在这 33 条方药组成中统计发现，所用药物共 61 味，使用频次超过 5 次者共 27 味。这些药物主要为发散风寒药、发散风热药、清热泻火药、清虚热药、化湿药、利水消肿药和清化热痰药。使用频率较高者，除甘草外，依次为厚朴（84.85%）、泽兰（72.73%）、浙贝母（69.70%）、石斛（57.59%）、滑石（51.52%）、黄芩（39.39%）、香薷（36.36%）、栀子（36.36%）、连翘（30.30%）、茯神（30.30%）、薄荷（27.27%）、茯苓（24.24%）、白薇（24.24%）、牡丹皮（21.21%）、知母（18.18%）、菊花（18.18%）、白豆蔻（18.18%）、木香（18.18%）、竹茹（18.18%）、杏仁（18.18%）、竹叶（15.15%）、青蒿（15.15%）、白茅根（15.15%）、前胡（15.15%）、瓜蒌（15.15%）、石菖蒲（15.15%）。可见，应用较多的为香薷饮、六一散等祛暑方及杏仁滑石汤等行气、化湿、利水的方药。湿郁用白蔻、藿香，困顿者用石菖蒲，清心用竹叶、栀子、连翘心。

③常用药物新解

麻 黄

【功效主治】

发汗：功效确切且优越。主治伤寒，兼主太阳中风及腠理温疟，为发表之主药，无论寒热皆可用之，亦为治麻疹之要药。其根可止汗。

利尿：疗效确切，与宣通肺气密切相关。

镇咳定喘：疗效确切，主治咳逆上气，为治里要药。

破癥除瘀：主治癥瘕积聚。

【冉按】

临床多用2.5～10g。入煎剂，或研成粉末做丸散剂，丸散剂较煎剂量略少。冉雪峰善治麻疹，其临证常用之麻杏石甘汤（伤寒论）、麻黄解肌汤（肘后）、知母解肌汤（古今录验）、麻黄汤（广济）、麻黄粥（必效）、麻黄人参汤（东垣）、麻黄散（麻科活人）和三拗汤（麻科活人），皆以麻黄为主药。因其认为麻疹为表气郁遏，皮毛闭塞，毒邪袭入营分所致。治疗以解毒托邪透表为第一要务，而麻黄为发表之主药，功效卓越，药性虽温，但经配伍，无论寒热，皆可用之。不仅麻疹，其他须发表之证亦如此。如冉氏自拟一专治荨麻疹经验方，曰"麻黄蝉衣汤"，由麻黄、蝉衣、槐花米、黄柏、乌梅、板蓝根、甘草、生大黄各10g组成，方中麻黄仍是不可或缺之主药。

桂 枝

【功效主治】

强心促循环：因血载气行，强心促循环使气随血行复归于心，主治气机上逆或气逆下陷等气机失调的病症。此外，还可升高体温。

柔畅经隧：主治经隧不畅，经隧痉挛。

行气：为血中气药，主治血中气滞。

温暖营气：使阳气振奋，邪气自然外达，主治太阳中风。

【冉按】

桂枝本身并不能疏散风邪、平冲降逆、活血化瘀、补益虚损，都需要与特定中药相伍方可，如合麻黄能解表、配五味子能平冲、配茯苓能利水、配桃仁能消瘀、配芍药能补虚。

葛　根

【功效主治】

发散邪气：主治邪气从太阳内传阳明，但病邪未离太阳，表证仍在。

起阴气：主治消渴、大热、呕吐、痹证。此外，还可解毒。

【冉按】

葛根入阳明经，所治病证皆与中焦脾胃有关，如呕吐为胃病、痹证皆与阳明有关、消渴乃脾不能为胃行其津液所致、大热乃阳明热盛所致。

柴　胡

【功效主治】

发散邪气：主治邪气伏于少阳。

疏利三焦膜网孔窍：主治五脏六腑结气，如饮食积聚、水饮内停。

和腠理：主治邪在少阳，腠理不通，寒热往来。

【冉按】

柴胡种类繁多，根据《神农本草经》及《名医别录》的记载，当以味甘而微苦、性平而寒者方为正宗，具有上述功效。

荆　芥

【功效主治】

发散表邪：较麻黄力缓，主治风寒感冒。

温暖营气：类似桂枝，但不能补血强心，而专走经隧，散结透络。

破积聚气，攻下瘀血：主治经脉髓管气血瘀滞，无论在气分还是血分。

暖肾通经，解凝散结：主治瘰疬、鼠瘘、产后血晕中风。

【冉按】

荆芥的功用全在轻扬疏散，气行则血行，气调则血和，表气和则里气安，上气和则下气纳。若炒用，则轻扬疏散之性全无，所以止血亦不可生用。

薄　荷

【功效主治】

轻清上浮，清扬透散：其发散之力甚于麻黄，主治感冒风热、痢疾初起夹感冒、瘾疹等病证。

收敛浮越，柔和神经：主治肝气胆火郁结或肝风内动。

清风清燥，涤暑彻热：主治暑热、风火郁热。

镇痉定痛：主治感冒头痛、肝胆气郁头痛。

【冉按】

薄荷专走气分，可减少白细胞数，降低体温，临床不可过量使用。

紫 苏

【功效主治】

辛温散邪：辛散之力逊于薄荷，但可使邪气从血分达于气分，或由气分外达，主治感冒风寒。

利血行，下气：血行则气行，气行则滞化，主治气之上冲、上逆、上郁、上结等。

【冉按】

紫苏兼走气血。

防 风

【功效主治】

祛风：主治风邪从外而来，诸经皆可，无论寒热。

治湿扫疮：当与解毒药同用，主治风邪化湿。

取汗升举：当与益气药同用。

【冉按】

《神农本草经》记载防风与黄芪皆可治恶风，只是前者主治感冒风邪的实证，后者主治内生风邪的虚证。

羌 活

【功效主治】

祛风除湿散寒：主治感冒风寒湿邪，以及感冒风寒湿邪所致金疮、奔豚等。

【冉按】

羌活味苦甘，性温。羌活和独活本是一物。

秦 艽

【功效主治】

祛风湿，散寒热：主治风、寒、湿、热邪痹阻于经脉。

【冉按】

秦艽性平味苦，其形态结构形似人体经脉分布，故可主治经脉痹阻的病症。

升　麻

【功效主治】

解百毒：主治咽喉肿痛、口疮、伤寒、麻疹、痘疮等。

升清气：因人体经脉互络，本品借苦降下行，又周转而复上行，从而升清气，并环周不息，疏利周身经脉，主治清气不升。

清散郁热：主治邪热闭郁。

【冉按】

升麻味甘苦，性平而近寒。

前　胡

【功效主治】

解表：主治感冒风寒或风热。

利气：主治胸胁满闷不适，胃脘、腹中气机郁结。

降气化痰：主治咳嗽痰多。

【冉按】

前胡味苦，性微寒，气味芳香，与柴胡功效近似。除上述功效外，该药芳香浓烈，能刺激神经，还可镇痛。

浮　萍

【功效主治】

辛凉宣透：其味薄，发散之力不如麻黄峻猛，主治感冒风热，邪气伏于太阳之温病、斑疹不透、热郁于里。

凉血：主治吐血、衄血。

【冉按】

浮萍鲜品捣汁，清营透热的功效增强。外用还可治疗癞风、肿毒、杨梅疮癣、面鼻发背焮赤。浮萍味辛、性寒，药性和缓，所以《神农本草经》记载："久服身轻。"

青　蒿

【功效主治】

芳香宣透：主治表证、疥癣痂痒、邪热稽留骨节。

清热疏散：主治间歇热、虚劳热。

【冉按】

青蒿味苦性寒，其味芳香。

香　薷

【功效主治】

芳香疏利：主治阳暑、阴暑。

宣散水湿：本品可促进气机通畅，气调则水行，故可主治湿邪内蕴和水肿。

和中：主治湿邪中阻的霍乱、腹痛吐下。

【冉按】

香薷性微温而芳香气薄，故芳香疏利而能宣散水湿。

木贼草

【功效主治】

退翳膜：翳膜遮睛。

发汗：主治感冒风热。

利尿：主治小便不利。

收敛固涩：主治肠风、痢疾、月经淋沥、带下赤白等。

【冉按】

木贼草的一切功效皆源于含有刺激性的硅酸，且在形态上非常近似麻黄，故在发汗利尿的功效上亦可与麻黄互参。

白　薇

【功效主治】

清热潜降：主治风邪直中，上犯脑部之卒中风。

清浮热：主治阴虚阳浮的身热。

【冉按】

白薇味苦咸性平。

桑　叶

【功效主治】

清热疏散：主治肝胆郁热、邪热壅滞肌表。

敛汗：主治邪热蒸腾肌表的多汗证，朱丹溪认为此时当研末，用米饮下。

发汗：感冒六淫，肌表闭郁无汗。

【冉按】

桑叶为清芬之品，少量愈显清越，多用反而重浊。一般用三钱（相当于现在的 9.4g），吴鞠通在他的桑菊饮中则用的是二钱五分（相当于现在 7.8g）。

菊　花

【功效主治】

清热疏风：主治内外风邪，风热上攻之眼病。

清热解毒：主治肌表疔疮。

醒酒：主治酒醉不清醒。

【冉按】

菊花有味苦和味甘两种，且每种皆有色白、色黄两类。入药者当是味苦者，以野生者为佳。

葱　白

【功效主治】

通阳：主治邪气郁久化热，少阴病。

发汗利尿：作用明显，因其具有特殊冲动之气化。主治感冒表证，小便不利。

通气活血：主治气血运行不畅。

【冉按】

葱白味辛，性平而偏温，多食令人头晕、口臭、小便臭秽。

黄　芩

【功效主治】

清热：其清热之力较黄连、黄柏弱，擅长除少阳邪热。主治黄疸、痢疾、泄泻、疮疡、痈疽以及邪热壅滞所引起的水气内停和闭经。

助诸药以成功：配柴胡退热；配芍药治痢；配白术安胎；配桑皮、地骨皮清肺；配枳壳、厚朴消谷食；配鳖甲、常山除疟；配黄连、大黄治心下痞；配大黄、䗪虫治血痹虚劳。

【冉按】

黄芩味苦性寒色黄，较之黄连、黄柏，颜色较淡、苦味较薄、寒性较轻。

栀　子

【功效主治】

清心凉血：本品入血入心，可清心热而安五脏，主治五脏情志过急化火，五内不宁。

清热除烦：主治虚热夹烦。注意大热大实不用栀子，无热不虚也不用栀子，如阳明腑实证、热实结胸证等。

清胃热：主治胃热内盛。

【冉按】

栀子味苦性寒，入心经。清热不及黄连，荡涤邪热不如大黄。

连　翘

【功效主治】

清宣血分积热，透解血分热毒：主治鼠瘘、瘰疬、瘿瘤、痈肿、蛊毒、热壅汗闭、热迫汗漏、小便不利或频数。

【冉按】

连翘味苦而性寒。

石　膏

【功效主治】

发汗解肌：主治感冒邪热，或热在肌表。生用优于煅用。

清热：主治脏腑热盛证，尤其阳明胃热。

【冉按】

石膏味甘淡略涩略辛，气清香。

淡竹叶

【功效主治】

清热除烦：本品甘淡，质轻而上浮，功效则清降，所以主治邪热散漫或热盛上干之壮热、中风、神昏、癫痫等。

【冉按】

《神农本草经》和《名医别录》都有淡竹叶的记载，而《金匮要略》的竹叶石膏汤与温病的清宫汤中所用的竹叶都应为淡竹叶。此淡竹叶应为竹类甘淡者，而非草本淡竹。

藿　香

【功效主治】

宣通疏利，芳香醒豁：本品芳香辟秽，可疏利气机，主治邪气内扰，气机逆乱的水肿、霍乱、脓肿、心腹内痛等。

醒脾和胃：本品辟秽解郁，调畅中焦气机，且不燥烈，主治湿浊困中焦证。

【冉按】

藿香与合香是两种截然不同的中药，临床切不可混为一谈。此外，本品只能醒脾不能补脾，只能和胃不能益胃，即长于疏利而拙于补益，用之不当恐有耗气伤阴之弊。藿香正气散、黄芪四君子汤、桂苓甘露饮等诸方均有藿香，皆用其芳香化湿之功。

甘　草

【功效主治】

柔缓和中：具有强筋骨、长肌肉、益气力的作用，主治虚咳、痰黏难咯、肠道不运之便秘等。

通经脉，利血气：主治脏腑寒热邪气。

【冉按】

甘草含烈性物质，非平和之物，临床当谨慎。对"甘遂反甘草"当存疑，以待进一步科学实验验证。甘草、大枣均可调和诸药，但又有所不同，前者轻松而后者板滞。

苍耳子

【功效主治】

宣通清窍：苍耳气味清轻，既可疏散邪气，又可宣扬正气，且善走头脑清窍，主治风寒邪气侵犯头面清窍、寒气不重者。临床可见鼻塞、头昏头痛、耳闭等。

【冉按】

苍耳子味甘而性温，但甘不大甘，温不大温，气味清轻，既不燥烈，亦不攻破耗损正气，所以《神农本草经》有"益气"一说。

辛　夷

【功效主治】

散结透络，疏通内外：本品气味浓郁，走窜力大，能深入脏腑、清窍，宣通全身上下表里之气机。主治感冒恶寒发热、头昏、头痛、鼻塞等。

【冉按】

辛夷辛温且香味浓烈，与细辛近似，但疏通周身之气，辛夷不如细辛；宣透颠顶之气，细辛不如辛夷。苍耳亦可上行清窍，能治风邪深入之头疼脑痛。对于猝然昏倒、半身不遂的内风治疗，辛夷可作引经药使用。因人身之气血如环无端，营灌周身，辛夷久服下气，可开启下焦之气而使之上。

因品种的不同，辛夷色有白、紫之分，色白入气分，善治外邪侵袭头脑之气分证，色紫者入血分，善治外邪侵袭头脑之血分证。

菖　蒲

【功效主治】

宣通阳气：本品辛温芳香，善于宣通阳气而开痹，既可治疗风寒湿邪侵袭肌肉、关节的痹证，也可治疗痰气搏结于肺的咳嗽，更可通九窍，主治邪气痹阻的耳聋、视力下降、喑哑、二便不通等，皆从宣通阳气着眼。

补五脏：本品通过宣畅五脏阳气以补其用，与人参一类养五脏之阴而补五脏不同。适宜于五脏阴气不虚，而阳气功能减退者。

【冉按】

药理实验提示，菖蒲还可用于神经衰弱和弛缓性消化不良。

白　芷

【功效主治】

清轻宣窍：白芷气清，气味芬芳，可宣通清窍，主治风邪上犯头面，症见目痒、迎风流泪、眉棱骨疼等。

止渴：白芷辛温质润，正合阳气宣发、蒸腾津液上潮口中的生理机能，可治疗其他单纯养阴、温阳所不能治之口渴证。

【冉按】

白芷为气分药，然因气为血帅，故在一定程度上亦可治血分病，使气血调畅，且不耗损阴血。白芷含汁液丰富，制作面霜外用，可使肌肤滋润有光泽。

二、咳嗽

1. 医案

（1）痰热阻肺，微兼外感案

陈某，男，34 岁。

初诊：1954 年 10 月 7 日。

主诉：咳逆已缓，但未了了，愠愠彻热，似加微感。

诊断：咳嗽兼外感。

辨证：痰热阻肺，肺失宣降，微兼外感。

治法：清解其外，清疏其内，内外两和。

方剂：止嗽散加减。

药物：柔紫菀三钱，全瓜蒌五钱，条黄芩一钱五分，信前胡一钱五分，京半夏三钱，款冬花三钱，软白薇三钱，陈橘皮一钱五分，炙甘草一钱，川厚朴二钱五分，小杏仁（去皮尖）三钱，青竹茹（姜竹茹）一钱。水煎 2 次，分服。

二诊：1954 年 10 月 8 日。

主诉：咳逆微热，愠愠不舒。

治法：清解其外，清疏其内，内外两和。

药物：柔紫菀三钱，京半夏三钱，牛蒡子三钱，信前胡三钱，川厚朴二钱五分，陈橘皮二钱五分，西秦艽二钱五分，小杏仁三钱，炙甘草一钱，全瓜蒌四钱，青竹茹（姜汁炒）一钱。水煎 2 次，分服。

按语： 痰热咳逆加外感，以牛蒡子等疏风清热，紫菀、瓜蒌、黄芩、前胡等清热化痰开痹止咳；陈皮、竹茹，陈皮、半夏，厚朴、杏仁为冉老常用的药对，以理气豁痰降逆；秦艽畅经隧。内外同治，内外相互气和。

（2）痰浊壅肺，肺气上逆案

肖某之女，长沙人。

初诊：前在新疆乌鲁木齐工作，往来戈壁沙漠间，由于携带衣具少，适值大风，为风沙袭击，患胸痹短气，咳逆䧒喘不得卧，音瘖，目钝少光，珠微突出。病历有年，时轻时重，时发时止，来中医研究院诊察。X 线透视见肺门纹理粗糙，两肺野显示透明度较强，两膈位置较低（下降）并运动不良。刻诊：咳逆喘急，不得卧，音瘖，脉虚数，病历年久，肺伤较重。

诊断：哮喘。

辨证：痰浊壅肺，肺气上逆。

治法：清肺利膈，豁痰散结，开上痹，敛浮越，畅中气。

方剂：自拟方。

药物：柔紫菀、百部根各三钱，全瓜蒌四钱，大浙贝三钱，川厚朴一钱五分，小杏仁、天竺黄各三钱，化橘红一钱五分，左牡蛎四钱，鲜苇茎六钱，甘草一钱，鲜竹沥四钱。同煎去滓，冲入竹沥，分温二服。

复诊：复诊三次，约三星期，有效。咳喘减缓，勉能安寐，声音渐出。审度此病，肺伤较重，绝不如是痊可之易。但既有效，即按法治疗，不敢多事，若病发时，再作进一步治疗办法。喘病在上为实，在下为虚；未发治脾，已发治肺。此病与脾关系小，拟未发疏肺，已发泻肺，后在疾病过程中微发则加重疏肺并微兼泻意亦有效，两月余相安无事。曾再至新疆及回长沙故里，长途奔驰，舟车劳顿无恙。讵住京偶因感冒突然触动大发，齁喘如曳锯，鱼口气急，目钝色苍，征象特殊。即按前规划，急予泻肺。

方剂：自拟方。

药物：全瓜蒌五钱，半夏三钱，枳实、厚朴各三钱，苦葶苈（炒研）、瓜瓣各四钱，小杏仁、天竺黄各三钱，薏苡仁四钱，鲜竹沥八钱。

3剂减缓，6剂平复。后于清肺养肺中，亦侧重疏肺，勿俾浊痰滞气瘀塞，容易再发。现经年少发，胸次开豁，食思转旺，体重加增，面间欣然有腴色，病已向愈，再经调摄休养，可望恢复正常。

按语：此为冉老哮病咳喘的验案。咳与喘的发作，冉老均据"开上痹，敛浮越，畅中气"以治。紫菀、百部、浙贝、杏仁、陈皮、天竺黄、芦根、竹沥等清肺利膈，豁痰散结。厚朴、杏仁、牡蛎、葶苈子降气化痰敛浮越。全瓜蒌、厚朴、枳实畅中气，通腑降逆，这是对"肺与大肠相表里"理论的应用。发作期重在治肺，缓解期治脾肺，清养兼疏。冉老深谙脏腑气机运行及药物升降规律，辨证使用，故而取得较好的疗效。

（3）痰热互结，气火上浮案

黄某，女，50岁。

初诊：1954年8月22日。

主诉：咳逆较剧，咽哽不利，不安寐。

诊断：咳嗽。

辨证：痰热互结，气火上浮。

治法：清肺利膈，豁痰散结，开上痹，敛浮越，畅经隧。

方剂：自拟方。

药物：柔紫菀三钱，大象贝三钱，条黄芩一钱五分，百部根三钱，地骨皮三钱，葶苈子（研）四钱，全瓜蒌（子打）六钱，桑白皮三钱，川厚朴二钱五分，小杏仁三钱，生甘草一钱，鲜石斛四钱。水煎 2 次，分服。

二诊：1954 年 8 月 23 日。

主诉：咳逆已缓，气火郁滞。

治法：清肺利膈，豁痰散结，开上痹，畅里和。

药物：款冬花三钱，川厚朴二钱五分，苦百合三钱，小杏仁三钱，条黄芩一钱五分，肥知母三钱，大象贝三钱，柔紫菀三钱，生甘草一钱，桑白皮三钱，左牡蛎（打）四钱。水煎 2 次，分服。

按语：紫菀、浙贝、百部、黄芩、瓜蒌等清热豁痰散结，厚朴、杏仁、葶苈、牡蛎等降逆气火敛浮越。瓜蒌、厚朴尚能宽中导滞以畅中气。辨证准确，用药精当，故而一剂见效。

（4）气火内蕴案

陈某，男，34 岁。

初诊：1954 年 10 月 3 日。

主诉：内蕴气火，几为凉折，咳逆，咽喉不利，愠愠不舒。

诊断：咳嗽。

辨证：气火内蕴。

治法：清解其外，清疏其内，内外两和。

处方：自拟方。

药物：软白薇三钱，京半夏三钱，全瓜蒌（生打碎）五钱，款冬花三钱，川厚朴二钱五分，条黄芩一钱五分，柔紫菀三钱，小杏仁三钱，生甘草一钱五分，葶苈子（炒研）四钱，川郁金三钱，青竹茹一钱。水煎 2 次，分服。

二诊：1954 年 10 月 5 日。

主诉：外证渐解，但未了了。咳逆较重，肺气不清。

治法：清肺利膈，豁痰散结，以开上痹而畅中气。

药物：柔紫菀三钱，全瓜蒌（生打碎）五钱，天竺黄三钱，桑白皮三钱，川厚朴二钱五分，条黄芩一钱五分，地骨皮三钱，小杏仁三钱，生甘草一钱，百部根三钱，京半夏三钱。水煎 2 次，分服。

按语： 冉老最善用白薇降逆气火。咳逆尚有外感时，注意清解其外，外证解除后，则适宜咳嗽治则、治法。

（5）痰热阻肺，肺络灼伤案

陈某，女，22 岁。

初诊：1953 年 4 月 11 日。

主诉：久咳，痰中杂血液，心体跳跃波动大，历时已久，俨成痨象。

诊断：咳嗽兼咯血。

辨证：痰热阻肺，肺络灼伤。

治法：清肺利膈，豁痰散经，半清半疏。

处方：自拟方。

药物：柔紫菀三钱，软白薇三钱，炒山栀二钱五分，百部根三钱，地骨皮三钱，全瓜蒌（籽打碎）五钱，大象贝三钱，桑白皮三钱，川厚朴二钱五分，蒲黄炭三钱，左牡蛎（研）四钱，炙甘草一钱，青竹茹（姜汁炒）一钱。水煎 2 次，分服。

二诊：1953 年 4 月 12 日。

主诉：久咳，痰中杂血液，肺体受损，历久已成慢性。

治法：疏肺利膈，豁痰散结，开上痹，敛浮越，畅中气。

处方：柔紫菀三钱，川厚朴二钱五分，郁金炭二钱五分，百部根三钱，小杏仁三钱，枳壳炭二钱五分，左牡蛎（打碎）四钱，全瓜蒌五钱，炙甘草一钱，抱木神四钱，酸枣仁（打碎）三钱，青竹茹一钱，侧柏炭三钱。水煎 2 次，分服。

三诊：1953 年 4 月 17 日。

主诉：咳逆，痰中杂血液，历时已久。经透视，不仅肺脏有病，而且心脏生理欠整。

治法：利膈通络，清肺清心开上。

处方：抱木神五钱，柔紫菀三钱，川厚朴二钱五分，酸枣仁三钱，全瓜蒌（籽打碎）五钱，炒山栀二钱五分，连翘心三钱，苦百合三钱，蒲黄炭三钱，青龙齿三钱，紫石英三钱，生甘草一钱五分，左牡蛎（生打）四钱，软白薇三钱。水煎 2 次，分服。

四诊：1953 年 4 月 24 日。

主诉：咳逆不利，而痰中杂血液，已历两月。心体跳跃波动大，盖心脏室壁扩大，血不归经。

治法：侧重宁心为治。

处方：全瓜蒌（籽打碎）五钱，川厚朴二钱五分，青龙齿三钱，苦百合三钱，川黄连一钱五分，花蕊石一钱五分，大浙贝三钱，石决明（生打）五钱，紫石英三钱，赤石脂（布包）四钱，青木香三钱，炙甘草一钱五分，蒲黄炭三钱，杭白芍四钱。水煎 2 次，分服。

五诊：1953 年 5 月 4 日。

主诉：久咳，痰中杂血液，服前药病机已缓。近夹微感，微热不舒。

治法：清解其外，疏利其内，标本兼施。

处方：信前胡二钱五分，大象贝三钱，小杏仁（去皮尖）三钱，枇杷叶（去毛，炙）三钱，蒲黄炭三钱，炒山栀一钱五分，款冬花三钱，川厚朴二钱五分，生甘草一钱，软白薇三钱，抱木神四钱，小青皮一钱五分，青竹茹一钱。水煎 2 次，分服。

六诊：1953 年 6 月 20 日。

主诉：久咳频频带血，静则血止，动则又见，俨似脏危有损。时逢炎暑，火气烁金。

治法：清肺宁络，舒脘安中，半调半疏，亦清亦泄，多方以求。

处方：柔紫菀三钱，全瓜蒌（籽打碎）五钱，条黄芩一钱五分，百部根三钱，大象贝三钱，桑螵蛸三钱，软白薇三钱，川厚朴三钱，小杏仁（去皮尖）三钱，抱木神四钱，炒山栀一钱五分，炙甘草一钱，侧柏炭三钱。水煎 2 次，分服。

按语：本例诊次虽多，然明显有些资料间断。可见冉老之清肺清心，开上止咳所用药为茯神、枣仁、栀子、连翘心、百合等。龙齿、紫石英、牡蛎、石决明、赤石脂等重镇降逆气火，宁脑宁心。严重肺痨之久咳实为顽固，本例亦可见之。

（6）痰热蕴肺，瘀血阻络案

李某，女，27 岁。

初诊：1953 年 4 月 6 日。

主诉：咳逆较剧，频频咯血，病历已久，色夭不泽。

诊断：咳嗽伴咯血。

辨证：痰热蕴肺，瘀血阻络。

治法：清肺宁络，清瘀散结，开其痹阻，畅其经隧。

处方：自拟方。

药物：柔紫菀三钱，川厚朴二钱五分，泽兰叶三钱，百部根三钱，小杏仁三钱，当归须三钱，全瓜蒌五钱，川郁金三钱，红血藤三钱，左牡蛎（研）四钱，枳实炭一钱五分，炙甘草一钱。水煎 2 次，分服。

按语： 除治咳常法外，咳血者注意宁络与清瘀，本例以泽兰、当归、郁金、红血藤等化瘀，枳实炒炭止血。

2. 医话

咳嗽是由外感或内伤等多种因素致肺失清肃，肺气上逆，以咳嗽为主要表现的一种病症。

（1）辨治咳嗽首分外感内伤

风寒、风热或风暑之外邪从口鼻、皮毛侵袭肺卫，肺失宣肃，肺气上逆为咳。卫表失和，出现恶风寒发热；咽为肺之门户，肺气不畅，可致愠愠不舒并咽部不适；浊气上逆，清气不升而头晕；风暑夹湿，困阻四肢而肢倦乏力，暑热扰心而心烦；肺为水津上源，肺气失调可致中焦枢纽脾胃失调，脾失健运，内生痰浊，困阻脾胃而脘闷，阻滞气机甚或腹胀痛。

内伤咳嗽为脏腑功能失调，内邪干肺。肺脏虚弱，阴伤气耗，肺主气功能失常，肃降无权，肺气上逆致咳。情志刺激，肝失条达，气郁化火，气火上逆犯肺，出现身热、目赤、汗出、咽喉不利，甚或喑哑；饮食伤脾胃，脾失健运，痰浊内生，上干于肺，此即"脾为生痰之源，肺为贮痰之器"，出现神形疲困、脘痞不舒，甚或腹痛；痰浊内郁化热，肺胃同热，出现口疮；气机不畅，经络阻滞，出现胸痹、心下结痛；素体阴虚或久染痨虫，虚火上灼肺亦咳，伴有潮热、盗汗、消瘦；热扰心神而心烦或不得卧；或心的功能失常，心血瘀阻，心病及肺。上述原因均能致脏腑功能失调，累及于肺，肺失宣肃，气逆于上而作咳嗽，这即是"五脏六腑皆令人咳，非独肺也"。

久咳脾肺机能低下，痰浊久蕴，致反复咯痰、心悸、胸闷、神困、咽喉不适；化痰热者，又可失眠、便秘；痨虫难除，又常会有微热。气火上逆，灼伤肺体之血络，又可出现咯血、咯痰、口鼻干燥、胸膈胀闷、咽喉不利、气促、心悸、紫绀等。

（2）辨治咳嗽从气逆、肺痹、膈郁、中滞、络塞的共性病机入手

从冉老的咳嗽医案分析，认为咳嗽总的病机为气逆、肺痹、膈郁、中滞、络塞。针对咳嗽这一病机，冉老提出其治疗应当"开上痹，敛浮越，畅中气"及"畅经隧"。外感咳嗽者，兼用治疗感冒之"清解其外，清疏其内，内外两和"。

疏肺利膈，豁痰散结，彻热散结以"开上痹"；芳香醒豁，清肺理脾，宽中导滞，滑利以泄以"畅中气"；气火上浮者，宜宁脑宁心，并兼"敛浮越"；虚者或甘平以调，或半疏半调，通阴和阳；伤血络者，宜通络、透络或宁络散结。

3. 常用独特方剂及药物

（1）方剂新解

①冉雪峰止咳丸

半夏一两，乌梅四两，牡蛎、百合、代赭石各一两。制法：乌梅煎浓汁，半夏、牡蛎、百合、代赭石研细末，将汁拌入末内，法丸如梧子大。服法：每服二钱或三钱，白饮下，日二服或三服。外入止咳剂，多从"止"字方面着力，其药多用收涩之品。故本方力求简单，用半夏之降、百合之敛、乌梅之收、牡蛎代赭石之镇摄，亦从"止"字方面着力。

②射干麻黄汤

气阻于上，固宜散；气搏于上，又何宜过散，故用麻黄之辛散，即用射干之苦降。射干功同升麻，能降能升，有弛缓咽喉黏膜及肺支气管痉挛收缩作用，麻黄亦有此功能，一方面既可抑制，一方面又可促助，二药合用，以疗肺气上搏，咽喉不利。古人治咳，多姜辛五味并用，姜以宣之，辛以通之，五味之敛之，一往一来，一阖一闭，反复涤濯剔除。紫菀、款冬为疗肺正药，加半夏则引全方诸药，作用于内，虽似外疏，却是内疏。

③厚朴麻黄汤

较之射干麻黄汤，清肺降逆之功较大。一用生姜，一用干姜，不无几微分辨。生姜之宣，可助细辛之通，干姜之守，可助五味之敛。

④越婢加半夏汤

婢当作脾。今肺失通调，不能洒陈五脏，而脾又不输阴津而输浊热，上冲上激，致咳剧变喘，迫成肺胀。方制草姜枣和中安中，奠定中土。石膏引麻黄作用于内，由阴出阳，直越脾气而上之，所以谓之越脾。肺气通调，下输膀胱，水精四布，五经并行，故越婢汤可疗水气。本方着重在加半夏：不加半夏则为治恶风之身肿，加半夏乃为治上气之肺胀。半夏降逆安胃，草姜枣得半夏则和中功力更大，麻黄、石膏得半夏则外发趋势更武。不重用麻黄，脾不能越；不加半夏，不能变治外为治内。

⑤麦门冬汤

本方麦冬独用七升，超全方药量数倍，盖麦冬不宁，沃燥增液，能疗胃络脉绝，续绝伤，荣枯起朽，以滋培肺脏阴精生化之源。参草枣米，即是协助此以成功。虚则补其母，此可与小建中相似，均是从化源处着力，为一阳一阴之对峙。此方于大队甘润之中加半夏一味，以降其逆而下其气，痰饮门纳半夏以去其水，此并纳半夏以戡其火，颇为巧妙。

⑥葶苈大枣泻肺汤

肺气膹郁，非辛弗泄，葶苈味苦而辛，又与气寒化合，芳香、滑润、消炎、散结、宣窍。真葶苈味大苦，故用大枣甘以缓之。大枣先煮不久煮，均饶意义。治肺痈，治肺痿。

⑦《千金》苇茎汤

苇茎凉而不滞，清而能透，稀释酷厉，缓和毒素；佐薏苡仁，则清而兼调；佐瓜瓣，则清而兼泄；而薏苡仁、瓜瓣，又均具除湿消肿作用，相得益彰。加桃仁，则由血已化之脓，或脓中已败之血，均可一扫而清。

⑧苓甘五味姜辛半夏汤

五味协苓桂，只能降冲，而五味协姜辛，乃能疗咳。半夏本不去水，协茯苓，则去水力大，协五味姜辛，则疗咳力大，故曰为正治痰饮咳嗽之方也。

⑨苓甘五味加姜辛半夏杏仁汤

小青龙条倚息不得卧，水气郁于里，而用麻黄。本条其人形肿，水气现于表，而反不用麻黄。盖外实可用麻黄，内实亦可用麻黄，若外假实而内真虚，则决不用麻黄。逆而用之，必动冲气，或痹且厥，不宁麻黄动冲，即姜辛温宣，亦可撩动冲低再发。此本方所以不用麻黄之温散，而用杏仁之苦敛也。杏仁可促助麻黄，杏仁亦可监制麻黄，杏仁并可代替麻黄。用麻黄是求通肺气，用杏仁亦是求通肺气。

（2）用药规律及常用药物新解

①外感咳嗽用药规律

逐篇人工选择所有外感咳嗽病例，共有 13 例 14 诊。在这 14 条方药组成中统计发现，所用药物共 45 味，使用频次超过 3 次者共 17 味。这些药物主要为清热化痰止咳、疏肺散结药，解表药物使用并不多。使用频率较高者，除甘草外，依次为厚朴（92.86%）、紫菀（85.71%）、杏仁（85.71%）、竹茹（71.43%）、全瓜蒌（64.29%）、浙贝（57.14%）、前胡（57.14%）、白薇（57.14%）、款冬花（50.00%）、黄芩（50.00%）、半夏（42.86%）、陈皮（28.57%）、郁金（21.43%）、桑白皮（21.43%）、青皮（21.43%）、当归（21.43%）等。因为多为暑期外感咳嗽病案，故使用以"清解其外"的多为清风涤暑、疏风解热者，如香薷、薄荷、牛蒡子、柴胡等；疏肺利膈者，选用前胡、紫菀、杏仁、青皮等；彻热豁痰散结者，选用浙贝、全瓜蒌、陈皮、竹茹、黄芩、郁金等；内畅经隧者，选用秦艽、威灵仙、延胡索、当归等；虚热者宜清养、通阴和阳，选用白薇、地骨皮、桑白皮、泻白散、青蒿鳖甲汤等方药；清肺理脾者，选用厚朴、枳实、莱菔子等；配合调经者，选用泽兰、当归等。

②内伤咳嗽用药规律

选择所有内伤咳嗽病例，共有 53 例 55 诊。在这 55 条方药组成中统计发现，所用药物共 58 味，使用频次超过 5 次者共 26 味。这些药物主要为理气清肺、化痰止咳、降逆药。使用频率较高者，除甘草外，依次为厚朴（89.09%）、全瓜蒌（89.09%）、杏仁（87.27%）、紫菀（83.64%）、款冬花（65.45%）、黄芩（65.45%）、桑白皮（54.55%）、浙贝（49.09%）、竹茹（47.27%）、地骨皮（45.45%）、牡蛎（36.36%）、葶苈子（25.45%）、天竺黄（20.00%）、百合（18.18%）、白薇（18.18%）、陈皮（16.36%）、石斛（16.36%）、郁金（14.55%）、知母（14.55%）、当归（10.91%）、白蔻仁（10.91%）、前胡（10.91%）、茯神（10.91%）、泽兰（9.09%）、栀子（9.09%）等。清肺彻热、豁痰散结者，选用紫菀、百部、全瓜蒌、浙贝、杏仁、前胡、款冬花、天竺黄、芦根、竹茹、竹沥、陈皮、法夏等以"开上痹"；气火上浮者，选用黄芩、桑白皮、竹茹、地骨皮、白薇、知母等清热，牡蛎、滑石、葶苈子等重镇及降气，虚浮者选用桑螵蛸，宁脑宁心者选用牡蛎、酸枣仁、柏子仁、茯神等，共以为"敛浮越"；宽中导滞者，选用厚朴、全瓜蒌、山楂、莱菔子等以"畅中气"；血滞者，选用泽兰、郁金等以"畅经隧"；阴虚者，选用南沙参、石斛等；滑利以泄者，选用白茅根等。

③久咳用药规律

选择所有久咳病例，共有 9 例 14 诊。在这 14 条方药组成中统计发现，所用药物共 39 味，使用频次超过 3 次者共 17 味。这些药物主要为理气降逆及化痰止咳药，使用频率较高者，除甘草外，依次为厚朴（100.00%）、紫菀（92.86%）、百部（85.71%）、全瓜蒌（78.57%）、浙贝（71.43%）、杏仁（64.29%）、牡蛎（64.29%）、竹茹（64.29%）、茯神（50.00%）、白薇（50.00%）、栀子（35.71%）、桑白皮（28.57%）、蒲黄炭（28.57%）、郁金（21.43%）、黄芩（21.43%）、天竺黄（21.43%）等。

④咯血用药规律

选择所有咯血病例，共有 10 例 10 诊。在这 10 条方药组成中统计发现，所用药物共 40 味，使用频次超过 3 次者共 18 味。这些药物主要为化痰止咳、重镇降逆及炒炭止血药，使用频率较高者，除甘草外，依次为全瓜蒌（100.00%）、郁金及郁金炭（100.00%）、紫菀（80.00%）、厚朴（80.00%）、杏仁（70.00%）、牡蛎（70.00%）、百部（60.00%）、浙贝（50.00%）、竹茹（50.00%）、枳壳炭及枳实炭（50.00%）、栀子（40.00%）、花蕊石（40.00%）、半夏（30.00%）、黄芩（30.00%）、款冬花（30.00%）、白薇（30.00%）、石决明（30.00%）等。重镇降逆者，选用牡蛎、花蕊石、石决明等；炒炭止血者，选用郁金炭、枳实炭、枳壳炭、侧柏炭、蒲黄炭、大黄炭等。

⑤常用药物新解

半　夏

【功效主治】

降逆止咳，和胃止呕：主治咳嗽、恶心、呕吐。半夏的下气作用来自于功效而非性味。

化痰散结：主治痰湿。

【冉按】

半夏性温味辛。生品味略涩，药力峻猛，对咽喉刺激性大，故曰有毒。半夏有用姜制、矾制和皂荚制的不同，皆药性辛烈。《内经》中秫米汤用半夏收敛阳气，治疗不寐。仲景《金匮要略》麦门冬汤用半夏下气降火，治疗火逆上气。

橘　皮

【功效主治】

化痰散结，理气止咳：本品既可散痰气内结，又可开气机闭郁，善入肺脾二脏，为治咳之要药。主治痰湿咳嗽、寒湿咳嗽、心中气结或有化热等。

燥湿醒脾：脾为湿邪所困。

【冉按】

橘皮性温而味辛，气味芬芳浑厚，质地清轻，温而不燥，散而不破。无论痰郁、气结皆可用之。

桔　梗

【功效主治】

开提肺气：主治咳嗽。

行血：桔梗能增进血压、促助循环，所以有良好的行血作用，主治惊、悸、胸胁痛如刀刺等。桔梗形似人参，兼能补气，但补气不如人参，而行血则优于人参、远志。

解毒：主治蛊毒。因本品有小毒，故可祛除毒邪，又因毒小，故可开提肺气以下毒而不攻破。

【冉按】

桔梗并非专入气分，亦可入血分，不专于载药上行，故下行方剂中仍可使用。

杏　仁

【功效主治】

止咳：一则杏仁可以麻痹神经镇咳；二则杏仁含挥发性扁桃油，可润下，有利于肺气的肃降。主治咳嗽、咽喉痹阻、腹中雷鸣、寒性奔豚气病等。

【冉按】

氰酸一滴即可致人于死地，中毒表现为延髓中枢的先兴奋、后麻痹。杏仁含微量氰酸，所以有小毒，不可作为日常服用，长期服食或过量服用。临床使用也须慎重。

款冬花

【功效主治】

调理肺气：主治咳嗽气喘，无论寒热虚实皆可用之，尤其表里合邪痼结者。

【冉按】

款冬花生于严寒的冬季，秉寒水之精，味苦而微辛，药性却温，具有亦开亦降、亦清亦温、亦宣亦润的特性，是天然配合良好的调肺药。

旋覆花

【功效主治】

止咳：主治咳嗽气喘，与款冬花的功效大同小异。只是款冬花侧重治表，多见恶寒发热；旋覆花侧重治里，因具有下气之功，若肺气上逆，壅滞于上，兼见胸满气紧更为适宜。

下气利水，散结除满：本品轻扬而降，方能降上焦气逆壅滞，甚至水气上壅，表现为头面部气肿或水肿、胸部痞塞、满闷不适、短气等。

【冉按】

旋覆花性温味咸，温可散寒，咸可下气，其下气之功和咸味相合，所以降泄力大又有毒，所以作用比较峻猛。外感早期及脾胃虚寒者，只要病机契合，亦可使用。

紫　菀

【功效主治】

止咳：主治虚咳、燥咳、痨咳、久咳等。

【冉按】

无论咳嗽是何种原因引起，皆干及于肺，方才咳嗽，而小循环血液须在肺清理，紫菀气味苦温同当归，且入血分以和血，所以痨咳、久咳等涉及血分的咳嗽，不可不用紫菀。又，紫菀苦而不寒，温而不热的中性品质，又富含胶质，无论虚寒、虚热皆可用之。若为肺之气阴衰竭，寒热皆不可用，紫菀宜之。

百　部

【功效主治】

止咳：《肘后》用治一般性咳嗽，《千金》用治久咳，《外台》用治暴咳，钱乙用治小儿寒咳，可供参考。

杀虫：本品杀虫优越，是因为内含微量有毒物质。

【冉按】

百部味甘而微苦，性平而微温，有小毒，其毒性成分即是其有效成分。该成分难溶于水，易溶于酒，所以古人用百部多用酒浸。

细　辛

【功效主治】

宣通透达：主治咳嗽气喘、头痛、肌肉拘挛、风湿痹痛、肌肉坏死、视物模糊、鼻窍不通等。

【冉按】

细辛形细而性温，味极辛，故辛散之力彪悍，又色紫入血分，所以既可入气分、散阴结，也可入血分、散阳结，而且该药可随配伍的不同而全身上下无处不能透达，如麻黄附子细辛甘草汤用以发汗、大黄附子汤用以通大便、赤丸用以通小便。阴虚内热证和阳热实证不宜使用该药。

五味子

【功效主治】

敛中有开：若血分阳结，气分阴结，辛则更热，苦则郁遏，本品可畅通郁结。若阴虚阳亢，耗灼阴液，阴气欲脱，本品可收敛阴气。所以五味子"体收而用开"，具有收他药所不能收、开他药所不能开的特性。主治气阴两虚之燥咳。

益气强阴：本品味酸甘，酸甘相合大培生理之气，主治虚劳羸瘦。

【冉按】

五味子酸苦甘辛咸五味俱全，故名五味子。其中酸为最，苦次之。既能收敛，又能宣发。

桑白皮

【功效主治】

清肺补肺：桑白皮甘寒，性味与人参同，与人参皆可清肺补肺，只是桑白皮补肺不如人参，清肺则甚于人参。且桑白皮多汁液，所以主治肺热咳喘，虚火咳喘，肺热燥咳等。

补虚益气：甘温甘寒皆可益气，前者益气之体，后者益气之用，桑白皮甘寒，故可补气，主治虚劳羸瘦、崩漏等。桑白皮既可补虚，其质韧难断，汁液黏稠，又为补伤助绝之要素，故可治脉绝。

【冉按】

桑白皮非泄下药，更遑论大泻肺气，反为补虚益气之品，其清肺、利水、化痰、消胀等作用，皆是益气功效的衍生，故本品虚人可用，有外邪者亦可用。

瓜 蒌

【功效主治】

调肺止咳：瓜蒌皮味甘性缓，形态蓬松，中有间膜，形似隔膜，善入上焦治疗咳嗽。如有咳嗽须甘平和缓，柔润舒展者，宜瓜蒌皮。

柔肝缓急：瓜蒌甘缓而润，又滑而不滞，可疏肝郁、润肝燥、缓肝急，主治肝郁躁急。

【冉按】

瓜蒌有一特性，可随配伍药物的不同而凸显不同的功效，如配伍黄连则清热，配伍薤白则宣阳，配伍枳实则开结，配伍半夏则降逆。而这些功效在瓜蒌自身较弱。《神农本草经》所论瓜蒌苦寒，是对瓜蒌整体概括而言，其实瓜蒌皮甘平、瓜蒌仁甘凉、瓜蒌根微苦微寒、瓜蒌茎叶酸寒。瓜蒌根滋润，瓜蒌仁润滑。

南 星

【功效主治】

辛燥涤痰：南星为治痰专药，主治由痰所引起的各种病证，如心痛、积聚、筋脉痿软拘急、小便不利等。生品大辛大热且有毒，药性暴烈，善治寒痰坚结。制胆星乃是南星用性寒的牛胆炮制而成，制后微寒无毒，温燥峻猛之性稍缓，善治寒湿不重或恐生南星燥烈伤阴者。

麻痹神经：主治中风、惊痫。

【冉按】

南星与半夏都是化痰药，但是半夏味辛、辛开平降，南星味苦、苦涌泄而反冲动，一为降逆药，一为除痰药。星附散、三生饮、青州白丸等皆用生南星。

白芥子

【功效主治】

行气化痰：主治老人咳喘咯痰，胸胁、膈下、肋间及皮里膜外寒痰凝结、风毒、痈肿。

宣通鼻窍：主治痰浊壅滞鼻窍。

【冉按】

白芥子辛温，具有冲击走窜之性，人身上下无处不到。《太平圣惠方》以鸡蛋清调芥子末外敷，治疗风毒。《千金翼方》用猪胆汁和猪油调芥子末外敷，治疗痈肿。《广济方》用蜂蜜调芥子末，治疗五种瘰疾。

芥子普通者多黄褐色，亦有色黑色白者，色黑者药力最强，色白者名白芥子，药性缓和而不燥烈。

皂　荚

【功效主治】

涤痰利窍：本品不仅可以刮除痰垢，还可滋生已经干涸滞涩的津液，主治顽痰痼结所致二便不通、肌肉坏死、窍闭神昏等，非一般化痰药能治之病证。

【冉按】

皂荚为祛痰要药，药力彪悍燥烈，内服易伤人阴液，进而见心中嘈杂烦闷。临床多外用，如内服则多煅烧研粉，吞服或制成丸剂，入汤剂者极少，《名医别录》甚至明确提出不能入汤剂。可能入汤剂会减损皂荚的燥烈之性，或皂荚的有效成分不溶于水。

治痰药分为渗利祛痰、滑利祛痰、坠降祛痰、刺激祛痰等四类。茯苓、薏苡仁为渗利祛痰药，竹沥、荆沥为滑利祛痰药，礞石、代赭石为坠降祛痰药，南星、皂荚为刺激祛痰药。同时，南星为粉质，兼有渗利之性；皂荚为黏质，兼有滑利之性。

远　志

【功效主治】

化痰止咳：具有特异的刺激气道的作用，使痰涎更易咯出。主治痰湿咳喘，只要热化不甚，皆可用之。

补中虚不足：本品入胃暖胃，入肠固肠，入血则升压促循环。与同样苦温的当归相比，远志侧重无形之气的化生，当归侧重有形之血的增加。

交通心肾：本品入心肾二脏，主治心肾不交。

【冉按】

除上述功效外，远志还可通九窍，助益智力，提高听力和耳力。外用可治疗蛇毒、痈毒。远志为刺激性祛痰药，刺激性大，能使人吐泻，具有麻醉神经的作用，过量使用还可致死。

贝　母

【功效主治】

润肺化痰：本品作用缓和，主治燥痰咳嗽。

清热利肺：因肺主一身之气，肺气得清，则内外上下全身气机通畅，所以可治疗伤寒烦热、小便淋沥、疝气、癥瘕、喉痹、乳汁不通。

收敛镇静：主治风痉、金疮。

【冉按】

半夏善治湿痰，贝母善治燥痰。川贝祛痰而兼补虚，浙贝祛痰而兼清热，土贝祛痰而兼解毒。

天竺黄

【功效主治】

清肺化痰：竹子在植物之中最是清轻，而竹黄又是竹子的精华凝结而成，如桑寄生、五倍子之属，故有清肺润肺化痰之功。如痰证重，竹沥更为可靠。

清心安神：天竺黄的质地类似矿物质，故不仅清润，而且镇静安神，主治诸痰热气升，可发为脑膜炎、脑充血等。

敛浮阳而起真阳：主治下寒上热，下虚上实的充血、贫血。

【冉按】

上述功效以竹黄之生取者入丸散剂为佳。因火后采集的竹黄，清润之性尽失，只余起阳气的功效。又因竹黄难溶于水，故以丸剂为佳，若入煎剂，生取竹黄只得清轻，火烧竹黄仅得燥气。

礞　石

【功效主治】

消食通便：主治饮食积滞，日久坚结，非荡涤滑利不能去，此药重坠通利，可以扫积滞、破癥瘕。

下气涤痰：礞石属坠降性祛痰药，主治积痰、惊风、咳嗽、喘息等凡因痰而生之百病，皆可治之，尤其邪气坚结者。

【冉按】

礞石性平，可以根据病性，加味寒下、热下或滑利攻下之品。《太平惠民和剂局方》之青礞石丸、王隐君之滚痰丸和《婴孩宝鉴》之夺命散，均以礞石祛痰。

竹 沥

【功效主治】

清热化痰：本品性大寒，可清热，在风火相搏的中风实证中可以发挥辅助性的祛痰作用。本品属滑利祛痰药，祛痰效果优越，主治痰热蕴肺。

【冉按】

竹沥的寒性较荆沥甚。

青 黛

【功效主治】

清热解毒：靛花制成的青黛味咸性寒，质地清轻，咸能润下，寒能清热，主治火热毒邪内盛之证。

止血敛疮杀菌：目前药店的青黛多是蓝靛久置后沉淀下来的渣滓，外用可治疗各种疮痈肿毒。

燥湿杀虫：蓝靛渣因是蓝叶汁与石膏相合，前者的寒润可以化去后者的燥烈，所以内服可以燥湿杀虫，主治热而夹湿、湿热化虫证。

【冉按】

蓝叶经发酵后溶出蓝色汁水，加入石灰水混合沉淀则形成蓝靛，在蓝靛未沉淀好的时候，搅拌即会产生碧绿色的浮沫，称为"靛花"，靛花制干即是青黛。由于经此法制成的青黛量少，所以目前多采用蓝靛久置后沉淀下来的渣滓，但二者的性味功效迥异。

莱 菔

【功效主治】

健胃消食：主治饮食积滞，腹部胀满。本品善去油腻，故油腻饮食之积滞宜用之。

下气消痰：主治呕吐风痰，气滞腹痛，二便不通，痰浊气喘。

解毒：主治疮痈肿毒，煤气中毒。北方烧火取暖，因室内碳气重，故常食莱菔以清解碳气热毒。煤气中毒者，急救亦可以用生莱菔捣汁灌服。

温中补虚：莱菔入血后可以使体温升高，入胃后能帮助胃液消化淀粉，形成更多的糖原，所以说莱菔有温中补虚的效果。

【冉按】

陈存仁曾用莱菔子治疗恶臭性支气管炎。一医局更夫病重垂死，薛生白断为不治，而叶天士以莱菔一味起死回生。一盐商之子病情沉重，服大量珍贵药材不愈，徐灵胎以八文钱的莱菔子获效。

百　合

【功效主治】

补中益气：主治营卫气血不足。

清肺润肺：主治邪热内壅，心下灼痛，腹部胀满，小便不利，大便秘结；或是肺热所致乳痈、喉痹等。

【冉按】

世有甜、苦两种百合，扶正宜用甜百合，祛邪宜用苦百合。因前者甘平，长于补中益气；后者苦寒，长于清肺润肺。另有野生百合甘中微苦，平中微寒，气味俱厚，药力较峻，有安神定志之功，善治百合病及精神情志疾患。

薤　白

【功效主治】

宣上畅下：本品辛温可开上焦之痹阻，滑利可开下焦之闭塞，其滑可助辛开，其辛可助利下。如仲景栝楼薤白白酒汤、栝楼薤白半夏汤、枳实薤白桂枝汤均用薤白治疗胸痹，四逆散加薤白治疗阳郁厥逆之泻利。

行气活血：薤白能活血消炎、解毒杀菌，且其富含似动物胶质类物质，可以敛疮生肌，主治挫伤击打，血瘀气滞于内。亦主败疮，因败疮多夹顽固性邪毒或病灶，而薤白辛温而润，行气活血则祛邪，质润则扶正，不啻有阳和汤之妙。

【冉按】

薤白性温而味辛苦，辛重于苦，具有特殊的刺激性气味，多含汁液，是辛温宣通药中少有的质地滑利者。

薤白行气活血能治疮疡，发汗能治外感风寒，利尿能治水肿，且质润不会伤阴，所以可治诸疮疡兼感风寒水肿，既不可过汗，也不可过尿的病机特点。《神农本草经》记载主治败疮者，有黄芪、薤白二味，黄芪功在补气，薤白功在行气。

三、头痛

1. 医案

（1）风热上扰案

魏某，女，47 岁。

初诊：1954 年 10 月 12 日。

主诉：偏左头痛，不耐风邪，稍触即发，盖神经衰弱而抵御外邪能力薄弱也。

诊断：头痛。

辨证：风热上扰。

治法：清解清疏以和之。

处方：自拟方。

药物：薄荷叶一钱，全当归三钱，川芎三钱，竹柴胡一钱五分，杭白芍四钱，泽兰叶三钱，京半夏三钱，川厚朴二钱五分，生甘草一钱，小青皮三钱，条黄芩一钱五分，青竹茹一钱。

按语：风邪头痛，以薄荷、柴胡疏风散热；当归、川芎、泽兰活血通络；芍药甘草汤缓急止痉；半夏、厚朴、青皮、竹茹化痰行气；偏头痛以柴胡、黄芩引经少阳。

（2）风痰上扰案

陈某，女，42 岁。

初诊：1953 年 5 月 26 日。

主诉：后头偏左闷痛已缓。

诊断：头痛。

辨证：风痰上扰。

治法：再进清风彻热，醒气透络，外消肌表，内畅经隧，下引下泄为治。

处方：自拟方。

药物：杭菊花一钱五分，怀牛膝三钱，火麻仁（研）四钱，软白薇三钱，泽兰叶三钱，郁李仁（研）四钱，大浙贝三钱，宣木瓜三钱，炙甘草一钱，石决明（生打）五钱，川厚朴二钱五分，白茅根三钱，青竹茹一钱。水煎2次，分服。

按语： 风热夹痰上扰清窍，菊花疏散风热、清利头目，牛膝、白薇、泽兰活血行血下引，石决明重镇气血，浙贝、竹茹化痰，木瓜通络，火麻仁、郁李仁、厚朴通腑下气，共达热彻痰化、络通痛止之功。

（3）风热上扰兼暑邪案

皮某，女，41岁。

初诊：1953年7月28日。

主诉：偏右眉棱骨闷痛，头部常痛，恐为神经障碍，由此处诱起。

诊断：头痛。

辨证：风热上扰兼暑邪。

治法：治宜清脑通络，散结开痹，外清风邪，内畅经隧。

处方：自拟方。

药物：西秦艽一钱五分，当归尾三钱，怀牛膝三钱，西香薷一钱五分，杭菊花一钱五分，炒栀子一钱五分，牡丹皮三钱，泽兰叶三钱，炙甘草一钱，鲜石斛四钱，白茅根四钱，飞滑石（布包）四钱。水煎2次，分服。

二诊：1953年7月30日。

主诉：神经障碍，右眉棱骨痛牵及头部不舒，甚或影响右半。

治法：清脑通络，柔筋开痹，散其胶结，畅其经隧。

处方：软白薇三钱，西秦艽一钱五分，怀牛膝三钱，杭菊花一钱五分，当归尾三钱，炒栀子一钱五分，大浙贝三钱，泽兰叶三钱，牡丹皮三钱，青木香三钱，白茅根四钱，生甘草一钱，青竹茹一钱，飞滑石（布包）四钱。水煎2次，分服。

按语： 头部常痛，风暑致发。秦艽、牛膝、当归活血通络散结开痹，菊花清利头目，栀子、丹皮清热泻火，香薷、滑石、甘草清风涤暑，白茅根渗利清热生津，石斛防暑耗之阴伤。二诊风暑已解，注重用白薇、牛膝、泽兰引血下行，浙贝、竹茹化痰，木香中焦斡旋，加强降逆止痛。

（4）气火上冲案

杨某，女，51岁。

初诊：1953年7月11日。

主诉：偏右脑部剧痛，其气上冲。

诊断：头痛。

辨证：经脉阻碍，气火上冲，与旧有之右脑神经病有别。

治法：清风涤暑，宁脑消火，平其亢厉，畅其经隧，下引下泄。

处方：自拟方。

药物：软白薇三钱，怀牛膝三钱，石决明（打）六钱，苦百合三钱，炒栀子二钱五分，飞滑石（布包）六钱，川厚朴二钱五分，牡丹皮三钱，大浙贝三钱，郁李仁（研）三钱，茯神五钱，生甘草一钱，鲜石斛四钱。水煎2次，分服。

二诊：1953年7月12日。

主诉：气火上冲，头脑闷痛，前在右侧，迫转左侧。

治法：清脑镇逆，涤暑透络，下引下泄，勿俾上扰上干为治。

处方：当归尾三钱，怀牛膝三钱，飞滑石（布包）六钱，软白薇三钱，石决明（生打碎）六钱，牡丹皮三钱，杭菊花一钱五分，炒栀子二钱五分，生甘草一钱，郁李仁（打碎）三钱，鲜石斛四钱，生大黄一钱五分。水煎2次，分服。

按语： 夏天暑热，气火上逆头痛。以滑石、甘草涤暑，石决明重镇宁脑，百合、茯神养心，栀子、丹皮泻火宁心，白薇、牛膝、厚朴引气血下行，浙贝化痰、郁李仁利水通腑以降浊，石斛补暑热伤阴。二诊加当归活血通络止痛，大黄强化降浊气。

（5）火毒伤阴，经脉失濡案

陈某，男，38岁。

初诊：1954年3月23日。

主诉：头脑胀痛，得之用灸后。火毒内攻，脑部受损，因之背部肢节牵引痹痛麻木。病邪深入脑海，不易图治。

诊断：头痛。

辨证：火毒伤阴，经脉失濡。

治法：清脑镇逆，柔筋通络。甘润以沃之，芳香醒豁以利之。

处方：自拟方。

药物：软白薇三钱，石决明（打碎）六钱，大生地八钱，苦百合三钱，青龙齿三钱，大玄参四钱，怀牛膝四钱，山茱萸肉三钱，肥知母三钱，郁李仁（研）四钱，火麻仁（去壳研）四钱，生甘草一钱，川厚朴五分，川橘络一钱五分。水煎2次，分服。

按语： 本例显有火毒伤阴，经脉失濡。重用大生地沃燥，辅以玄参润液柔筋，山茱萸固肾，知母泻火坚阴。火麻仁、郁李仁、厚朴通腑导滞，有釜底抽薪之意。

2. 医话——辨治头痛当分清表里虚实

头痛是指由于外感或内伤而引起，导致脉络不畅或失养，清窍不利，以患者自觉头部疼痛为特征的一种常见病症。

冉老认为头痛之病机多为风寒、风热、风湿、风暑外感及气火上攻致肾虚或阴虚阳亢内伤。在治疗上，外感风邪所致头痛，与风邪感冒之治相仿，注重祛外邪与调内营滞，清解其外，清疏其内，通过内外两和而止头痛。风热者，宜疏风彻热，理气透络，外解肌表，内畅经隧；热甚者，下引下泄；风暑者，清风涤暑，宁脑消火，平其亢逆，畅其经隧，下引下泄。风湿痹阻者，通络清脑，散其胶结开痹；气火上攻者，清脑镇逆为主；肾虚者，填精补髓；阴虚阳亢者，清脑清心，潜阳镇逆，益阴敛阳，戢敛浮越。

3. 常用独特方剂及药物

（1）外感头痛用药规律

在《冉雪峰医著全集》共收集12例治疗风暑外感头痛的病例，共14诊。在这14条方药组成中统计发现，所用药物共48味，使用频次超过3次者共11味。这些药物除甘草每方必用外，主要为牛膝（78.57%）、白薇（71.43%）、当归（64.29%）、泽兰（64.29%）、厚朴（64.29%）、石决明（64.29%）、竹茹（50.00%）、栀子（50.00%）、滑石（42.86%）、丹皮（35.71%）、菊花（35.71%）、郁李仁（35.71%）、浙贝（35.71%）、白茅根（35.71%）、百合（35.71%）、白芍（28.57%）、龙齿（28.57%）、枣仁（21.43%）、秦艽（21.43%）、石斛（21.43%）等。可见，去人参的白薇汤应用较多，多意在活血通络、引血下行。降逆气血是冉雪峰治疗心脑系病证的常用治法，用牛膝、白薇、泽兰、厚朴、石决明、竹茹等药在此头痛治疗中表现明显。涤暑用六一散，菊花清利头目，栀子、丹皮清心，百合、枣仁、龙齿养心镇心。冉老根据气机升降规律，治疗头痛时为促进气血降逆，在重镇、疏引下泄的基础上，还特别重视配合降浊之法，如郁李仁行水导滞、浙贝化痰、白茅根渗利等。

疏散外邪，选用薄荷、柴胡、连翘、香薷等；活血通络，选用当归、川芎、泽兰、丹皮等；疏利气机，选用厚朴、青皮、木香、甘松等；养心镇心，除上述外，还选用柏子仁、茯神、代赭石、紫石英等；养阴敛阳，选用石斛、沙参、生地、玄参、知母、黄柏等；化痰开窍，选用浙贝、石菖蒲、天竺黄等；通络，选用秦艽、橘络、牛膝、木瓜等；固肾敛浮，选用山茱萸、桑螵蛸等；通腑下气，选用厚朴、火麻仁、郁李仁、柏子仁、大黄等。

（2）常用药物新解

川　芎

【功效主治】

活血通经：川芎辛温，善于宣通，主治气血不畅之阴疽、闭经、不孕等病症。

散寒祛风：川芎升散入脑，主治寒风入脑，如风寒头痛或中风突然昏倒不识人、口眼歪斜、半身不遂等。从西医学上来看，川芎可以加强心脏，升高血压，促进循环，所以主治脑充血、脑贫血、脑血栓、脑血塞等病症。由于川芎所具辛温升散之性，不宜热证，若中风属热者不宜用之。

【冉按】

当归、芍药、川芎皆是活血行气之品。其中芍药苦酸沉降，善治腹痛；当归苦温而润，善于生血，以之补血为多。

牛　膝

【功效主治】

清热养阴：因寒湿痹阻日久可化燥生热，销铄筋骨，牛膝性平而近寒，味苦而兼酸，能够清热养阴，主治寒湿痿痹，临床表现为四肢拘挛、膝盖疼痛不能屈伸。还可治疗男子消渴、老人小便失禁。

引血下行：主治脑充血、脑膜炎。因牛膝苦酸沉降，质地黏糯，可以引血下行，调和气血，安静神明。

【冉按】

牛膝性平而近寒，味苦而兼酸。

四、心悸

1. 医案

（1）血虚气滞，心神不宁兼外感案

刘某，女，45 岁。

初诊：1954 年 10 月 9 日。

主诉：心中不宁，气郁面萎，现夹外感。

诊断：心悸兼外感。

辨证：血虚气滞，心脏不宁。

治法：养血调气，宁脑宁心，补中佐以和表，标本兼治。

处方：自拟方。

药物：竹柴胡二钱五分，全当归四钱，川厚朴二钱五分，薄荷叶八分，杭白芍四钱，白茯苓六钱，西秦艽一钱五分，京半夏三钱，泽兰叶三钱，陈橘皮一钱五分，生甘草一钱，青竹茹一钱，（姜汁炒）。水煎 2 次，分服。

按语： 血虚气滞，用逍遥散之意调治。养血药中，尤用当归、白芍。行气下气，用厚朴、半夏、泽兰、橘皮、竹茹，兼有化痰宁心之功。秦艽舒畅经隧，薄荷解表。共达标本兼治。

（2）血不养心，心悸失眠案

汤某，女，61 岁。

初诊：1953 年 5 月 26 日。

主诉：心中悸动，常常失眠。

诊断：心悸兼失眠。

辨证：阴血不足，血不养心。

治法：养血调气，宁脑宁心，甘润涵濡，镇摄固纳，芳香醒豁。

处方：白薇汤加减。

药物：茯神五钱（朱砂为衣），全当归三钱，川厚朴二钱五分，酸枣仁（研）

三钱，杭白芍三钱，软白薇三钱，苦百合三钱，大浙贝三钱，炙甘草一钱，泽兰叶三钱，炒栀子二钱五分，青龙齿三钱，紫石英三钱。水煎 2 次，分服。

按语： 冉老喜用白薇汤治疗气血亏虚之心系病证。《本事方释义》谓方中白薇气味苦咸微寒，入足阳明；当归气味辛甘微温，入手少阴、足厥阴；人参气味甘温，入足阳明；甘草气味甘平，入足太阴，通行十二经络。以咸苦微寒及辛甘微温之药和其阴阳，以甘温甘平之药扶其正气，则病自然愈也。本例患者气虚不显，故不用人参。茯神、百合、酸枣仁养心安神，栀子清心，龙齿、紫石英镇摄固纳，泽兰芳香醒豁，厚朴下气。共能养血调气，宁脑宁心。

（3）肝气郁滞，化火扰心案

赵某，男，39 岁。

初诊：1953 年 7 月 23 日。

主诉：情感所生，心脑不宁。

诊断：心悸。

辨证：肝气郁滞，化火扰心。

治法：清脑宁心，解郁透络，甘苦以和之，镇纳以安之，芳香醒豁以利之。

处方：自拟方。

药物：杭菊花一钱五分，石决明（生打）六钱，大浙贝三钱，软白薇三钱，紫石英三钱，代赭石三钱，怀牛膝三钱，花蕊石一钱五分，青龙齿三钱，川郁金三钱，川厚朴二钱五分，生甘草一钱，郁李仁（研）三钱，泽兰叶三钱。水煎 2 次，分服。

二诊：1953 年 7 月 25 日。

主诉：心脑不宁，神识恍惚，不能安寐。

治法：清脑清心，宣窍透络，镇定神经，柔畅经隧，情怀开畅。

处方：自拟方。

药物：软白薇三钱，川郁金三钱，川厚朴二钱五分，苦百合三钱，陈枳实二钱五分，小杏仁三钱，青龙齿三钱，石决明（生打）五钱，生甘草一钱，花蕊石一钱五分，飞滑石（布包）六钱。水煎 2 次，分服。

按语： 此为肝气郁滞，甚则化火扰心脑所致心悸。以郁金、郁李仁以解郁，菊花、石决明清利头目，诸多重质药物以镇摄固纳安神，枳实、厚朴下气导滞，白薇、泽兰、牛膝又能引血下行，多途径以醒气透络、清脑宁心。

（4）心脑不宁，虚而夹实案

夏某，女，31 岁。

初诊：1953 年 4 月 18 日。

主诉：心中悸动，五心烦热。

诊断：心悸。

辨证：心脑不宁，浮越内扰上熏，虚而夹实，征象特殊。

治法：清脑清心，益阴敛阳，镇定神经，柔畅经隧。

处方：自拟方。

药物：茯神五钱，全当归四钱，杭白芍四钱，紫石英三钱，酸枣仁三钱，（打碎）青龙齿三钱，苦百合三钱，桑螵蛸三钱，石决明（生打碎）四钱，柏子仁（打碎）三钱，广木香一钱五分，炙甘草一钱五分，南沙参三钱。水煎 2 次，分服。

二诊：1953 年 4 月 21 日。

主诉：心中悸动，心脑晕眩不支，恍恍如坐舟中。服前药病机略安。

治法：宁脑宁心，醒气透络，甘润涵濡，镇摄固纳，芳香醒豁。

处方：自拟方。

药物：软白薇三钱，杭白芍四钱，川厚朴二钱五分，苦百合三钱，青龙齿三钱，泽兰叶三钱，全当归四钱，石决明（生打）六钱，生甘草一钱，桑螵蛸三钱，紫石英三钱，酸枣仁三钱，柏子仁（研）三钱。水煎 2 次，分服。

三诊：1953 年 4 月 22 日。

主诉：心脑不宁，困顿不支。服前药，病机渐缓。

治法：清脑清心，益胃敛阳，调护镇摄并进。

处方：自拟方。

药物：茯神（朱砂为衣）五钱，软白薇三钱，桑螵蛸三钱，酸枣仁（研）五钱，苦百合三钱，川厚朴二钱五分，石决明（生打碎）六钱，紫石英三钱，全当归四钱，杭白芍四钱，泽兰叶三钱，炙甘草一钱五分，炒栀子二钱五分，南沙参三钱。水煎 2 次，分服。

四诊：1953 年 4 月 29 日。

主诉：心脑不宁，浮越内扰上熏，服前药已缓。因气候不良复发。

治法：宁脑宁心，敛戢浮越，柔畅经隧。

处方：自拟方。

药物：当归须四钱，青龙齿三钱，炒栀子二钱五分，杭白芍四钱，桑螵蛸三钱，牡丹皮三钱，软白薇三钱，川厚朴二钱五分，全瓜蒌（籽打碎）六钱，泽兰叶三钱，郁李仁（研）三钱，生甘草一钱，青竹茹（姜汁炒）一钱，火麻仁三钱。水煎2次，分服。

按语：阴血亏虚阳亢者，首诊中以当归、白芍养血，沙参益阴，茯神、百合、枣仁、柏子仁养心，紫石英、龙齿、石决明镇心，桑螵蛸摄纳，木香理中气防诸药碍脾胃，标本兼治，故有良效。以后多以此方为基础，稍有出入，如应用白薇、厚朴下引气血，竹茹、瓜蒌化痰热，郁李仁、火麻仁润肠等。

（5）心脑不宁，气滞脾胃案

龙某，女，45岁

初诊：1954年10月3日。

主诉：心中悸动不止，腹部胀满不舒。

诊断：心悸。

辨证：心脑不宁，气滞脾胃。

治法：清脑清心，益胃醒脾，甘润涵濡。

处方：自拟方。

药物：全当归四钱，软白薇三钱，左牡蛎（生打）四钱，杭白芍四钱，苦百合三钱，青龙齿三钱，川厚朴二钱五分，炒栀子一钱五分，酸枣仁五钱，薄荷叶八分，泽兰叶三钱，生甘草一钱。水煎2次，分服。

二诊：1954年10月4日。

主诉：服前药略缓。

治法：清脑清心，益阴敛阳，甘平以调气，宁谧以安之，芳香醒豁以利之。

处方：自拟方。

药物：左牡蛎（生打）四钱，酸枣仁三钱，青龙齿三钱，全瓜蒌五钱，柏子仁（打）三钱，桑螵蛸三钱，南沙参三钱，麦冬三钱，生甘草一钱五分，广木香一钱，佩兰叶三钱。水煎2次，分服。

按语：本例有气滞脾胃，阴虚阳亢。以薄荷、泽兰、木香、佩兰芳香醒豁，当归、白芍养血，沙参、麦冬益阴，再加养心、镇心及桑螵蛸下固，故能有效。

（6）心脑不宁，阳亢于上案

陈某，女，59岁。

初诊：1953年6月10日。

主诉：心中悸动，不安寐，甚或闷痛。黑睛放大三倍以上，征象特殊。

诊断：心悸。

辨证：心脑不宁，阳亢于上。

治法：清脑清心，潜阳镇逆，平其亢厉，畅其经隧，希望顺药。

处方：自拟方。

药物：软白薇三钱，大生地六钱，紫石英四钱，苦百合四钱，生大黄一钱五分，石决明（生打碎）六钱，怀牛膝五钱，花蕊石一钱五分，飞滑石（布包）六钱，青龙齿三钱，连翘心三钱，生甘草一钱，川厚朴二钱五分，泽兰叶三钱。水煎2次，分服。

二诊：1953年6月11日。

主诉：心中悸动，不安寐，微肿，微喘，脘闷少纳。心室扩大，动脉硬化而循环障碍也，病颇羁重。

治法：宁脑宁心，醒气开痹，镇摄潜纳，芳香醒豁。

处方：自拟方。

药物：当归须三钱，茯神五钱，青木香三钱，杭白芍三钱，酸枣仁（研）三钱，泽兰叶三钱，青龙齿三钱，石决明（生打碎）六钱，川厚朴二钱五分，紫石英三钱，花蕊石三钱，炙甘草一钱，飞滑石（布包）六钱，软白薇三钱。水煎2次，分服。

三诊：1953年6月18日。

主诉：心脑不宁，循环失正。适逢炎暑，与病不宜。

治法：清脑清心，佐以涤暑清风，标本兼治。

处方：自拟方。

药物：软白薇三钱，大浙贝三钱，青龙齿三钱，杭菊花一钱五分，飞滑石（布包）六钱，石决明五钱，冬桑叶二钱五分，紫石英三钱，生石膏四钱，鲜石斛四钱，炒栀子二钱五分，连翘心三钱，生甘草一钱，川厚朴二钱。水煎 2 次，分服。

四诊：1953 年 6 月 20 日。

主诉：心脑不宁。

治法：清脑清心，潜阳镇逆，镇定神经，柔畅经隧，希可顺药。

处方：自拟方。

药物：当归尾三钱，飞滑石（布包）六钱，石决明（生打碎）四钱，大生地四钱，代赭石（布包）三钱，青龙齿三钱，山茱萸肉三钱，紫石英三钱，川厚朴二钱五分，川黄连一钱，软白薇三钱，生甘草一钱，连翘心三钱，淡竹叶一钱五分。水煎 2 次，分服。

五诊：1953 年 7 月 5 日。

主诉：心体不宁，头晕心烦，不安寐，筋肉震动。

治法：清心利膈，理气通络，甘润涵濡，镇摄固纳，芳香醒豁。

处方：自拟方。

药物：大生地六钱，软白薇三钱，连翘心三钱，怀牛膝三钱，泽兰叶三钱，炒栀子一钱五分，石决明（生打）四钱，桑螵蛸三钱，生甘草一钱，大浙贝三钱，川厚朴二钱五分，飞滑石（布包）六钱，茯神四钱。水煎 2 次，分服。

六诊：1953 年 7 月 9 日。

主诉：心中悸动，时或慌乱，此心脏房室扩大，脉管硬化，病历年余，已成慢性。

治法：清心利膈，软坚消结，平其亢厉，畅其经隧。

处方：自拟方。

药物：大生地八钱，石决明（生打碎）六钱，飞滑石（布包）六钱，川黄连一钱五分，山茱萸肉三钱，生甘草一钱，川厚朴二钱五分，桑螵蛸三钱，鲜石斛四钱。水煎 2 次，分服。

七诊：1953 年 7 月 15 日。

主诉：心脏不宁，跳跃波动大，嘈杂撩乱，服前药略缓。

治法：清膈宁心，软坚散结，敛其浮越，畅其经隧，快其府气。

处方：自拟方。

药物：软白薇三钱，石决明三钱，飞滑石（布包）六钱，杭菊花一钱五分，怀牛膝三钱，桑螵蛸三钱，炒栀子一钱五分，牡丹皮三钱，生甘草一钱，郁李仁（研）三钱，鲜石斛四钱，青木香三钱，川厚朴一钱五分。水煎2次，分服。

八诊：1953年8月5日。

主诉：心体不宁，跳跃波动大，甚或闷痛，头脑晕眩。生理病变，历久又成慢性。

治法：宁心宁脑，潜阳镇逆，平其亢厉，濡其阴液，畅其经隧。

处方：自拟方。

药物：软白薇三钱，紫石英三钱，青龙齿三钱，苦百合三钱，代赭石三钱，石决明（生打碎）六钱，山茱萸肉三钱，花蕊石二钱五分，杭白芍三钱，桑螵蛸三钱，川厚朴二钱五分，大生地六钱，青木香三钱，怀牛膝四钱，炙甘草一钱。水煎2次，分服。

按语：病之初，气火上逆，一派实象，治宜紫石英、石决明、花蕊石、滑石、龙齿等重镇宁脑，重用生地、百合增液润燥，白薇、牛膝、厚朴、泽兰下引，连翘、栀子直泻，大黄通腑以泻代清，共降逆气血，清脑宁心。日久成慢性，阴液伤甚，故予石斛滋水，枣皮、桑螵蛸固摄，扶正缓图。

2. 医话——辨治心悸首分虚实

心悸是指由于气血阴阳亏虚，痰饮瘀血阻滞，心失所养，心脉不畅，导致心中急剧跳动、惊慌不安，不能自主为主要表现的病证。

心主神志，赖气血以奉养，如人之先天禀赋不足，或后天失调，素质虚弱，或久病伤正，耗损心之气阴，或劳倦太过伤脾，生化之源不足，气血阴阳亏乏，脏腑功能失调，均可导致心神失养、神失所藏而发为心悸。诚如《丹溪心法·惊悸怔忡》所言："人之所主者心，心之所养者血，心血一虚，神气不守，此惊悸之所肇端也。"血虚、气血亏虚者，心神不安；清窍失养，又可出现失眠、恍惚眩冒。肝肾阴液亏虚，阴虚内热，虚热扰心，或肾水不足，难以维系心火，心肾不交，均可出现心烦、失眠。阴血不足，脾土失运，肝木失濡，筋肉不荣，虚风内动，而又出现筋肉震动。心悸病久，心脾肾阳气自亏，水湿运化失职，水停气滞，或水饮凌心，出现身肿、气喘等症。

长期忧思不解，阴血暗耗，不能养心而心悸；或肝气郁结，气郁化火，痰火扰心，心神失宁而心悸。肝气郁滞，横逆犯脾胃，脾胃不舒而脘闷、少纳。胸腹气郁而结，不通则痛，故可出现胸闷痛、腹闷痛等症。心悸日久，久病必瘀，心脉瘀阻，心阳被遏，心失所养，亦可出现心悸。

总之，冉老认为心悸的主要病机为血虚、气血亏虚、肾阴虚、肾精不足、心肾不交、瘀血、气滞、痰火等所致心神不安。

治疗上，冉老认为心悸的辨证应分清虚实。虚者系指脏腑气血阴阳亏虚，实者多指痰饮、瘀血、火邪上扰。脾胃亏虚，气血生化无源所致心血虚、气血亏虚者，宜益胃醒脾、养血调气，用药"甘平以调、苦辛以和、芳香醒豁以利"。肾阴虚、肾精不足，肾水不济心火，心肾不交者，宜益水敛阳、固肾宁心，用药"甘润涵濡，镇摄固纳，芳香醒豁"。情志不畅，肝气郁结者，宜醒气理气通络，用药"宣窍透络，柔畅经隧，开畅情怀"。血瘀、痰火者，宜祛瘀化痰、清心利膈、彻热散结。中焦结滞者，宜软坚散结、敛浮越、"快其腑气"。

3. 常用独特方剂及药物

（1）方剂新解

①冉雪峰验方定心珠

赤石脂二两，龙骨、牡蛎、大黄、黄连各一两，琥珀五钱，紫藤香、石菖蒲各一两，麝香五分。制法：龙牡二黄煎浓汁，琥珀、紫藤香、麝香研细末，赤石脂半研细末，半煎浓汁，将汁拌入末内，法丸如梧子大，朱砂为衣。服法：每服一钱至一钱五分，白饮下，日可二服。五色石脂，各随其色补五脏。本方用以赤石脂为君，而以大黄、黄连泻热以安之。龙骨、牡蛎潜阳以宁之。佐琥珀以去散瘀结，加紫藤香、麝香以透络宣窍。如是，则心气可安，心志可宁，心神可定矣。

②风引汤（《金匮》方）

古之所谓风病，即今之所谓脑病，脑病因素甚多，苟果邪热犯脑，狂飚飞扬，气血交并于上，自以镇降潜纳，下引下泄为适应。本方六石之镇降，龙牡之潜纳，大黄之下引下泄，诚为切当。本方桂枝强心，干姜复脉，并求到脉的资生源头。加桂、加姜，一面镇纳邪气，使不上逆，一面鼓舞中气，俾之斡运，所以本方不宁镇定神经，而兼复脉救逆也。

③百合滑石代赭石汤（《金匮》方）

百合清上，赭石镇下，滑石以除陷留之余热。本方百合苦敛，大清气分，气还则血还。赭石天然生成，清气独胜，能熄肝胆之浮焰，而戢其狂飚。滑石色灰白，俨似脑实质，其清似百合，其镇似赭石，而多一层清渗清泄。凡重镇药，多填补下焦，治下，亦多镇定神经、治上。

（2）用药规律及常用药物新解

①心悸用药规律

共收录《冉雪峰医著全集》中心悸17例，32诊，处方32条，所使用中药共66味，全部逐条录入软件统计分析，其中使用频次超过5次者仅28味。除甘草外，使用频率由高到低依次为厚朴（75.00%）、白薇（68.75%）、泽兰（62.50%）、龙齿（59.38%）、当归（53.13%）、桑螵蛸（50.00%）、山茱萸（50.00%）、石决明（50.00%）、白芍（46.88%）、栀子（40.63%）、茯神（37.50%）、滑石（37.50%）、紫石英（37.50%）、酸枣仁（34.38%）、百合（28.13%）、连翘（25.00%）、浙贝母（25.00%）等。所用药物主要为重镇安神、养心安神和收敛浮神者。

心虚胆怯者，选用甘草、龙齿、酸枣仁、茯神、柏子仁等；血虚者，选用当归、白芍等；阴虚者，选用百合、生地、山茱萸、石斛、南沙参、知母等；气滞者，选用厚朴、木香、橘络、甘松、枳实等；痰浊者，选用竹茹、浙贝母、栝楼、半夏、天竺黄等；火热者，选用栀子、生地、菊花、连翘、丹皮、黄连、知母、薄荷等。

对于安神宁心平悸，冉老善于用厚朴、白薇、泽兰来调气引血安神，其中泽兰又能行血中之水，主治"中风余疾"。重镇安神善用龙齿、石决明、滑石、紫石英，养心安神善用当归、白芍、茯神、酸枣仁、百合，清郁热善用栀子、连翘，化痰善用浙贝母。收敛浮神则善用桑螵蛸、山茱萸、酸枣仁。桑螵蛸味咸入肾，补中寓通，涩中寓润，滋肾敛浮；酸枣仁味酸柔肝柔筋，散结开痹，涵濡筋腱；山茱萸与枣仁异种同功，均能补、能泄、能涩、能通。

②常用药物新解

紫石英

【功效主治】

镇定安神：主治痉病、心悸、怔忡、惊风等。

暖宫：主治宫寒不孕。冉老借西医学理论指出，脑垂体与女子子宫和妊娠关系密切。《洗冤集录》曾记载：睾丸踢伤致死者，头顶会出现一红肿的包块。此二者都说明脑与生育关系密切，所以紫石英镇定安神的效果有助于治疗不孕症。另一方面，紫石英重坠通利，活血促循环，增强心脏功能，升高血压，具有温煦的效果，也有利于治疗不孕症。

温中散寒：主治干姜、蜀椒、砂仁、白豆蔻等无效的胃中苦寒日久者。从西医角度理解，紫石英入血分，可活血促循环，增强心脏功能，升高血压，自然可以温中。

【冉按】

紫石英味甘微辛，未经火煅、醋淬则性大寒，已经火煅、醋淬则性大温。镇定安神宜生用，暖宫和温中散寒宜用煅后石英，须久服。

磁 石

【功效主治】

壮骨：主治骨痿、骨节中痛、骨蒸劳热。

镇静安神：金石类药物皆主沉降，磁石的特点在于磁气可吸纳上逆之气血，上行之痰热火邪吸力强大，且能一直深藏静谧，再不妄动。

【冉按】

磁石为磁铁矿。失去磁性的磁石为死磁石，有磁性者为活磁石。临床使用以活者为佳。

龙 骨

【功效主治】

育阴潜阳，镇静安神：龙骨本为骨质，含丰富的磷质、钙质和胶质骨素，又在地下埋藏多年，变成矿物质，所以能孕育真阴、潜纳真阳、镇静冲动、宁止泄泻。主治多发性深部脓疡、惊风、癫痫、痉病、瘫痪等。此外，龙骨对于多种妇科与儿科病症具有特殊疗效。

【冉按】

临床龙骨、牡蛎常合用，如仲景《伤寒》《金匮》用龙骨者七方，其中龙骨和牡蛎合用方即五首。区别在于，龙骨益阴而升清阳、牡蛎益阴而敛阳。

牡 蛎

【功效主治】

强骨节：其他动物的骨骼在体内，而牡蛎之属的骨骼在体外，且不过三五凹凸即可支撑全身，足见其壳为气血精粹所成，以骨治骨。

育阴敛阳，交通水火：本品咸寒微涩，育阴之中可收敛上浮之虚阳。现代研究表明，牡蛎含磷，既能兴奋脑细胞，也能沉静脑海。主治烦躁、心中烦闷、惊悸、易怒、瘫痪、癫痫、狂躁等。

收敛固涩：主治盗汗、自汗、遗精、崩漏、带下、泄泻等。现代研究发现，牡蛎可以减少肠液分泌，使大便干结。临床多用煅烧后者。

软坚散结：本品兼能化痰消积，故可主治瘰疬、结核、癥瘕等。

制酸健胃：牡蛎含钙高，从西医理论出发，可以制酸，常与苦味的健胃药合用，前者补偿胆液，后者补偿脾液。二者合用，更利中焦。

【冉按】

牡蛎味咸能软坚，性寒能除热，质重可潜阳，性涩能收敛，故具备上述功效。

珍　珠

【功效主治】

育阴潜阳：功同牡蛎。珍珠为气血有情之品，精华凝结之物，又重可安神，寒能除热，咸能行血，故专能入脑治病。如少阴水火失调之精神疾患，厥阴少阳风火之痉病、癫痫、手足痉挛、厥病等脑神经疾病。

透骨生髓：功同牡蛎。

明目消翳：主治目赤肿痛、翳膜遮睛等眼科疾病，多外用。

除秽解毒：乃月魄之精华，得天地之精华，为灵异之品，故可除秽解毒。

【冉按】

临床使用，天然生成优于人工繁殖。珍珠母功效与之相同，由于珍珠价高，故临床以珍珠母代之。

人　参

【功效主治】

益气养血：人参可补五脏，尤其肺脾，且补益力强，可增强人体抗邪的能力，进而有利于内外邪气的消除。

补心强心：本品专入血分，既可兴奋，也可濡养心脏，使血压升高，散血行结滞。治疗气血不畅，心神不宁，心肌或瓣膜肥大，心室肥厚等。

【冉按】

人参有毒，不可多服久服。

编者按语：人参及人参制品长期不恰当食用，可能会引起人参中毒，出现血压升高、鼻出血、精神高度兴奋、烦躁不安、失眠、易激动、神经过敏、眩晕头痛、皮疹、瘙痒、体温升高、晨泻、抽搐、惊悸及小儿性早熟等症状，称之为"人参中毒综合征"，也叫"人参滥用综合征"。

茯　苓

【功效主治】

淡渗利湿：本品利湿而不伤阴，反有生津的功效。主治水湿内停。

培补正气：本品兼有渗利之性，故补而不滞，是非常适宜于虚损羸弱的病证。

调节神经：可调治忧思惊恐、失眠、心神不宁等精神不宁的病证。

【冉按】

目前临床所用多为人工培植的茯苓，由于种植年限短，其补益的力量很弱，几乎只有淡渗利湿的作用。

丹　参

【功效主治】

补益气血：主治红、白细胞减少，气血不足。其补气的功效源于补血，因血为气母。

行血开痹：主治气血痹阻不畅或不通，如癥瘕。其行血开痹的作用与益气养血的功效息息相关。

【冉按】

丹参色赤入血分，虽长于宣通，但实为补益药，而非攻散药。

龙眼肉

【功效主治】

甘润补血：本品有明显的甘甜味，且柔润多液，主治血虚不足。

养阴益脾，除邪杀毒：龙眼肉甘甜而养脾阴，脾阴足则可祛除万般邪气，对于外感六淫、虫蛊为患具有一定的调治作用。此外，还具有一定的助消化、安神志、强精神的作用。

【冉按】

龙眼肉生用重在其汁，清新爽逸可治口臭，生津的同时可以除痰；熟用则重在其果肉，滋润浓厚，功在补血。补脾之功近似小建中汤，但是没有桂枝的辛温发散之性，养阴之功近似大补阴丸。但是没有黄柏的苦燥，与荔枝同类相近。只是龙眼味纯甘，性平而近温；荔枝味酸甘，性平而近凉。

酸枣仁

【功效主治】

养肝宁心：本品味甘酸而柔润，入心、肝两脏，可柔肝宁心，使肝能藏魂，神机出入正常，主治失眠与嗜睡。

增液柔肝：主治痹证、心腹结气。邪热壅遏，肝失疏泄，津液不足，筋脉失养，关节不利。此时温化则热盛，辛通则阴伤，唯有养阴柔肝为宜，使积结的邪气软化，进而开痹。

【冉按】

酸枣仁性平无毒，久服可延年轻身。

鸡子黄

【功效主治】

滋阴清热：主治伤寒虚烦不眠，百合病误吐后虚热。

养血宁心：主治产后虚烦血虚下利，孕期下利，产后大便不通。

健脾固肠：主治泄泻。

【冉按】

滋阴清热、养血宁心宜生用取汁，健脾固肠宜熟用取粉。

五、眩晕

1. 医案

（1）外感暑湿案

谢某，女，22 岁。

初诊：1953 年 6 月 19 日。

主诉：头晕目眩，心烦脘闷，愠愠不舒。

诊断：眩晕。

辨证：外感暑湿。

治法：涤暑清风，醒气透络。

方剂：局方香薷散加味。

药物：西香薷一钱五分，大浙贝三钱，炒栀子一钱五分，淡竹叶一钱五分，川厚朴二钱五分，连翘心三钱，杭菊花一钱五分，小杏仁三钱，飞滑石（布包）六钱，泽兰叶三钱，鲜石斛四钱，生甘草一钱。水煎2次，分服。

按语：这是暑湿外感所致眩晕。香薷涤暑解表，栀子、竹叶、六一散清暑热、利小便，浙贝、杏仁利肺，泽兰活血行水并下引，石斛益阴，菊花清利头目，共奏祛邪扶正之功，眩晕可止。

（2）心脑不宁案

夏某，女，31岁。

初诊：1953年4月18日。

主诉：心脑不宁。

诊断：眩晕。

辨证：阴虚阳亢，心脑不宁，浮越内扰上熏。

治法：清脑清心，益阴敛阳，镇定神经，柔畅经隧。

方剂：自拟方。

药物：茯神五钱，全当归四钱，杭白芍四钱，紫石英三钱，酸枣仁三钱，（打碎）青龙齿三钱，苦百合三钱，桑螵蛸三钱，石决明（生打碎）四钱，柏子仁（打碎）三钱，广木香一钱五分，炙甘草一钱五分，南沙参三钱。水煎2次，分服。

二诊：1953年4月29日。

主诉：心脑不宁，服前药已缓。因气候不良复发。

治法：宁脑宁心，敛戢浮越，柔畅经隧。

药物：当归须四钱，青龙齿三钱，炒栀子二钱五分，杭白芍四钱，桑螵蛸三钱，牡丹皮三钱，软白薇三钱，川厚朴二钱五分，全瓜蒌（籽打碎）六钱，泽兰叶三钱，郁李仁（研）三钱，生甘草一钱，青竹茹（姜汁炒）一钱，火麻仁三钱。水煎2次，分服。

按语： 阴血不足于下，气火阳亢于上。当归、白芍养血，沙参养阴，龙齿、紫石英、石决明镇脑，茯神、百合、酸枣仁、柏子仁宁心，桑螵蛸固肾敛浮越，木香斡旋中焦，辨证用药法度森严，故而有效。二诊注意用白薇、泽兰引血下行，厚朴、竹茹下气，瓜蒌、郁李仁、火麻仁通腑降逆，釜底抽薪，这都是冉老深谙气机升降理论的体现。

（3）气火上冲案

刘某，男，36 岁。

初诊：1954 年 9 月 30 日。

主诉：头晕耳鸣。

诊断：眩晕（高血压病）。

辨证：气火上冲。

治法：清脑清心，益阴敛阳，戢敛浮越，柔畅经隧。

方剂：加减白薇汤。

药物：软白薇三钱，左牡蛎（生打碎）四钱，怀牛膝四钱，大生地一钱，青龙齿三钱，牡丹皮三钱，酸枣仁（研）三钱，柏子仁（研）三钱，生甘草一钱，代赭石三钱，川厚朴二钱五分，飞滑石（布包）六钱，花蕊石一钱五分。水煎 2 次，分服。

二诊：1954 年 10 月 7 日。

主诉：耳鸣，头脑胀闷，血压较高，历时已久。

治法：清脑通络，柔筋开痹，甘凉以濡之，镇纳以安之，芳香醒豁以利之。

药物：软白薇三钱，代赭石（布包）三钱，川厚朴二钱五分，苦百合三钱，赤石脂（布包）一钱，青龙齿三钱，怀牛膝三钱，花蕊石一钱五分，桑螵蛸三钱，大生地一两，当归尾三钱，生甘草一钱，青竹茹一钱，甘松一钱五分。水煎 2 次，分服。

三诊：1954 年 10 月 9 日。

主诉：头晕耳鸣，后脑及偏左部麻痹胀闷，神经有障碍，伴有高血压。

治法：清脑镇逆，柔筋通络，镇定神经，柔畅经隧，即可顺药。

药物：当归须四钱，大生地六钱，酸枣仁（打碎）四钱，怀牛膝四钱，石决明（生打）八钱，代赭石（布包）三钱，花蕊石一钱五分，桑螵蛸三钱，京半夏二钱，川厚朴二钱五分，软白薇三钱，生甘草一钱，泽兰叶三钱，甘松一钱五分。水煎 2 次，分服。

四诊：1954 年 10 月 11 日。

主诉：血压较高，神经障碍，迭详前方案中。近日头晕略缓，耳鸣犹昔。

治法：益水敛阳，柔筋通络，镇定神经，敛戢浮越，柔畅经隧，希续顺药。

药物：大生地八钱，软白薇三钱，代赭石（布包）四钱，当归须四钱，酸枣仁（研）三钱，花蕊石一钱五分，怀牛膝五钱，郁李仁（研）三钱，青龙齿三钱，川厚朴二钱五分，降香末一钱五分，甘松一钱五分，白茅根四钱，生甘草一钱。水煎 2 次，分服。

五诊：1954 年 10 月 12 日。

主诉：血压较高，不安寐，头脑晕眩，耳鸣，气火升浮，又神经障碍。

治法：清脑镇逆，柔筋通络，下引下泄，再观病机。

药物：大生地一两，石决明（生打）八钱，京半夏三钱，生大黄一钱五分，青龙齿三钱，川厚朴二钱五分，怀牛膝五钱，生甘草一钱，泽兰叶三钱，川郁金三钱，青竹茹一钱。水煎 2 次，分服。

六诊：1954 年 10 月 13 日。

主诉：血压较高，神经障碍。头晕耳鸣，心跳，不安寐，脑及环周近脑蒂处闷痛。

治法：清脑镇逆，柔筋通络，下引下泄，再观病机。

药物：大生地一两，炒栀子一钱五分，青龙齿三钱，苦百合三钱，酸枣仁（研）三钱，石决明（生打碎）六钱，怀牛膝四钱，柏子仁（研）三钱，生甘草一钱，威灵仙三钱，川厚朴二钱五分，生大黄一钱五分。水煎 2 次，分服。

按语：冉老认为地黄既名地髓，以髓补髓，同气相求，与近世脏器疗法为近，其生血、行血、补血、益精、填髓，对于中风及眩晕患者，他最善重用之填补下元。当归补血活血，泽兰活血利水，郁金"行血而兼养血，破血而兼和血""下气"，故而冉老喜用之以畅经隧。生大黄通脐下气活血，对于气火上逆者，以之釜底抽薪。

（4）阴虚阳亢案

魏某，女，48 岁。

初诊：1953 年 4 月 8 日诊。

主诉：血压较高，脑海不宁。

诊断：眩晕。

辨证：阴虚阳亢，脑海不宁，虚热怫郁，内扰上熏。

治法：清脑镇逆，益阴敛阳，濡其阴液，畅其经隧。

方剂：自拟方。

药物：全当归四钱，怀牛膝三钱，生牡蛎（生打）四钱，郁李仁（研碎）三钱，肥知母三钱，山茱萸肉三钱，瓜蒌根三钱，大浙贝三钱，炒栀子二钱五分，鲜石斛四钱。水煎 2 次，分服。

二诊：1953 年 4 月 9 日。

主诉：心脑不宁，血压较高。

治法：清脑清心，养阴敛阳。

药物：软白薇三钱，茯神五钱，全当归三钱，苦百合三钱，酸枣仁（研）三钱，杭白芍三钱，山茱萸肉三钱，怀牛膝三钱，石决明（生打）四钱，南沙参三钱，鲜石斛四钱，生甘草一钱，肥知母三钱，瓜蒌根三钱。水煎 2 次，分服。

三诊：1953 年 4 月 16 日诊。

主诉：血压较高，心脑不宁，晕眩不支，大便难。

辨证：血虚风燥，浮热上扰。

治法：清脑镇逆，益水敛阳，半清半敛为治。

药物：全当归四钱，山茱萸肉三钱，石决明（生打）六钱，牡丹皮三钱，炒栀子二钱五分，青龙齿三钱，杭白芍四钱，连翘心三钱，代赭石（布包）三钱，怀牛膝三钱，郁李仁（研）四钱，川厚朴二钱五分，杭菊花一钱五分，生甘草一钱。水煎 2 次，分服。

按语：清脑镇逆用牡蛎、石决明、龙齿、代赭石等，安神用百合、酸枣仁等，益阴敛阳用知母、石斛、百合、山茱萸、天花粉、沙参等，清热凉血泻火用知母、栀子、丹皮等，引血下行用白薇、牛膝等，下气用厚朴等。

（5）血虚气逆案

高某，女，30 岁。

初诊：1953 年 4 月 6 日。

主诉：心脑不宁，甚或晕厥。

诊断：眩晕。

辨证：血虚气逆。

治法：养血调气，宁脑宁心，甘润涵濡，镇摄固纳，芳香醒豁。

方剂：自拟方。

药物：全当归四钱，酸枣仁（打碎）三钱，南沙参三钱，杭白芍四钱，石决明（布包）四钱，泽兰叶三钱，茯神五钱，桑螵蛸三钱，炙甘草一钱，广木香一钱五分，软白薇三钱。水煎 2 次，分服。

二诊：1953 年 4 月 19 日。

主诉：心脑不宁，甚或晕厥，服前药已缓。

治法：养血调气，宁脑宁心，甘润涵濡，镇摄固纳，芳香醒豁。

药物：苦百合三钱，全当归四钱，炒栀子二钱五分，软白薇三钱，石决明（生打碎）五钱，大浙贝三钱，山茱萸肉三钱，桑螵蛸三钱，川厚朴二钱五分，茯神四钱，炙甘草一钱，青竹茹一钱。水煎 2 次，分服。

按语：除镇逆气血外，本例的治疗特色在于针对血虚不荣、清窍失养，以当归、白芍、甘草甘润涵濡，泽兰叶、木香等芳香醒豁防晕厥，山茱萸、桑螵蛸纳肾固本。

（6）心肾不交案

邓某，女，34 岁。

初诊：1953 年 4 月 20 日。

主诉：头晕，心中烦热，带下较剧。

诊断：眩晕。

辨证：心肾不交。

治法：养血调气，固肾宁心，甘平调养，镇摄固纳，芳香醒豁。

方剂：自拟方。

药物：软白薇三钱，茯神五钱，青木香三钱，全当归四钱，桑螵蛸三钱，泽兰叶三钱，杭白芍四钱，青龙齿三钱，炙甘草一钱五分，枳壳炭二钱五分，炒杜仲三钱，山茱萸肉三钱，青竹茹（姜汁炒）一钱。水煎 2 次，分服。

按语：本例心肾不交，以桑螵蛸、杜仲、山茱萸固肾，以茯神、龙齿宁心，当归、白芍甘平养血，白薇、木香调气引血，泽兰、竹茹醒豁除烦。

2. 医话——眩晕当分表里虚实

眩晕是因清窍失养而引起以头晕目眩为主症的一类病证。其轻者，闭目可止；重者如坐车船，旋转不定，站立困难，或伴有恶心、呕吐、汗出、面色苍白等症状。严重者，可突然仆倒。

导致眩晕多由内伤所致，但外感风邪常与当令之时气相和，夹暑、夹湿、夹热夹寒等上犯颠顶，亦可扰动清窍发为眩晕；或肝肾素亏之人，因邪犯而引动内风，上扰清空，发生眩晕，多伴有表郁及营滞表现，如寒热、咳逆等。情志不遂，忧郁恼怒太过，常导致肝失条达，疏泄失司，肝气郁结，或郁而化火结滞，清气不升，清窍不荣出现眩晕。气郁化火，肝火上炎，上扰清空而眩晕；气郁化火，肝阴耗伤，或素体肝肾阴亏又加情志刺激，风阳易动，上扰头目，发为眩晕，伴有气火上冲之耳鸣、头胀，肝火犯肺之口鼻枯燥、咳逆，火扰心神之心烦、心悸，甚者可出现战栗或晕厥。肝失条达者，女性多伴经事不调、腰腹闷痛。

冉老认为眩晕之病机有虚实两端，实者为外感、气郁或气火郁滞、气火上逆、痰浊痹阻，虚者为血虚不养、血虚气滞、阴虚阳亢、心肾不交。在辨治原则上，外感所致者，宜针对具体病邪予清风彻热、涤暑清风等；肝失条达，气机郁滞，郁而化火者，宜解郁散结、醒气透络；气火上冲，心脑不宁，痹阻络脉者，宜清脑宁心、清脑通络、清脑利膈以畅其经隧，并镇逆潜阳、息风止眩；痰浊痹阻者，以豁痰利窍；阴血不养，清气不升者，宜养血调气、柔畅经隧、柔筋开痹；阴虚阳亢者，宜益阴敛阳、戢敛浮越；心肾不交者，宜固肾宁心、下引下泄。所用药性上，注意甘凉以濡，镇纳以安，芳香醒豁以利之。

3. 常用独特方剂及药物

（1）方剂新解

《高血压的中医疗法》一文中，冉雪峰提出了治疗风眩（高血压病）的10个验方：

①加减白薇汤

组成：软白薇三钱，当归须一钱五分，人参须一钱五分，生甘草一钱，鲜生地八钱，川黄连八分，石决明六钱（打碎），甘松一钱。以上八味，以水四杯半，先煮白薇等六味，取二杯，再煮生地、黄连，取一杯半，去滓，分温二服。较重加大黄八分。若去石决明、甘松加犀角、琥珀末各六分，尤为精锐。

本方心脑兼治。当归为补血正药，其质柔润，可补充血中液汁，其性温和，可增加血中气化。白薇味咸走血，能平上并之气血，而戢其狂飚。生地得黄连则益水之力更大，黄连得生地则除热之力更宏，甘苦化阴，沉静循环。石决明、甘松，一为镇静神经，一为醒豁神经，心脑兼顾，为疗高血压有效适量之稳妥剂。

②加减泻心汤

组成：川大黄一钱五分，川黄连一钱，鲜生地一两，怀牛膝三钱。上四味，以水四杯，煮取一杯半，去滓，分温二服。此方去牛膝加琥珀末六分，大黄、黄连渍取清汁，生地捣汁，三汁合匀，冲入琥珀末，烫微温，分二服，方制较简，药力更胜。

本方治心。以黄连清热，加大黄泻泄，强制执行。心之亢进，不得不平，血压之高，亦不得不减。加生地之益水，取坎填离，复加牛膝之行血，消瘀导滞。既求在心，复求在肾；既复求到肾，兼求到脑。

③加减百合地黄汤

组成：苦百合一两五钱，水渍一宿去滓及水；鲜生地汁一两，川黄连一钱，青木香三钱。以上四味，以水四杯煮百合等三味，取一杯半，去滓，冲入生地汁，分二次温服。

本方治脑病。地黄用汁之凉润，稀释力大，不单清血而且清气，不仅生血而且填髓。因血压高，病机有缓急轻重的不同，故加黄连清血，木香醒气。上条泻心汤是泻心而加以宁脑，此条百合地黄汤是宁脑而加以清心。宁脑者，以牛膝伍地黄；清心者，以木香伍黄连。

④加减六神丸方

组成：犀角（水牛角代替，下同）一钱五分，珠粉一钱五分，麝一钱，熊胆一钱，牛黄一钱，蟾酥一钱。上六味，先研犀角等五味，为极细末，酒化蟾酥为丸，如芥子大，百草霜为衣，每服十丸，热汤化开，徐徐吞下，重者再进一服。

本方醒窍。蟾酥为清凉性神经药，蟾酥、麝香性力俱强，本方均用一钱，所以药治功效宏伟，甚为显著。

⑤加减琥珀寿星丸

组成：天南星一斤，掘坑深二尺，用炭火五斤，于坑内烧后，取去炭扫净，用好酒一斤浇，将南星趁热下坑内，用盆急复后将泥壅合，经一宿取去，再焙干为末。琥珀四两，另杵沉香四两锉，另杵朱砂一两，研飞一半为衣。以上四味，和猪心血一个，竹沥、姜汁打面糊，调和稠黏，将猪心血和入药末，丸如梧子大，每服二十至三十丸，人参汤下，或萱根汤下，日三服。

本方豁痰。南星除痰显于通络，所主多经络病。降逆是治高血压要着，通络亦高血压治疗要着。琥珀促进南星除痰，而效力更大；朱砂镇降窜透，改血变质；琥珀既助南星除痰；朱砂复助琥珀宁心；猪心为脏器疗法，同气相求；人参补心之体，益心之用。再加沉香与琥珀，气血对峙，相得益彰，效力更大。

⑥加减三七地黄煎汤方

组成：生地汁一两五钱，三七一钱五分锉研细末，怀牛膝三钱，青木香三钱。以上四味，以水三杯，煮牛膝、青木香，去滓，加入生地汁，即以药汁吞下三七末，分二次服。

本方消瘀。生地汁不伍黄连末，不伍大黄末，而伍姜炭末，补润中兼疏利，凉泄中兼固涩。沉静循环，制止腾沸，疏利经络，以为通则妙在涩，以为涩则妙在通，不宁可防脑栓塞，并可防脑出血。

⑦加减活络丹方

组成：南星三两，川乌（炮）三两，甘松二两，地龙三两，乳香、没药各一两五钱，去油研。上六味，将前四味为细末，入研药和匀，酒面糊丸，如梧子大。每服20丸，冷酒下，荆芥汤下亦得。

本方通络。乃在活络丹基础上删去草乌，即减去原方毒烈大半，留川乌，仍承受其冲激疏利宏功。去草乌加甘松毒性，既减冲动不衰，草乌虽去如未去，更多一层宣窍、醒豁神经，意义更较周匝。

⑧加减铁精散方

组成：铁精二两，川芎、防风各二钱，蛇床子四钱，代赭石三钱。以上六味，五味合捣筛，和入铁精，杵千下，酒服一钱匕，日三，或萱根汤下亦得。

本方镇逆。原方三佐药，用蛇床独多，取其铁精以资降纳，复用蛇床以资兴奋，以期循环流畅。防风虽是风药，亦是修复神经的药。加代赭石，所以补铁精镇降之未备；加石决明，所以补铁精镇降之未周。

⑨加减风引汤方

组成：紫石英、寒水石、滑石、赤石脂、石膏各三两，龙骨、牡蛎各二两，大黄、甘草各一两，甘松、大麻仁各三两。以上十二味，杵为细末，每用一两，以水四杯，煮取一杯半，去滓，分温二服。每一两作一钱，合为一剂煎服亦可。

本方救脱。高血压气升、痰升、火升本是实证，此方六石药两鳞介药，又益之以大黄泻下，镇纳潜吸之力甚大，义甚显昭。但兴奋太过，率多虚败，液为汗夺，气随火蚀，心体驰衰，脉搏与呼吸不应，此等症非深入学理最深层，何能望救，用姜桂之精义至此，乃跃跃显出桂枝强心，干姜复脉。

⑩加减珍珠母丸方

组成：珍珠母三两，干地黄、百合各一两，当归、柏子仁、酸枣仁、茯神、犀角、龙齿、沉香各半两。以上十味为细末，炼蜜为丸，如梧子大，辰砂为衣，每服四五十丸，金银薄荷汤送下，日午后卧服。

本方缓调及善后。珍珠乃老蚌壳部分泌珠素多年孕育而成，壳际骨脉潜通，功能潜阳益阴，安神镇惊，明眼目，好颜色，补破损，气化相感，爱力相袭，为镇静神经灵异妙品。佐犀角、龙齿，龙犀均灵物，其角其齿，均精华之所聚，补脑镇逆。地黄、当归滋养肝肾；二仁、茯神涵濡心脾。血少精亏，虚风上潜，此为中的。另加百合，加重生地，内中暗合为百合地黄汤，宁脑与宁心并重。

（2）用药规律及常用药物新解

①眩晕用药规律

共收录眩晕40例，51诊，药物51条，所使用中药共68味，全部逐条录入软件统计分析，其中使用频次超过5次者仅34味。除甘草外，使用频率由高到低依次为厚朴（78.43%）、白薇（72.55%）、石决明（70.59%）、牛膝（64.71%）、当归（54.90%）、泽兰（49.02%）、百合（47.06%）、栀子（43.14%）、龙齿（41.18%）、酸枣仁（35.29%）、生地黄（33.33%）、竹茹（33.33%）、白芍（33.33%）、桑螵蛸（31.37%）、山茱萸（27.45%）、浙贝母（25.49%）、石斛（21.57%）、茯神（19.61%）、郁李仁（19.61%）、连翘（17.65%）、花蕊石（17.65%）、瓜蒌（13.73%）、南沙参（13.73%）、橘络（11.76%）、苦杏仁（11.76%）、柏子仁（11.76%）、知母（9.80%）、丹皮（9.80%）、甘松（9.80%）、半夏（9.80%）、紫石英（9.80%）等。所用药物主要为降气、重镇、滋养、收敛

和化痰者。

阳亢者，选用白薇、石决明、牛膝、龙齿、滑石、代赭石、紫石英、牡蛎、赤石脂等。阴虚者，选用百合、生地、山茱萸、石斛、南沙参、知母等。痰浊者，选用竹茹、浙贝母、瓜蒌、半夏、天竺黄等。血虚者，选用当归、白芍等。气滞者，选用厚朴、木香、橘络、甘松、枳实等。

从藏象看，冉老治疗眩晕尤重脑、心与肝。清脑者，多用诸重镇潜纳之品及长于引血下行的白薇、牛膝二味。清心宁心安神者，选用百合、栀子、酸枣仁、茯神、柏子仁等。柔肝润筋者，选用当归、白芍、酸枣仁、山茱萸等。纳肾敛浮越者，选用桑螵蛸、山茱萸等。

冉老医案中，眩晕为外感及气血不足、清窍失养者并不多，大部分为气火上逆及阴虚阳亢者。从统计分析来看，使用最频繁的为厚朴、白薇、石决明、牛膝，正是降逆气血、平抑亢进者。冉老认为，厚朴味气厚且质重，可以宽中，可以消胀，可以下气益气，又兼入心入肾，行气分、行血分、行水分，由里达表，正可祛浊清窍止眩。白薇气味苦咸平，味咸走血，气平入肺，沉静循环，制止腾沸，足以平上并之气血而戢狂飚，清浮热于咸苦潜降之中。石决明重镇平逆肝阳。牛膝味苦酸，性沉降，质复黏糯，故引血下行，消炎散结，沉静循环，柔和神经，这与张锡纯的认识"重用牛膝引其气血下行，并能引其浮越之火下行，是以能愈口疮齿痛；用以治脑充血证，伍以赭石、龙骨、牡蛎诸重坠收敛之品"有异曲同工之妙。

②常用药物新解

赤石脂

【功效主治】

润养镇静：赤石脂为石之精华凝结而成，得阴气最重，所以能润养阴气、收敛浮阳、镇静安神，主治阴虚阳亢、化燥生风。《神农本草经》谓其"补髓生气"是此功能的进一步发挥。

化瘀开痹：本品名"脂"，为石之精气所成，中含血素，具有宣通润利之性，可以清热消瘀、散结消肿，主治难产、死胎不下、痢疾肛门坠胀疼痛等。

【冉按】

自汉魏六朝开始，临床用石脂仅用赤、白两种，色赤者中含血素，故可入血分清热散瘀、散结消肿。

代赭石

【功效主治】

镇静安神：本品苦寒重坠，主治晕厥、癫痫、风痉等。

宣通瘀痹：本品可增加血液氧化，促进血行，气血通畅则瘀肿可消，邪气自然得以消除。主治崩漏、带下有血、月经淋漓不止以及其他出血病症等。

【冉按】

金石类药物多有重镇下走的特性，所以自《内经》始，即有用铁落治病，开后世镇静安神之先河。后世唐宋治疗风痉的方剂中，多有使用铁粉。但实际上，铁粉之效果远不如铁落，因铁落具有火烬的余气，是铁与氧和，能填补血素，增加氧化，促进血行，故后世又有用铁锈者，亦不妥当。代赭石是氧化铁和黏土构成，其氧化铁乃天然生成，非铁锈所能比，铁锈之气秽浊，而代赭石之气清新。天然代赭石中，入药以铁矿之赭石优于土质赭石，后者仅供绘画之用。

大凡金石类药物，若非具有大毒，经炮制才安全，否则皆当用生品，生品功效方全。仲景以旋覆代赭石汤治疗虚风气痰上逆。张锡纯治痰喘气逆，用参赭镇气汤、温降汤、清降汤等，皆重用赭石，收效甚佳。

玄精石

【功效主治】

滋阴降火：本品性寒清热，质重沉降，故能主治阴虚阳亢，虚风内动，燥热内盛。玄精石的背似龟甲，屑似鱼鳞，龟鱼皆为水族，特能入水脏清热。

【冉按】

玄精石为盐卤下渗，多年孕育而成，而盐卤多沉于地下，故玄精石为阴中至阴。如《备急千金要方》用治头风脑痛，《小儿卫生总微论方》用治眼生赤脉，《朱氏集验》用治目赤失明。

龟　板

【功效主治】

潜镇摄纳：池中有龟，则雷雨天塘中之鱼不走。其镇静之功可见一斑。

益精充髓：本品体虽刚而内却柔，《神农本草经》记载，善治小儿囟门不闭。

除湿：龟板含钙盐，钙盐能吸收水分，故能燥湿，主治湿痹。其特点在于龟板味咸而性寒，含动物胶质、阿仙鞣酸，所以除湿而不燥烈，反倒滋养有余。

杀虫止血：钙质与盐复合，近似氯化钙，具有腐蚀性，主治金创、疡肿、癥瘕、痔疮等，可促进敛疮生肌。

【冉按】

龟板与贝齿、龙齿、瓦楞子、决明子皆可潜镇摄纳，不同在于龟板同时又有窜透性、灵动性。

熊　胆

【功效主治】

镇痉：胆为火之焰，为血肉有情之品，具有清热、沉降、濡润、调和神经的作用。又熊为兽类之灵异，虎豹惧之，有避尘敛气、增壮胆气的特长。痉病若属水不涵木、肝气横逆、阴虚阳亢、虚风内动，金石不能重坠，鳞介不能潜纳，酸咸不能敛泄，诸药之中，唯有熊胆方能治疗。

清解郁热：善于清除夏月暑热、黄疸、痢疾、疳积、虚劳、结核等病症的郁热。

【冉按】

镇痉药中，金石类多重坠镇痉，鳞介类多潜纳镇痉，酸味药多收敛镇痉咸味药多降泄镇痉。而痉病多气升、痰升、火升所致，故重坠、潜纳、收敛、降泄都是治标不治本。熊胆特有异功，可以主之。

夏枯草

【功效主治】

散结通络，宣滞开痹：本品味苦辛而性寒，辛为阳，苦寒为阴，为纯阴纯阳之品，兼能清热，主治热毒壅滞或燥火坚结之证，如痤疮、痔疮、淋巴结核等。

【冉按】

夏枯草生长于冬季，枯萎于夏季，与其他草木相反。夏季吸收阳光最足，可治依赖阳光治疗的软足病，以及其他维生素缺乏性疾病。

枸　杞

【功效主治】

补益心肾：主治心肾两虚，心肾不交。

养阴除热：主治肝肾阴虚内热。

苦寒开痹：主治风寒湿痹，郁久化燥生热，关节肿大。

【冉按】

枸杞子味甘苦而性寒，且苦少甘多，寒气薄，故能开痹。

沙　参

【功效主治】

补中益气：本品与人参皆可补益肺脾之气，主治肺脾气虚的病证。只是前者味厚，补益力强；后者味薄，偏于清补，补而不腻，当无有的医家所说生痰碍痰的弊端。

养阴益肺：本品甘淡、轻清，既能补益肺之气阴不足，又有利于祛除肺中浊邪，可以主治阴精耗损，肺叶枯痿，甚至浊邪内蕴之证，如肺痨。

【冉按】

人参可以刺激心脏，促进循环，升高血压，所以有利于血行的通畅。

龙脑香

【功效主治】

芳香开窍，辟秽醒神：主治心腹邪气、诸窍不利、六淫郁火、风寒湿痹等证。

止痛：主治头痛、牙痛、目赤肿痛等病症。

【冉按】

龙脑香大辛微苦而性温，气味芬芳在诸花之上。西医药理认为，其具有消毒杀菌、芳香醒脑、镇静止痛的作用。中医外证用之较多。

龙脑、樟脑、艾片香味浓郁，为芳香性神经药。龙脑在胃肠道作用不显，对血液循环系统作用明显，少量即能促进血行，提高脉率，增加白细胞。大量服用反能麻醉，甚则过量致死；若过量与酒同服，可加速死亡。

樟　脑

【功效主治】

开窍醒脑：主治晕厥、头昏、头痛。

芳香辟秽：主治腹痛泄泻、呕吐霍乱。

【冉按】

樟脑与龙脑皆味微苦，入口初觉灼热，继转清凉，有特殊香味，均作用于循环系统，量少兴奋，量大抑制。不同在于，前者彪悍，后者清纯。西医用樟脑多，中医用龙脑多。樟脑用量不可超一分七厘半，过量即会中毒，轻者头昏困倦，重者痉挛抽搐、面紫昏迷。樟脑、龙脑皆不溶于水，且易挥发耗散，宜做乳剂、酒剂、散剂和丸剂。

武昌杨大成患肺结核咯血，咳嗽吐痰，痰如糜粥或五花脓，不能平卧，且不能仰靠，须双手撑床，曲背如虾状，头向下倒竖，方可稍安，皮肉消脱，肌肤甲错，面目黧黑，潮热盗汗。自服樟木屑煎汤后，可平卧，但大泻不已，虚惫以极，求诊于冉老。冉老以大剂甘平益胃止泻调理半月而泻止，后又继续调理半月而愈。

六、中风

1. 医案

（1）风痰上扰案

汉口剧界余某。

初诊：前当60岁时，曾患中风，口眼歪斜，半身不遂，卧床不起，不唯不能坐行，且不能转侧，面赤气粗（风犹未息），痰声辘辘，神识半昏，时或晕瞀，食不易下，非难吞即自落下。时历四月，中西方药无效，延予诊治。脉乍密乍疏，弦劲中带滞涩象，病机脉象均颇坏。然气来犹盛，未成痼疾，病犹可愈。

诊断：中风后遗症。

辨证：风痰上扰。

治法：镇敛浮越，平戢孤亢（息未息之风），即可暂免急骤变化，再商办法。

方剂：自拟方。

药物：白薇、百合各三钱，龙骨、牡蛎各四钱，紫石英、灵磁石、赤石脂各三钱，寒水石、滑石各六钱，大黄一钱五分，生铁落末三钱，竹沥、荆沥各五钱，二沥冲服。

二诊：一星期略安，得大便一次，原方减大黄为一钱，加琥珀末五分，怀牛膝四钱。

三诊：又一星期渐佳，大便二次，面赤气粗，痰壅神昏等象锐减，手足能动，勉能起坐。原方去大黄、生铁落，加鲜生地一两，山茱萸肉三钱。约两星期，病愈大半，后于前方去寒水石、滑石、荆沥，时加菖蒲、泽兰、甘松、橘络、青木香等，前后约 60 日，痊愈。

按语： 冉老认为此病乃《素问》所谓"血之与气，并走于上，则为大厥，血菀于上，使人薄厥"。病者年逾花甲，春秋已高，献身文艺界，无暇休息，平时血压即高，工作又忙，烦劳则张，平衡失驭，风阳上冒，激荡不宁，均是促成此病的暴发因素。且病逾百日，犹复面赤气粗，气血上并，冲激未已，病之坏处在此。一诊以白薇、百合宁脑安神，诸石药重镇敛浮越、平孤亢，大黄通腑降气，二沥豁痰开窍。二诊稍安后，加琥珀、牛膝加强引血下行。三诊诸症大减，以大剂生地润液沃燥，山萸萸固肾敛浮。诸症较平，即开始予以活血通络散结，豁痰醒气，有法有度，用药精当，余氏得以恢复而登台献唱，遂成就杏林一段佳话。

（2）肝气郁滞，瘀血阻络案

汉口，高某之爱人。

初诊：中风，口眼歪斜，半身不遂，言语謇涩，转侧维艰，延予商治。见其颜面灰白，并不红润，脉亦微弦劲，并不数急，无诸热型。看不出热极生风、风阳上冒等象。以为实则非纯实证，且年方四十岁月，并不为老，身犹壮健，体质并不为弱，以为虚则非为纯虚证，病机不甚紧迫，病理却多分歧。询知经事适来，偶因烦劳折回。

诊断：中风。

辨证：肝气郁滞，瘀血阻络。

治法：柔肝疏肝，化瘀通络。

处方：许氏白薇汤及杨氏紫金丸合方加减。

药物：白薇四钱，当归尾、白芍各三钱，甘草一钱，怀牛膝三钱，白茅根四钱，橘络一钱，青木香五钱。同煎，紫金丸（即蒲黄、五灵脂二味炼制）三钱，用前药汁吞服，日两次。

3 剂后经畅行，手足渐次活动。原方去紫金丸，续服 3 剂，渐能起坐。前方去牛膝，归、芍各加为五钱，守服一星期，痊愈。病者已能用人牵扶，步行住宅左右一周，自示能行以为快。

按语： 冉老认为此盖月事轮回，偶因情志激荡阻隔，迫而逆流上冲，干犯于脑。不显气盛热炽等象，只显半身不遂，不显神识昏瞀者，此与血厥、血晕类似，乃中风病之又一原因。不得局限于外风之一途，亦不得局限任何内因之一途。本例以白薇、牛膝引血下行，当归、白芍、甘草润液柔筋，白茅根行水，木香行气，紫金丸活血，共奏开痹畅经隧之效。正如冉老自谓上案侧重降逆豁痰，此案则侧重消瘀通络，因病施治。

（3）阴虚风动案

康某，湖北人，年五十。

初诊：在汉营商，体弱阴亏，素患头晕心慌，不安寐，状若怔忡。当时（解放前）竞逐互争，操烦过度，精神因愈损坏，突而昏仆，口眼歪斜，言语謇涩，半身不遂，不能转侧，面间热气虽不甚大，而唇色过赤。脉弦数，弦为阴伤，数则为热，阴不与阳平，阳不秘藏，烦劳则张，气血上并。

诊断：中风。

辨证：阴虚生内热，阳化为风，厥阴虚风上颠。

治法：润沃阴液，戢敛浮越，逐瘀通络，豁痰醒窍。

处方：自拟方。

药物：生地二两（蒸绞浓汁），大黄一钱（渍取清汁），藏红花八分（酒拌沸水渍），犀角八分（磨汁），鲜竹沥六钱。五味和匀，炖微温，二次服。

二诊三诊：上方3剂后，病略减；再3剂，又减；改为煎剂：白薇、百合各四钱，生地八钱，山茱萸肉三钱，茯神、枣仁各三钱，龙齿三钱，珍珠六钱，怀牛膝、白茅根各四钱，甘草一钱。续进6剂，更大减。后各随病机，加桑螵蛸、阿胶、泽兰、木香之属，约20剂痊愈，能步行出街。

按语：冉老认为，中风多属实证，然亦有血不营周，气不充贯（不仅贫血，而且少气），纯属虚证。且有虚实错杂，互为因果；或下虚上实，上实下虚；或虚中夹实，实中夹虚。此案乃下虚上实、实中夹虚之一例。下虚，以生地、山茱萸、桑螵蛸、阿胶等补之，上实以镇逆、凉血、活血、豁痰、通络等法疏之。

（4）痰气交阻，风火上扰案

万县苏某，湖北人，六旬。

初诊：抗日战争时期，苏年六旬，春秋不高，体不胖，亦无中风素质，偶尔跌仆，感觉心烦头晕，手足麻痹。湖北同乡某因他事往晤，自谓知医，为处方，满纸参芪术附，麻桂羌薄。服2剂，因而口眼歪斜，半身不遂，昏瞀不知人，痰声辘辘，势颇危殆，此时已音瘖不语，语亦不清晰，请予往诊。脉弦数劲急。

诊断：中风。

辨证：气升痰升火升，风火激荡。

处方：自拟方。

药物：白薇、百合各四钱，鲜生地汁二两，大黄（泡汁）一钱，怀牛膝六钱，石决明八钱，犀角八分（磨汁），鲜石菖蒲六分，天竺黄三钱，竹沥八钱。白薇等六药煮取一杯，兑入三汁一沥，分三服，日二夜一。

二诊：次日晨复诊，气火略平，神识略清，见予知点头。以多日未大便，原方去菖蒲、竺黄，加火麻仁、郁李仁各三钱（研）。

三诊：越日再复诊，病机大转，已能言。后因误信人言，改请他人诊治，以致病情剧变，方隔三日，街市即传苏已病故，我深为愕然。此事始误在彼之漫不经心，后误在彼之仓皇失措。

按语：冉老认为中风为脑病，有脑充气、脑贫气、脑充血、脑贫血，治疗时务必分清虚实。本例患者为实，故处白薇、百合、石决明宁脑，生地汁沃燥，大黄通腑降气，犀角凉血醒神开窍，天竺黄、竹沥化痰开窍，故而速效。然风自火出，风火一家，若投"参芪术附、麻桂羌薄"之剂，可致风火狂炎，气升痰升火升，祸立至矣。

2. 医话

中风是由于阴阳失调，气血逆乱，上犯于脑所引起的以卒然昏仆、不省人事、半身不遂、口眼歪斜、语言不利为主的病症。

（1）辨治中风，重视脏腑气血状态与脑之关系

冉老认为，脑与脏腑相通，脑指挥于脏腑，脏腑反映于脑。脏腑之气血失衡，必将影响于脑，在中风中尤可体现。《素问·风论》篇曰："风中五脏六腑之俞，亦为藏风之风，各入其门户所中，则为偏风。风气循风府而上，则为脑风。"先生认为，此于古人为中风，于今人为脑病。脑病之根本，乃气血失衡犯于脑，而内外风不过诱因罢已，即内外风都能犯脑，皆可引起脑病。中风是脑病而有之风状，与《素问·调经论》篇中"有者为实，无者为虚，故气并则无血，血并则无气，今血与气相失，故为虚焉。络之与孙络俱输于经，血与气并则为实焉。血之与气并走于上，则为大厥，厥则暴死，气复反则生，不反则死"所述病

状暗合。认为不管内风还是外风，都是脑病因素之一，内风外风均能犯脑，脑病不仅为外风，亦不仅为内风。猝仆歪斜、寒邪热邪等征象，均在脑及神经本体自病，其主因不在内外寒热，而在"犯脑不犯脑"。人身气血营周要保持平衡，若严重失衡，则身中气机突然变化，可上冲脑部，表现所谓中风等征象，故而冉老认为中风既不是外有暴戾贼风，也不是内有横绝肝风，只是气血自生之病。并认为经文已明言血气并走于上，是血气对举，不但脑部充血，而且充气。又因气无血则散，血无气则凝，气血未可离，离则形气绝，"血与气交失，故为虚焉"。因此，脑病总不离血气不相衡，则致气机逆乱，既有实者，亦有虚者，既有气者，亦有血者，有气血俱虚，有气血俱实，有脑充血，有脑充气，有脑贫血，有脑贫气等。

（2）辨治中风，重视素体阴亏，五志化火及气血亏虚的病因

冉老辨治中风尤其重视三个方面的病因。素体阴亏血虚，阳盛火旺，风火易炽，或久患消渴、眩晕之病或年老体衰，肝肾阴虚，肝阳偏亢，复因将息失宜，致使阴虚阳亢，气血上逆，上蒙神窍，突发中风，此属"脑部充血，而且充气"；五志过极，心火暴甚，可引动内风而发卒中，临床上以郁怒伤肝为多，平素忧郁恼怒，情志不畅，肝气不舒，气郁化火，则肝阳暴亢，引动心火，气血上冲于脑，神窍闭阻，遂致卒倒，此属"脑充气"；气血不足，脉络空虚，尤其在气候突变之际，风邪乘虚入中，气血痹阻，或痰湿素盛，形盛气衰，外风引动内风，痰湿闭阻经络，而致歪僻不遂，此属"脑贫气"。各种原因的中风，均可出现口眼歪斜、半身不遂、言语謇涩，甚则神昏。痰随气升者，喉中痰声辘辘；气血痹阻经络，头脑失荣者，胀闷郁痛、晕瞀；气火并逆，面赤气粗；心脉失濡，心悸怔忡；气痹水停，身肿、酸胀等。

（3）辨治中风，擅调气血之升降

正因冉老认为中风是气血犯脑，或为脑之气血病变而伴风状，气血有虚实，而风有内外寒热，所以冉老治疗中风病特别注重从气血调理论治，在辨证的基础上，应用祛风、疏表、和里、宣窍、透络、豁痰、润液、攻实、补虚、镇静和兴奋等法。

冉老还深谙中医的升降理论，《医源》云："天地之道，阴阳而已矣；阴阳之理，升降而已矣。"《素问·六微旨大论》云："出入废则神机化灭，升降息则气立

孤危。故非出入则无以生长壮老已，非升降则无以生长化收藏。是以升降出入，无器不有，故器者生化之宇，器散则分之，生化息矣。故无不出入，无不升降。化有大小，期有近远，四者之有而贵常守，反常则灾害至矣。"冉老重视心肾水火升降，水升火降，坎离相交，即为既济，是健康之本，水不制火，坎离不交，水下火上，则成未济，是形成中风的重要原因。冉老在治法升降、用药升降方面颇多经验，常用降气引血之药，气降则火降，又益滋水添精，诸症可解。人身气血营周要保持平衡，若严重失衡，则身中气机突然变化，可上冲脑部，表现所谓中风等征象，故冉老多将升降理论和气血理论结合而并调之。

气火上逆者，宜潜阳镇敛浮越、平戢孤亢；阴液亏虚于下、阳亢于上者，宜清脑通络、润沃阴液、柔筋开痹、散其胶结、畅其经隧；气血亏虚者，宜养血调气、宁脑宁心、甘润涵濡、甘平调养、镇摄固纳、芳香醒豁；瘀阻脑络者，宜逐瘀通络散结；痰蒙神窍者，宜豁痰醒窍；腑实者，宜通畅腑气；出现晕瞀者，宜醒气宣窍活络。

3. 常用独特方剂及药物

（1）方剂新解

①华佗再造丸

该方是冉氏家传200余年的经验方，冉小峰先生于1980年无偿献给国家，是我国现有的5个国家级中成药保密处方之一，主要用于治疗和预防脑血管疾病及其后遗症。华佗再造丸有三个特点：一是采用纯天然植物药组方，避免了动物药的破血作用及其毒副作用；二是该药既可治疗缺血性中风，又能治疗出血性中风；三是制作工艺特殊，确保了药物疗效的充分发挥。方中当归、川芎、白芍、红花养血活血，通经化瘀为主药；血不行者责之于气，故以红参益气助血运行，合五味子育阴强心，使心气旺，血脉活，共为辅药；马钱子温经通络，祛风散结；天南星祛风化痰，镇惊醒神，共为佐药；冰片芳香走窜，通窍清心，为使药。全方共奏活血化瘀，芳香开窍，醒神通络，益气养阴等功效。方中当归、川芎为辛温之品，冉老言川芎为"醒脑通络之本"，两药以芳香走窜之冰片为引导，可直入脑络，开窍醒神。天南星祛痰力较强，但正是"借其温，借其燥，借其毒，以资冲动而开阴霾"。所治范围包括缺血性中风、出血性中风及其后遗症，还可以治疗冠心病心绞痛、脑血管硬化等病症。

②疗中风坏症方

为冉雪峰经验效方。紫石英、白石英、赤石脂、白石脂、寒水石、石膏各三两，龙骨、牡蛎各二两，大黄三两，甘草一两，桂枝、干姜各二两，甘松二两。上十三味，共为粗末，每用一两，水三杯，煮取一杯，去滓，温服，每日2次。疗热瘫及热久汗多，反显虚败，脉搏与呼吸不应等危候。此方六石药、两鳞介药，镇静之力较大。又加大黄下泄，强制执行，义显易知。

③防己地黄汤（《金匮》方）

此为养血祛风之方也，重用地黄至二斤之多，又蒸绞浓汁，以阴养血。地黄《本经》名地髓，鲜者生气未离，质虽重而气清，能沉静循环。制止血热上逆，性凉善清，气清善走，《本经》明言生者尤良，本方蒸如斗米饭久，补益之力虽较大，而清凉之性则渐减，不免稍显黏滞，故用酒浸防己等四药以鼓荡之，亦若复脉汤之酒水各半煎者，然可知本方重在养血，不重在凉血。

④《古今录验》续命汤

既有干姜之温复有石膏之清，既有麻桂之祛邪复有归芎人参之补正，错综复杂，不得谓此方对外风、内风毫无区别，但未能从主要处着眼，其方剂实远出《金匮》各方下。若非外证确切显明，未可误用。

⑤苏合香丸

苏合香既合诸香以为香，而本方又合诸香药为一剂，则其解秽宣窍，醒豁神经，义理甚显。然汇集诸香药，未足为异。所异者，在本方犀角之解毒、朱砂之避邪、白术之扶正、诃黎勒之敛气，不令诸香药一过无余。用于卒中昏迷，则犀角、朱砂尤有特殊作用，犀角强心解热止惊，朱砂镇静安神定惊，均有解缓邪热性能。

⑥生地大黄汤（《备急千金要方》）

《备急千金要方》用疗血证，是治其血热之妄行，本方移疗风证，亦是制其血热之妄行。生地得大黄，愈显救液之功，大黄合生地，可免化燥之弊，是生地为中风门要药，而本方为中风门要方。

⑦犀角地黄汤

本方移治中风热证，尤为恰当，盖犀角味咸走血，却入阴分，故既能由阴出阳而达之于上，又能由上返下而纳之于阴。白芍、丹皮二药，一则养阴，而又开阴中之闭塞；一则清血，而又助血中之氧化，协助生地，完成其润燥敛逆，疏利壅滞之宏功。方中四药均清凉，又均醒豁，可为血热犯脑设治。阴伤较过者，生地可改用汁，犀角亦可磨汁，血热冲激甚者，可加用大黄，而大蓟、小蓟、茅根、藕汁，俱可酌加，分用合用、交互用，以疗诸血热证、血热犯脑证，均可变化应用。

⑧桃仁承气汤

本文移疗中风性脑病，是又变泻循环者，为泻神经系，盖风火狂逆，血热腾沸，而脑部适当其冲，脑部因之充血，甚至出血，病象均是显于血的方面，则从血分方面施治，杜其上冲上犯，实为正面的原因治疗。风引汤之用姜桂，是挽救于败坏之后，此方之用桂，是防制于败坏之先，若仅释为化气行血，与化气行水一例，犹为至浅至末者也。

⑨龙胆泻肝汤

本方用泽泻、木通、车前，三利水药，利血中之水，即是去血中之热，去血中之热，即是去肝家之热，而又加柴胡以疏利之，勿使火郁，彻内彻外，以期必效，开后咸透湿热外，渗湿热下诸旨，加当归、生地则协助龙胆，虽曰泻之，不啻补之。大抵内风旋发，由于肝阳激荡，由于肝体之阴虚，肝用之阳过，则培阴以益肝之体，泻热以制肝之用，实疗内因肝风之正治。唯普通风门，火旺多水亏，此方对象，则热而水又潴，湿热流恋不解，故有如是疗法，水既潴，当去水，水未潴，又当益水，未容尽情渗利，劫阴夺液，故此为肝家泻热之要法，又为肝家疗风之变法。

⑩地黄饮子

此方一面用桂附兴阳，而佐菖蒲、薄荷、生姜宣发，一面用熟地、山萸、巴戟、苁蓉益阴，而佐茯神、远志、麦冬、五味匡扶，滋补复味多，温热用量少，方制虽温补并进，而重在补，不重在温，所以主少阴气厥不至之虚证。

⑪资寿解语汤（喻嘉言方）

地黄饮子重在补，此方无补药，唯方注治肾虚不荣舌本，去羌活，加枸杞、首乌、熟地、菊花、黑芝麻、天门冬，乃将补药加入，地黄饮子不祛风，此方祛风，地黄饮子不豁痰，此方豁痰。用羚角、枣仁、天麻，为喻氏精心处，天麻虽与羌防类似，同为风药，实为补益上品，可协诸药半补半疏，老年虚证为宜，羚羊不仅清经络之火热，且开经隧之痹阻，枣仁既安心脏，而勿使孤亢，又柔和神经，而不使强直，此三药柔和而不刚燥，轻灵而不腻滞。

⑫ 虎潜丸

潜阳益阴，镇引下纳，适合中风性脑神经热证，风火狂逆，上冲上扬之治。方制龟板、黄柏为主，龟板养阴液潜风阳，黄柏解热消炎，健胃理肠，龟板镇纳之而不能潜者，则赖黄柏之苦坚，黄柏苦坚之而不潜者，则赖龟板之镇纳，以知母佐黄柏，上清而下自宁，以熟地佐龟板，水济而火自安，再以陈皮疏之，牛膝引之，顺其性而勿使之逆，均是潜之意义。不以甘寒益水，而以苦寒泻火，不以水济火，而以火归水，均有深一层的意义。

⑬ 至宝丹

此方醒脑回苏，豁痰宣窍，既解毒散结，又窜透醒豁，不徒以重坠见长，乃镇静剂中之要方也。

⑭ 紫雪丹

此方镇逆消炎，宣窍透络，沉静循环，为中药镇静剂中之最有力者。石药中不用暴悍，香药中不用燥烈，解毒药中不用涩滞，荡涤药中不用苦寒，各药用汁，二硝麝香朱砂，又浑全用质，处处均显超越。

⑮ 当归四逆加吴茱萸生姜汤

此方为温肝醒脑通络回苏之方。当归四逆汤为治血分四逆之法，加吴茱萸、生姜，则冲动温宣之力更大，附子、干姜、吴茱萸，均温寒要药，附子温肾，干姜温脾，吴萸温肝，各有专长，但姜、附均守而不走，其能通脉宣阳，鼓舞一身机能者，乃温而行之，从功用推出，唯吴萸气味俱厚，冲激力大。

⑯ 乌头桂枝汤

此方复阳救厥，醒脑回苏，借辛温为冲动，为中法温剂中之最有力者。此方是治神经性厥痛肢痹，非治风湿性厥痛肢痹，用疗痛痹，尚属借治，用疗神经，乃为本能。

（2）用药规律及常用药物新解

①中风用药规律

共收录《冉雪峰医著全集》中风13例，22诊，处方22条，所使用中药共56味，其中使用频次超过5次者仅26味。除甘草外，使用频率由高到低依次为牛膝（95.45%），白薇（90.91%），石决明（81.82%），厚朴（59.09%），龙齿（59.09%），百合（59.09%），当归（54.55%），泽兰（45.45%），浙贝母（45.45%），紫石英（40.91%），花蕊石（40.91%），郁李仁（36.36%），火麻仁（36.36%），大黄（31.82%），天竺黄（31.82%），代赭石（31.82%），石菖蒲（31.82%）等。所用药物主要为引血下行、重镇降逆、化痰开窍和通便者。再分析，冉雪峰治疗中风主要有以下七法及其对应方药。

第一，转逆气血。中风起病急剧、症见多端、变化迅速，与自然界风之陡起、骤变、来势较猛的特性相类似，故名中风。"大怒则形气绝，而血菀于上，使人薄厥"是常见的中风病象。对于急性中风，冉老尤其善用"六石二鳞介"，即"疗中风坏症方一首"中的紫石英、白石英、赤石脂、白石脂、寒水石、石膏和龙骨、牡蛎，冉老曾用此方加减治疗汉口剧界名角余洪元痊愈，因其登台献艺鸣谢而留下一段杏林佳话。此外，还常用灵磁石、滑石、代赭石、花蕊石、龙齿、珍珠母、石决明、龟板、琥珀和铁锈末。这类药物的共性就是重镇宁静，强逆气血，适合于脑病剧烈。冉老认为，赤石脂"得阴气阴质最足，既能宣通瘀痹，又能沉静循环；虽其凝如砥，其滑泽之性仍在，即润利之功尚存，妙在清热消瘀，散结消肿。"代赭石"既能镇定神经，复能增加血液氧化作用，促助循环，宣通瘀痹。大凡金石坠降，多走下焦，故所主多腹中里层。所主为内风而非外风，所治为息风而非搜风。凡镇重药，多填补下焦治下，亦多镇定神经治上，然则上病取下，下病取上"。龙骨"由阴出阳，既飞且潜，自较他鳞介镇痉为尤优异。"牡蛎"益阴之中，能戢敛狂飚之浮阳。入镇痉剂者，盖用其咸寒戢敛，潜降沉静之全功。"龟板"尤能使镇降潜纳者，宁谧安摄，一静而不复再动。在潜阳镇痉药中，实为首屈一指。"琥珀"化瘀通血分。一品通灵，亦由血去惕出，而五脏自安，魂魄自定。他金石药均镇重，此独轻虚；他血分药多浑浊，此独清越。"

矿石鳞介重镇力强，冉老在此基础上还常加用桑螵蛸以"敛"和"摄"，大黄、牛膝、厚朴利导气血下行。冉老认为，桑螵蛸"咸以软坚，正伸邪散，非有攻破，利于实质也。疗血闭，乃血虚燥结，而此软之、濡之、充之、开发之，非其他血塞血死，均可以此打通也。补中寓通，涩中寓润。"大黄"利二便、通血脉、安里和里、通表和表。药随病化，病窍在里，则泻下即所以解表；病窍在血，则消瘀即所以通气。"牛膝"引血下行，消炎散结，沉静循环，柔和神经，对于脑充血、脑膜炎有特殊效力。"厚朴"味厚质重气芳，可以宽中，可以消胀，可以下气益气。"冉老亦以水引气血，常用白茅根、泽兰。白茅根"本血药而又通气，本气药而实入血，凉而不滞，补而不腻，疏利而不攻破，诚草茅中之特具异秉者。"泽兰"主治乳妇内衄，中风余疾，大腹水肿，身面四肢浮肿，骨节中水，金疮痈肿疮脓。"

第二，宁脑安神。冉老治疗中风喜用许叔微《本事方》中的白薇汤化裁，以平郁冒血厥。风邪内搏，激荡气血上并，气返则生，不返则死，唯白薇味苦能降，味咸走血，气平人肺，沉静循环，制止腾沸，"庶足以平上并之气血而戢狂飚"。白薇清浮热于咸苦潜降之中，即此一味，"已超越《千金》《外台》所载数十续命汤"。在用白薇之时，常与"强志宁神，敛肝定魂"的百合组成对药。茯苓"感松精灵异之气"而安魂养神，枣仁"味酸能刺激神经，柔和神经，故能柔肝柔筋，散结开痹"，二药为对，宁脑安神。

第三，豁痰开窍。急性中风，神昏窍闭，喉中痰声辘辘者，冉老除用苏合香丸、麝香丸等芳香开窍药外，尤其善用竹沥、荆沥、犀角磨汁、石菖蒲、天竺黄等豁痰开窍。竹沥"为痰药而非风药，在中风门中，只为辅药而非主药，且中风闭证可用，如新说脑充血之类。血菀于上，血之与气，并走于上，或借此寒滑者，戢其狂飚，刷通隧道，以开下返之路"。荆沥"治心痰。痰豁而气通，气通而血活，循环营周，脑之充血者不充，贫血者不贫，知觉运动机能恢复，而风痫之病斯已。"犀角"冲动药多属热，此则属寒；寒性药多水伏，此则升发。故对脑性痉挛、惊痫、热甚吐衄搐搦，暨营热外发之斑疹痘麻，恰为合拍"。天竺黄"既清脑清心，又沉静气泽，镇定神经，不宁为清润性化痰药，且为镇降性化痰药，用于气升、痰升、火升所致的脑膜炎、脑充血等为宜。不唯可疗充血，并可疗贫血，且可疗下寒上热，下虚上实之充血贫血"。

第四，润液柔筋。患者气血冲逆，多为素体阴液不足，以致阳亢，在气恼等诱因作用下突犯脑中风状。其治当益水敛阳，润液柔筋。冉老最喜用、最推荐的药物是生地捣汁，而且是重用。生地"凉血补血，行血益精填髓。生者性凉散结，气清善走"。其次可用山茱萸，因"与枣仁异种同功，均能补、能泄、能涩、能通，味厚质浓，能刺激淋巴，增加分泌，柔和神经，戢敛孤亢"。

阴血并养，柔筋更佳，养血则常用当归、白芍和阿胶。当归"甘苦化阴，芳香醒豁，为配合良好之养血剂"。白芍"酸苦化阴，中多汁液，能润液柔筋，滋肝沃燥，沉静循环，柔和神经。柔润而化以芳香，芳香而含于柔润。体阴用阳，以补为攻，以敛为开"。阿胶"育阴和阳调于内，主阴虚阳扰之血妄行"。

第五，活血透络。气血逆乱痹阻，经脉不荣，肢体痿瘫，当活血透络。活血者，冉老善用藏红花、紫金丸（五灵脂、蒲黄）。藏红花当少用，因"少用活血，多用破血"，其"芳香以助窜透，又柔润而资涵育，为治风先治血，治血即治风要药"。五灵脂"秽浊凝结，腥膻燥恶，冲动之力甚大，是血药而以气胜者。同声相应，同气相求，以臭治臭，深入其中而不觉，而后能破不破之坚凝，能除不除之顽结"。蒲黄"以行血者行水，行水者行血"。

透络之品，冉老常用橘络与桑枝对药。橘络能通络、理气、化痰，主治经络气滞。桑枝祛风湿，利关节，行水气。二药相配，理气化痰、透络通关节。冉老治疗中风病一般不用虫类搜风剔络之品，在其著作中未见明言原因，这在其"华佗再造丸"祖传秘方中亦遵此原则。

第六，强心复脉。冉老"疗中风坏症方一首"主治热瘫痫及热久汗多，反显虚败，脉搏与呼吸不应，方中即有桂枝和干姜用以强心复脉。冉老认为，热瘫痫为病久而来，热必已杀，可放胆用桂姜，冲动开发以通经遂，扶衰救弊以防厥脱。中风实证，兴奋太过，每反生出衰弊，甚至心体驰衰，甚至死亡，急当以桂姜强心复脉。

第七，润肠通便。中风多见便秘结滞，宜润肠通便，冉老喜用火麻仁与郁李仁。火麻仁"中含脂肪丰富，故能润肠通便，其臭芳香，兼能醒脾，缓其躁急，沃其燥结，增其分泌，助其蠕动，为血虚液减，大肠不腴，和缓通便之要药"。郁李仁之滑润，化合于味苦之中，"郁李为肝果，肝主疏泄，故能平肝家之横逆，而开其结闭，血结气结，均可疏利"。

②常用药物新解

犀　角

【功效主治】

清热开宣：主治脑性痉挛、癫痫、高热惊风、热盛吐衄，以及营热外发之斑疹、水痘、麻疹。该药之特色在于其他具有开宣作用的药物多性温，而犀角性寒。

解毒：主治百毒，如虫毒、蛇毒、痨瘵、热毒壅盛、钩吻（断肠草）中毒、鸩羽中毒等。

现用水牛角代替。

【冉按】

犀角性寒，味苦酸咸，色黑质重，其臭腥且刺激性大。若在春夏用犀角磨汁，放置数日，则其刺激性更甚一筹。

羚羊角

【功效主治】

清热开窍：主治壅遏之窍闭神昏，以及虫毒、梦魇、迷惑恶邪等精神疾病。

清热镇静：主治热盛所致脑性癫痫、筋脉拘挛、胡言乱语等。

现多用山羊角替代。

【冉按】

羚羊角性寒味咸，其气沉降。与犀角作用近似，但犀角侧重解毒，羚羊角侧重益气养阴扶正。

大　黄

【功效主治】

泄热通便：中等剂量缓下，大剂量峻下，但大下后容易继发大便难。主治宿食内停、阳明腑实、腹中积聚。

健胃消食：小剂量才具备此功效。大黄正是通过健胃消食、调畅和中才具备了"荡涤肠胃"，即祛除肠胃中积滞的功效。主治宿食内停、食欲不佳、纳食量少。

祛痰涤饮：主治痰饮内停日久。

活血化瘀：主治瘀血内停。

【冉按】

大黄的应用远不止于上述几点，本品还可由配伍的不同而发挥不同的功效。与加倍厚朴为伍则行气，与加倍茵陈相配则利尿。因人体为一个有机的整体，还可通过泻下使表里之气畅达而解表，通过活血化瘀而畅通气机，从血分而气分。

硝 石

【功效主治】

软坚散结，荡涤泄热：本品味苦咸性寒，可治大热、积热、大便干结，以及西医之多种炎症，如肺炎、胸膜炎、心内外膜炎、急性关节炎等。

【冉按】

今日药店所售硝石乃火硝炼制过程中形成的渣滓，不可用之。天然硝石几不可得，可以人造硝酸钾代之。仲景大黄硝石汤、硝石矾石散中都有用到。

硝石为硝酸钾，朴硝是硫酸钠，但二者气味同，功效主治也大致相同，所以《神农本草》将其并列论述，自隋唐年间，二者已混用。

火麻仁

【功效主治】

润肠通便：本品可濡润肠道，主治血虚津亏的大便秘结，如产后便难、老人虚损性风秘。

补中焦（胃）阴气：主治中焦阴气不足，如在炙甘草汤中的应用。且本品性平味甘，补中寓通，滋而不腻，还有醒脾之功，可以久服。

解毒：火麻仁壳及其苗、茎、叶、花均有毒，以毒攻毒，可治恶疮、蝎毒。

芳香走窜：可以治疗小便不利、气血不畅及有瘀血。

【冉按】

滋润肠道、补益中气须去壳用；利尿通淋、活血化瘀，及治疗恶疮、蝎毒，宜带壳用。本品润肠通便的代表方如麻仁丸，补中焦（胃）阴气的代表方如炙甘草汤。本品不是泻下剂，而是补益剂。但又指出，火麻仁壳及其苗、茎、叶、花有毒，具有麻醉和镇静的作用，可以治疗神经性癫狂、大风恶毒。

郁李仁

【功效主治】

苦润降泻：主治肠道失于濡润的便秘。但是本品苦降，泻下之力较强，甚于火麻仁，不宜久服。

疏肝理气：本品芳香走窜而入肝，主治肝气郁结、横逆乘犯脾土，或肝失疏泄，气滞血郁。

【冉按】

临床根据需要，选择不同的配伍方式，如柔肝辅以酸枣仁、通便辅以火麻仁、活血辅以桃仁、理气辅以杏仁、利水辅以薏苡仁或车前仁。凡种仁类，含丰富油脂，均具润滑之性，有通利二便的作用。

芦荟

【功效主治】

清热平肝：本品善入肝胆，能清肝明目，主治肝火头痛，或目赤惊风，或小儿高热惊痫。药理研究表明，本品可使血液趋向下部脏器，从而改善上部充血状态，所以擅长治疗西医学中的充血性中风病。

清心宁神：主治心热烦闷。

健胃：主治胃热纳少。冉老进一步指出，针对胃热证，大抵苦味药少量使用，如大黄、黄连。

通便：主治热结便秘。

【冉按】

芦荟用于健胃时用量宜小。本品不可大量久服，可能引起下腹部脏器发生炎症。中药芦荟是芦荟汁炼制而成，味大苦、性大寒，有特殊的刺激性气味。

肉　桂

【功效主治】

助阳气：可促进阳气化生，主治阳气虚弱诸症，如无汗、自汗、癃闭、尿频，以及气虚下陷、气机逆乱等。与桂枝功效主治类似。

【冉按】

肉桂味辛、甘、酸，有宣发之性。药理研究发现，本品具有兴奋的作用，可促进血液流动，又可聚集白细胞，使血管收缩而止血。

干　姜

【功效主治】

安胃和中：主治呕吐、哕逆。

健脾温中：主治胃痛、纳呆、四肢厥冷、汗多亡阳、虚寒肺痿等病证。

【冉按】

干姜较辛烈，生姜较辛润。姜之一味，炮制方法对其功效影响颇大，生者、干者、炮者、炭者，各有其所适宜的病机。

四逆汤与通脉四逆汤均由附子、干姜、甘草三味药组成，后者加重干姜的用量而名"通脉"。因为通脉四逆汤证的病因病机是胃阳虚衰，不能达于四末，脉道不利，因而脉绝，所以用大辛大热的干姜鼓动中阳，即可使胃气恢复而脉道得通。

附子、干姜皆辛温，然附子温性更甚，干姜辛味更显。附子、肉桂、干姜三者，肉桂善气化而走，附子善温阳而守，干姜则能走能守。肉桂善于鼓动心肾之阳，附子善于温固下焦元阳，干姜擅长宣通中焦阳气。

吴茱萸

【功效主治】

温中回阳：主治阳气衰竭不能上达于脑部之痉、厥、晕、瞀。

散寒通阳：类似桂枝，只是桂枝气味清轻，茱萸气味浓厚，前者为气中血药，后者为血中气药。吴茱萸气浊，主治手、足厥阴经为寒邪痹阻，以及阳气未衰而寒邪冲脑。

【冉按】

吴茱萸大辛大温，气味芬芳，但其温性较附子弱，辛味较干姜柔，香味较肉桂淡。总之，吴茱萸温润醇厚，辛甘而缓。武昌周鸿顺瓷器店内一人患尸厥证，当时已安置于堂中焚香祭奠，寿衣棺材也已备好，但觉气息似断而未断，故苦求于冉老救治，以吴茱萸汤一方力挽狂澜，远近闻之，认为冉老有起死回生之术。

苏合香

【功效主治】

行气化痰止咳：主治燥痰咳嗽。

辟秽醒神：主治疫疠浊邪内侵所致梦魇、癫痫、痉挛、神昏等症。

【冉按】

苏合香味辛微甘而略酸，是天然树脂树胶与脂肪油的化合物，既有油胶脂肪的柔润，又有辛香走窜之性。

红 花

【功效主治】

活血化瘀：本品辛通温散，其性轻扬，走而不守。主治瘀血病证，如产后腹痛、恶露不净、脑充血、脑瘀血、血栓塞等，或瘀阻气滞之心烦胸闷。

【冉按】

红花为妇科要药，量少活血，量大破血，加酒煎服活血化瘀的药力更强。由于产地、品种的不同，红花有结、片、丝等形态。藏红花体柔而用刚，为血药中之佳品，但价格昂贵，整朵（即呈结状者）作假易，散花（即去萼留瓣者）作假难，临床使用以散花较稳妥。临床应用如《金匮要略》之红蓝花酒。

桃　仁

【功效主治】

活血化瘀：本品具升发之性，祛瘀而不伤正，所以各种病证，只要有气血不畅或瘀血内停者，都可使用。桃叶发汗，桃花下利，桃仁为二者结晶，又含油质丰富，故兼具二者功效，且发汗之力更强，润下之功更甚。若表证或大便不通与瘀血有关，则最为适宜。

【冉按】

桃仁性平缓味甘苦，以野生者为佳。

五灵脂

【功效主治】

活血化瘀：其特点在于活血化瘀的同时可畅行血中滞气，主治气血瘀滞证。如肠风下血尤其擅长，因五灵脂为寒号虫粪，来自于肠间。

辟秽消积：因其气味臭烈，刺激性大，可以入浊阴，所以主治秽气浊邪积滞所致的顽疾重症，如小儿疳积、腹中积冷。

【冉按】

五灵脂性温而味甘。

三　七

【功效主治】

活血化瘀：其散瘀功效卓著，优于延胡索、郁金。外用可治扭挫伤、痈肿不散，历来为伤科要药；内服可治肺结核、肺痈、疫毒痢疾、胸腹膜炎、腺病质鼠瘘、瘰疬等。其特点在于攻中寓补。

收敛止血：主治吐血、衄血、便血、尿血、月经淋漓不止等症。其止血的功效较弱，不如血竭和儿茶。

【冉按】

三七一名山漆。可将三七与海藻同用，制成合剂，治疗肺结核、肺痈与疫毒痢疾、肠壁溃烂等。

䗪 虫

【功效主治】

破血逐瘀：主治瘀血痹阻之重症、癥瘕、死胎不下等。

接骨续筋：主治跌打损伤、筋骨折伤。

【冉按】

临床使用，䗪虫以生者效佳，其幼虫因毒性缓而更宜使用。在活血化瘀药中，䗪虫等虫类药善治死血，五灵脂、干漆善治干血，桃仁、红花则只能治瘀血。如瘀血痹阻，失于新血灌溉，导致营卫不和，症见恶寒发热者，当以䗪虫治之。䗪虫形状扁而粗短，性寒味咸，生于阴冷潮湿之处，善于钻缝隙、攻巢穴，为治疗血分的要药。

虻 虫

【功效主治】

破血逐瘀，通利血脉：本品臭味浓烈，能深入阴分，可消痞坚、逐瘀血、破积聚邪气，主治瘀血、死血病证。

【冉按】

虻虫种类繁多，略有不同，但总体都具有上述功效，但以生于水中者为佳。

水 蛭

【功效主治】

活血化瘀：主治瘀血、死血病证。

【冉按】

水蛭能稀释血液，使血液凝固减慢。但其虫卵难死，服下以后，其所孕虫卵恐孵化而伤及脏腑，临床应用当注意。对于死瘀难治，可与虻虫同用，因虻虫臭味刺激，水蛭体黏，二者合用可相得益彰。

蛭的种类繁多，但以生于水中者方才有上述功效，临床非水蛭不能用。水蛭、虻虫入下焦。䗪虫、虻虫、水蛭皆有毒，以水蛭毒性最大。

甘　松

【功效主治】

行气止痛：本品气味浑厚，走窜力强，可深入阴分。主治血行无力，脾虚不运，一切心腹部位的疼痛胀满等。

芳香醒脑：本品气味芬芳中夹杂一股臭味，醒脑作用大。主治神经衰弱，气虚昏迷，心力衰弱等。

【冉按】

甘松野生狭叶者药力较峻，人工培植阔叶者药力较弱。西医称缬草者为野甘松，中医古代所用为人工培植的阔叶甘松。

甘松入气分，因气行则血行，所以可以散血分郁滞；因其具有鼓动气机的作用，所以有利于补气。临床根茎合用，因其主要有效成分不溶于水，所以内服当用丸散剂或酒剂。其辛香走窜的作用明显，过量服用会产生头痛、眩晕、耳鸣、发呕、嗜睡、手足蚁行感等。

荆　沥

【功效主治】

祛痰利窍：荆沥入心入脑，可豁痰开窍，善治风痰蒙闭心窍，症见猝然昏倒、不省人事、喉中痰声辘辘，即西医学之脑神经病变。

【冉按】

荆沥属于滑利性祛痰药，世有牡荆、蔓荆、栾荆、石荆、紫荆等多种。其性味各有不同。栾荆温通血脉，紫荆加强心脏功能，所以此二者可以治疗瘀血、血脉不通。牡荆性平，其他荆沥性寒味苦，可以用于痰火气盛之脑充血。

琥　珀

【功效主治】

活血化瘀：琥珀色赤入血分，味咸而行血。其特点在于，其他化瘀药多浑浊，而琥珀清轻、芬芳、宣透，对于脑充血、脑血栓以及血水同病者效果甚佳。

发汗利尿：汗与尿皆经毛细血管而出，琥珀既然能化瘀，又能发汗利尿。其埋地下千年，得地下阴气最足，所以长于利尿。

安定魂魄：其特点在于其他矿物类药皆重镇，独琥珀清轻。

【冉按】

琥珀乃松脂入土千年所化，松脂本燥，因得地阴之气，而燥气全消。

铁

【功效主治】

补血：血之要素在红细胞，红细胞之要素在铁，而铁与人体内之酸相合，能增加血中氧化酵素，使红细胞增多，同时还可增进食欲。主治贫血，症见身体瘦弱、面白无华或萎黄。

重镇安神：铁性重坠，故可重镇安神，主治心神不宁、失眠多梦、惊风、癫痫、痉挛等。

【冉按】

人体各细胞均含铁，神经细胞铁质充足则神安；骨细胞铁质充足则骨骼强壮；筋肉细胞铁质充足则肌肉坚实耐痛。由此可见，铁具有长养全身的作用。氧化铁因携带氧元素，疗效优于生铁。铁与酒合，容易致人呕吐，临床应用需注意。

麝 香

【功效主治】

解毒：外用治疗各种疮痈肿毒、虫毒、蛊毒等。其有效成分至今不明，故人造麝香无治疗作用，仅能作为香料使用。

【冉按】

麝香是最香浓的药物，由麝鹿肚脐及下阴的腺体分泌而出。肚脐内有蚊蝇蚁蚋腐烂者，名"草头麝"；肚脐内有蜂蝎蜈蚣腐烂者，名"红头麝"；肚脐内有蛇头腐烂者，名"蛇头麝"。三者比较，红头麝质优于草头麝，蛇头麝优于红头麝。麝香过量能麻醉神经，致人死亡，故猎人割取麝囊时，须掩住口鼻，否则吸入过多，往往头痛，甚或死亡。

穿山甲

【功效主治】

攻破坚结，通透内外：穿山甲性喜凿山而居，无坚不摧，取其鳞甲入药，故能治诸药所不能宣通之气滞血瘀、邪气坚结，主治乳汁不通、痰疟、风寒湿痹、中风瘫痪、癥瘕、息肉等。若与其他宣通药合用，可促进他药发挥功效。

镇静安神：穿山甲质重，可镇静安神，主治惊悸、怔忡、悲伤等。

【冉按】

穿山甲为血肉有情之品，若气滞血瘀而气血阴阳俱虚，唯恐他药刚燥伤阴或呆滞气血，则宜用本品宣通。其化瘀散结的药力在龟甲、鳖甲之上。

稀莶草

【功效主治】

清热息风：主治心胸烦满，邪热虫毒，肝阳上亢，痰火上升，气火升浮，风热犯脑等。中风多肝阳上犯、痰火气升，本品味苦沉降，性寒性热，故能治中风轻证。若中风重症，则该药力弱，难以抵挡。

【冉按】

稀莶草的生品有小毒，多食能致人呕吐。《新修本草》载，稀莶草生品捣汁60mL，内服涌吐，主治心胸烦满而不能食。

七、胃痛

1. 医案

（1）寒热错杂，气机阻滞案

肖某，女，34岁。

初诊：1953年4月8日。

主诉：胸膈痞痛，状如噎膈，不能多进食，历久已成慢性。

诊断：胃痛。

辨证：寒热错杂，气机阻滞。

治法：利膈通络，舒脘导滞，辛开苦降，芳香醒豁。

方剂：自拟方。

药物：全瓜蒌（籽打碎）六钱，川郁金三钱，川厚朴二钱五分，陈枳实（炒）二钱五分，石决明（生打）六钱，泽兰叶三钱，当归须四钱，川黄连一钱，郁李仁（打碎）三钱，杭白芍三钱，青木香三钱，生甘草一钱。水煎2次，分服。

二诊：1953年4月14日。

主诉：心下痞痛，食不易下，症如噎膈，不易图治。

方剂：小陷胸汤加减。

治法：利膈平肝，通络导滞，甘润涵濡，苦辛开降，芳香醒豁。

药物：全瓜蒌（籽打碎）五钱，川黄连（姜汁炒）一钱，杭白芍四钱，京半夏三钱，陈枳实二钱五分，当归须四钱，石决明（生打碎）六钱，炙甘草一钱，郁李仁（研）四钱，青竹茹（姜汁炒）一钱。水煎 2 次，分服。

按语： 寒热错杂，胸膈痞痛，黄连、半夏辛开苦降，枳实、厚朴行气导滞，当归、木香行气活血通络，白芍、甘草甘润而濡，缓急止痛，石决明平肝降逆。二诊小陷胸汤宽胸散结；竹茹、枳实下气消痰，醒豁脾胃。

（2）痰热结滞案

肖某，男，41 岁。

初诊：1954 年 7 月 6 日。

主诉：心下痞痛，已历年所。所谓肝之积名曰肥气，正当心下者是也。迭经医院透视，胃小弯有瘢痕，十二指肠亦称有损害处。盖胃上、下管俱感不利。

诊断：胃痛。

辨证：痰热结滞，胃气痞阻。

治法：利膈通络，舒脘散结，苦辛开降，芳香醒豁。

方剂：小陷胸汤加减。

药物：全瓜蒌（籽打碎）三钱，川厚朴二钱五分，当归尾三钱，京半夏三钱，陈枳实（炒）二钱五分，川黄连（姜汁炒）一钱五分，川郁金三钱，石决明（生打碎）七钱，炙甘草一钱，青竹茹（姜汁炒）一钱。水煎 2 次，分服。

二诊：1954 年 7 月 7 日。

主诉：心下结痛，状如噎膈。

治法：利膈平肝，通便导滞，苦辛开降，芳香醒豁。

方剂：小陷胸汤加减。

药物：全瓜蒌五钱，石决明（生打）七钱，川黄连（吴萸水炒）一钱五分，京半夏三钱，川郁金三钱，没药（炒去油，乳香亦可）三钱，陈枳实（炒）二钱五分，川厚朴二钱五分，炙甘草一钱五分，郁李仁（打碎）六钱，大麻仁（打碎）四钱。水煎 2 次，分服。

按语： 心下痞痛，痰热结滞，小陷胸为主，宽胸散结以开上痹。当归、郁金通络止痛，竹茹、枳实辅以石决明平肝下气。二诊以没药加强活血止痛，二仁通腑导滞以畅中气。

（3）气火痰结案

孙某，女，27岁。

初诊：1954年3月29日。

主诉：心下痞结闷痛，状如噎膈。此胃之上脘郁滞，西医所谓食道狭窄是也。

诊断：胃痛。

辨证：气火痰结。

治法：利膈通络，舒脘导滞，苦辛开降，芳香醒豁。

方剂：小陷胸汤加味。

药物：全瓜蒌（籽打碎）五钱，川黄连（姜汁炒）一钱五分，石决明（生打碎）六钱，京半夏三钱，陈枳实二钱五分，川郁金三钱，当归须三钱，大麻仁（连壳碎）四钱，炙甘草一钱，南沙参三钱，青竹茹（姜汁炒）一钱。水煎2次，分服。

二诊：1954年4月4日。

主诉：心下痞痛，凝结有形，类似噎膈，普通名曰胃病，乃胃之上脘不利也。

治法：利膈平肝，通络导滞，苦辛开降，芳香醒豁。

药物：全瓜蒌五钱（籽打碎），川厚朴二钱五分，川郁金三钱，京半夏三钱，陈枳实（炒）二钱五分，石决明（生打碎）六钱，泽兰叶三钱，川黄连（姜汁炒）一钱，生甘草一钱，当归须四钱，青竹茹（姜汁炒）一钱。水煎2次，分服。

三诊：1954年4月17日。

主诉：膈滞渐缓，但多带下，大便难。

辨证：气火郁滞，血虚而濡。

治法：养血调气，固肾宁心。

药物：全当归四钱，川芎三钱，泽兰叶三钱，杭白芍四钱，牡丹皮三钱，抱木神五钱，桑螵蛸三钱，青木香三钱，炙甘草一钱，青龙齿三钱，酸枣仁（打碎）三钱，青竹茹（姜汁炒）一钱。水煎2次，分服。

按语：此例仍是以小陷胸汤、当归配郁金、竹茹配枳实、枳实厚朴配石决明等组方，利膈平肝，通络导滞。三诊重在治疗气火郁滞之带下、大便难，以当归芍药散为主，丹皮泻火，竹茹下气，茯神、枣仁、龙齿宁心，桑螵蛸固肾，木香斡旋中焦。

2. 医话

冉老认为胃痛的主要病机为寒热错杂、痰气交阻、肝胃不和、肝胃郁热、痰热互结、瘀血凝滞、胃阴虚、胃气虚等，但多以寒热错杂为基础相互兼夹。冉老治疗胃痛的辨治思路主要概括为以下几点：

（1）首先着眼于"通"

冉老强调治疗胃痛必须遵循胃主通降的生理特性，着眼于"通"。寒热错杂者，辛开苦降，和胃止痛；痰气交阻者，化痰利气，平逆止痛；肝胃不和者，解郁散结，舒脘宽中导滞，利膈通络止痛；肝胃郁热者，清心利膈，平肝导滞；痰热内蕴者，清热化痰导滞，芳香醒豁；瘀血凝滞者，消瘀散结；胃阴虚者，甘润而濡；胃气虚者，益胃醒脾，甘平调养。总以通为顺，务必使气机流通畅达，升降有序。而冉老着眼于"通"的常用药物独具特色。根据其胃痛医案所使用的药物进行分析，使用频率最高的是瓜蒌和当归须，其在《冉雪峰医著全集·方药》中言：瓜蒌皮甘平，仁甘凉，根甘微苦微寒，茎叶酸寒。古人所用，系概根苗子实而言；《本经》所载主治，亦系概根苗子实而言。其叙气味，折衷大要，故曰苦寒。若单用皮实，并不苦，亦不寒。根亦甘多润多，非大寒大苦。《纲目》谓仲景用治胸痹，取其甘寒不犯胃气。又云："昔人言其苦寒，似未深察……其效能同黄连则清热，同薤白则宣阳，同枳实则开结，同半夏则降逆。合之协助力大，分之平缓力弱，此为瓜蒌特性。"王秉衡云："人第知瓜蒌润燥开结，荡热涤痰，而不知其疏肝郁、润肝燥、缓肝急之功有独优也。"可见冉老认为瓜蒌"甘平和缓，柔润展舒"，可针对相应病机配合其他药物治疗许多脾胃之疾，而"不犯胃气"，故常用之。冉老还善用当归，尤其常用当归须治疗诸多脾胃病证，其在《冉雪峰医著全集·方药》中引张锡纯对当归的认识：味甘微辛，气香，液浓，性温。为生血、活血之主药，而又能宣通气分，使气血各有所归，故名当归。其力能升（因其气浓而温）能降（因其味浓而辛），内润脏腑（因其液浓而甘），外达肌表（因其味辛而温）。能润肺金之燥，故谓其主咳逆上气；能缓肝木之急，故《金匮》当归芍药散，治妇人腹中诸疼痛；能补益脾血，使人肌肤华泽；生新兼能化瘀，故能治周身麻痹、肢体疼痛、疮疡肿疼；活血兼能止血，故能治吐血、衄血（须用醋炒取其能降也）、二便下血（须用酒炒取其能升也）；润大便兼能利小便，举凡血虚血枯、阴分亏损之证，皆宜用之。

（2）急性期慎用补益脾土

察冉老治疗胃痛医案十数则中，无一案运用了人参、黄芪、白术等补益脾土之药。细究可见，冉老所载胃痛医案皆为急性发作期，疼痛较为突出的情况，辨证上以实邪阻滞或邪多虚少为主。尽管存在脾胃虚弱证型的病机，但亦应考虑到人参、黄芪、白术等补益剂可能阻碍邪实，不滞塞脾胃气机，所以急性发作期当慎用。

（3）善用辛开苦降

冉老在治疗胃痛医案中论及治法时，多次提及辛开苦降。脾胃升降失调，寒热错杂，清浊相干而致心下痞满、脘腹胀痛、呕吐泄泻。《内经》曰"辛以散之，苦以泄之"，历代诸家发微衍义，执一驭百，常将辛开苦降运用于胃痛的治疗。冉老亦常用辛开苦降法两调寒热，分理阴阳，调理气机，开痞散结。如冉老治疗胃痛方药中，亦常见辛温之半夏与苦寒之黄连配伍运用。

（4）常用调肝和胃法

《灵枢·经脉》云："肝足厥阴之脉……夹胃属肝络胆……"若肝气郁滞，气机失调或肝气犯胃，导致胃失和降，就会出现胃脘胀痛甚或攻撑连胁、胸闷嗳气、善太息等症。叶天士在治疗胃痛时更指出"肝为起病之源，胃为传病之所""凡醒胃必先制肝"（《临证指南医案》）之说。冉老在治疗胃痛时亦十分重视调肝以和胃，如平肝之石决明，疏肝之郁金、柴胡，柔肝之当归、白芍等药，常在辨证的基础上加以运用，和胃疗效更佳。

3. 常用独特方剂及药物

（1）方剂新解

平胃散（《局方》）

《局方》用治脾胃不和，不思饮食，呕哕恶心，噫气吞酸，腹满胀痛，面色萎黄，脘闷少纳，怠惰嗜卧，常多自利或发霍乱，及五噎八痞、膈气反胃等症。查此方为除湿醒气，平调中土之方，盖所以使中气抵于和平也。苍术辛烈，燥湿力大。白术除湿，而长于扶正；苍术扶正，而长于除湿。本方意在去中焦之郁滞障碍而平之，故不用白术而用苍术，又佐以厚朴陈皮，两复味破滞导滞之气药，则除湿之力更大……方名平胃，实为理脾，用于寒湿痰饮、痞满郁滞为宜。设胃阴较伤，津液不濡，未可混投。叶香岩云："太阴湿土，得阳乃化；阳明燥土，得阴方安。"叶氏所拟甘寒甘凉各方，与此两两对峙，旗鼓相当。荟萃各家而融贯之，各会其通，各适其应，庶不为一家言所愚也。

（2）用药规律及常用药物新解

①胃痛用药规律

收集《冉雪峰医著全集》中胃痛共 14 例 18 诊，18 方。使用药物共 41 味，使用频次超过 3 次者共 17 味。除甘草每方必用外，按使用频率高低排列依次为：当归（94.44%）、全瓜蒌（83.33%）、枳实（77.78%）、石决明（72.22%）、半夏（72.22%）、厚朴（72.22%）、竹茹（72.22%）、黄连（66.67%）、郁金（61.11%）、泽兰（55.56%）、白芍（55.56%）、郁李仁（22.22%）、木香（22.22%）、栀子（16.67%）、火麻仁（16.67%）、白茅根（16.67%）等。可见，主要为辛开苦降、活血通络、行气宽中、清热化痰散结、下气通腑者。

黄连清热燥湿，泻火解毒，半夏降逆止呕，燥湿化痰，消痞散结；黄连清热燥湿，和胃止呕，半夏化痰散结，降逆宽中。黄连之苦降，可消痰湿所生之热；半夏之辛开，能理痰湿之壅结，除热中之湿。二药为伍，辛开苦降，调肠胃，理气机，治疗寒热错杂的胃痛。冉老加瓜蒌以成小陷胸汤，荡热涤痰，宽胸散结，治疗痰热内蕴之胃痛。

当归甘苦化阴，芳香醒豁，养血通络止痛；郁金"为气药、为血药"，以行血者行气，色赤入心，色黄入脾，不唯破血，而且补血，活血养血解郁疗胃痛；泽兰活血利水，芳香醒豁脾胃。此三味为通络止痛的主药。白芍酸苦化阴，中多汁液，能润液柔筋，滋肝沃燥，柔润而化以芳香，芳香而寓于柔润。配"能缓肝木之急"的当归，润液柔肝止胃痛，冉老此用实源于《金匮要略》中治妇人腹中诸疼痛的当归芍药散。白芍配甘草，酸甘化阴，柔肝缓急止痛。

厚朴散结通滞，"通里以辟外解之窍，通里以遏内变之机"。味厚质重气芳，可以宽中，可以消胀，可以下气益气。冉老认为，厚朴主风寒，枳实主大风。厚朴治气血痹、死肌，功在除邪；枳实则肌肉气力，长之益之，功在补正。故枳实厚朴相配通补结合，行气消胀止痛。竹茹甘凉清降，下气消痰，清热除烦止呕，与枳实相配，相得益彰，和胃降逆、清热止呕、消积化痰、宽中利膈之力增强，主治胃热痰盛，胃气上逆之恶心呕吐、胸脘满闷等症。石决明重镇平肝潜阳息风，冉老习用之从肝治胃，以助厚朴、枳实、竹茹等药力。木香辛润，香而不烈，能芳香以解秽恶，理气不耗气，醒气不破气，为疏理脾胃气机要药。木香与黄连相配：黄连清热燥湿、泻火解毒，以清泻肠胃之湿热；木香行气、调中止痛，相配可清热利湿，行气止痛。

火麻仁能润肠通便，冉老认为"其臭芳香，兼能醒脾，缓其躁急，沃其燥结，增其分泌，助其蠕动，为血虚液减，大肠不腴，和缓通便之要药"。郁李仁滑润，郁李为肝果，肝主疏泄，故能平肝家之横逆，疏利气血，"濡便宜佐麻仁"。栀子、黄连清泻心胃，肝胃郁热者可用。冉老认为白茅根补中益气，所益是中之阴气，行血以缓中，补中以生血，故在胃痛治疗中亦较常用之。

②常用药物新解

厚　朴

【功效主治】

行气通滞：本品行气下气、散结通滞，气行则水通血畅，因人体为内外相通的一个整体，通里可以解表，通里可以遏制邪气向内传变。所以主治伤寒中风，气血痹阻，肌肉坏死。如三消饮、达原饮。现代研究亦发现，厚朴可强心促循环、激肾利小便。

【冉按】

厚朴味苦性温，药力浑厚。

枳　实

【功效主治】

行气通滞：主治风邪搏结于皮肤而欲出表。又气行则血畅，气血畅通则脏腑功能正常，故可扶助正气，长养肌肉气力。通里之气可以散寒，通里之气可以清热，故亦可主治寒热郁结于里。

【冉按】

仲景所用皆是枳实，至晋唐以后乃有枳壳，前者嫩则气薄，后者老而气厚。枳实与厚朴同为作用在里之行气药，但厚朴在行气之中侧重祛邪，而枳实在行气之中侧重扶正，且厚朴通气不如枳实、枳实宽气不如厚朴。

三　棱

【功效主治】

利气行血：三棱气味平和，因其呈三棱锥形，故有卓越的行气效果。虽非血分用药，但可活血。所以主治癥瘕，积聚结块，产后恶露不通，经水不畅等。

【冉按】

本品利气行血不伤正常气血，但专化气血病变之坚结。张锡纯曾言，本品破癥瘕积聚之力，十倍于香附不止，而耗散气血之弊则并不甚于香附。

莪　术

【功效主治】

利气行血：莪术辛温，气味香浓近似樟脑，善于走窜行气而行血，与三棱皆擅长消癥瘕痞结。但二者又有所不同，三棱重在消除有形结滞，莪术重在消散无形。

健胃化痰：其健胃化痰的功效源于行气，气机调达，胃气方能和降，痰涎方能化去，经络才能畅通。但与一般行气化痰之陈皮、青皮、木瓜、香橼之类又有所不同。若属老痰胶着坚结，腐败硬化，则当用莪术，前述诸药皆不能胜任，用之徒伤正气，反增虚痛虚胀。

【冉按】

在治疗气血郁结所致癥瘕积聚时，三棱、莪术常常联用。

丁　香

【功效主治】

温散结气：本品性温而味辛，香气浓厚。温能祛寒，辛能行气散结，香能醒脾辟秽。擅长治疗胃肠道的暑邪致病，阳气不振，气机郁滞，表现为发热、汗出、恶寒、腹胀、纳呆、体倦等。本品味辛不如细辛、肉桂，性温不及乌头、附子，应用不必疑惧。

【冉按】

本品为丁香树未全开的花蕾，临床运用雌雄皆可。

木　香

【功效主治】

芳香行气：本品辛香而润，行气而不破气、耗气，降逆升陷，不拘一格。

辟秽宁神：本品芳香辟秽，调和神经，入心、肝、肾经，主治浊邪内扰之失眠、嗜睡、多梦、梦魇等神经病变。

【冉按】

木香为木之精华凝结所生之香，与桑寄生、没食子、五倍子、雷丸类似。且历时越久，其香越佳。今之药店所售，或草本所生，或历时短暂，佳品难得。

沉　香

【功效主治】

芳香行气：同木香。还可主治风水蕴结而成之肿毒。

辟秽宁神：同木香。

【冉按】

沉香为木香中能沉于水下者，相较于木香，质沉降而阴气多，故其功效主治同木香而优于木香。

黄　连

【功效主治】

清热：擅长清心、肝之热。主治风热火湿热浊邪所致目痛、目眦红肿热痛、眵多、流脓、妇人阴中肿痛等。

健胃：主治痢疾、腹泻、腹痛等，证属热炽阴伤，胃酸缺乏者。

【冉按】

黄连大苦大寒，气味浑厚，能入血分，其作用多与清热的功效密不可分，但并无败胃之弊端，亦无燥湿之功。

黄　柏

【功效主治】

清热：主治五脏及肠胃中邪热内盛证，如痔疮、痢疾、泄泻、女子带下赤白、皮肤灼伤等。

健胃：主治热炽阴伤，胃酸缺乏证。

【冉按】

黄柏味苦性寒，与黄连的功效主治接近，但黄柏长于治疗外科病证，而黄连长于治疗内科病证，二者均无燥湿之功。

龙胆草

【功效主治】

清热：主治肾阴亏虚，虚火内炽，精竭髓枯。既能清虚热，亦能养肾阴。

除寒：主治肾阴虚及阳，通过益阴济阳，恢复阴阳平衡。

健胃消食：主治消化不良，病后神差，体温过低。

【冉按】

龙胆草味苦涩性寒。

白豆蔻

【功效主治】

醒脾和胃：本品辛而不燥，温而不烈，在振奋脾阳、去除胃肠腐败秽气方面最为适宜。

【冉按】

白豆蔻本来味微辛、性微温，但由于香味浓烈，所以其功用堪与大辛大温之品相比。缩砂与白豆蔻皆辛温而利中焦，但前者有苦味，气机主降，治中焦而兼治腹中；白豆蔻气味芳香，气机主升，治中焦而兼治膈上。唐代的张文仲曾治胃中寒冷、恶心、食入即吐，用白豆蔻一味，研末酒服。

肉豆蔻

【功效主治】

醒脾和中：主治阴寒邪气痼结中焦。因肉豆蔻所用为果肉，且脾在体合肉，所以亦可主治邪阻肌肉，气滞血瘀，肌肉青紫痹痛。

【冉按】

少量肉豆蔻能促进胃液分泌，大量能增强心脏舒缩的力量，极量能麻醉神经，甚至尿血而亡。除肉豆蔻属木本类药物外，诸蔻药均为草本类药物。诸蔻药均气味芳香浓郁，均含脂肪和挥发油，具有芳香醒脾、健胃和中的功效，具有兴奋神经，刺激神经的作用。其中白豆蔻清香而不燥烈，和缓而不峻烈，功效恰到好处，为调中和中之妙品。临证无论寒热虚实，皆可加减用之。草豆蔻有一种特殊的气味，所以有特殊的宣通作用；肉豆蔻有一种特殊的涩味，所以有固涩的作用。

高良姜

【功效主治】

温阳散寒：主治陈寒痼冷，阴寒凝结。

杀虫：主治蛔虫症、伤寒、霍乱。

【冉按】

高良姜乃多年生宿根，其性较干姜更为辛温燥烈，所以上述诸症，较之干姜均更为适宜。但因其性烈，虽无毒而近似有毒，临床须谨慎，中病即止，不可过服常服。高良姜与上所述之干姜乃同类而异种，且有家养和野生之别。

蜀 椒

【功效主治】

温中散寒：主治中焦虚寒，其功效略弱于胡椒。

杀虫解毒：用于防治虫毒、疫毒为患。

【冉按】

蜀椒用治中焦虚寒，如大建中汤；治疫毒为患，如升麻鳖甲雄黄蜀椒汤；防治蛔虫症，如蜀人夏季凉菜惯用蜀椒。蜀椒不纯辛温，嚼之麻口，且口中感觉一种轻快凉气，作用趋势不在上行升发，而在下行涩敛。诸本草皆言蜀椒有小毒，但蜀人常食而未见中毒，当存疑。

胡 荽

【功效主治】

通气散结：胡荽性温而味辛，具有浓烈的刺激性气味，所以走窜力强，可深入阴分破结聚，主治阴分气机郁结不通的病症，如痤疮、小腹或胀或痛或痉挛。

温中健胃，下气降浊：主治脾虚失运，浊阴不降，胃气失和，腑气不通。

【冉按】

肉桂、吴茱萸、蜀椒、胡荽皆是散寒药，具有特殊气味。其中肉桂气味醇香，吴茱萸、蜀椒气味比较浑浊沉闷，胡荽则半香半臭。

胡 椒

【功效主治】

下气温中：主治寒痰，脏腑风冷邪气，心腹猝然冷痛，食物中毒等。

辛温降泄：《圣济总录》用胡椒与芒硝相合，治大小便闭、关格不通、胀闷欲死。

【冉按】

白豆蔻、肉豆蔻、胡椒皆气味浑厚，辛温芳香走窜，醒脾健胃消食。其中胡椒辛温大热，绿豆可制约其辛热之性，酒可助其辛温之性。此外，芒硝可助其泄下，麝香可助其宣通。

延胡索

【功效主治】

发汗利小便：通过发汗利小便，可以祛除血中杂质、解除尿中毒邪。主治黄疸、疥癣，可发汗而愈。

破血消积：主治疮痈肿痛、暴血上冲。因本品善解尿中毒邪，除尿中杂质，故临床使用以下部气滞血瘀为多。

【冉按】

延胡索辛温。荆穆王妃验案，患者胃脘当心窝处疼痛，服延胡索后大便行而疼痛止。按理，延胡索既非性质苦寒，质地也不滑利，为什么可以通利大便？这是因为服药后全身气血调畅，在表气化正常则汗出，在里气化正常则大小便出。

乳　香

【功效主治】

消肿定痛，止血生肌：乳香濡润可入血分，补血濡润而不凝滞，辛香浓郁而不燥烈，能理气、活血，又芳香醒神，在多方面对疮疡、骨折具有绝佳的治疗效果，善治各种骨折、疮疡及风水肿毒。从另一角度考虑，人体受伤时有血液流出，而树木刺伤时有乳香流出，故乳香为天然治伤疗疮之品。

接骨续筋：本品柔韧牵丝，胶质浓稠，既可接骨又可续筋，主治各种骨折。

【冉按】

乳香是树木之汁液，有毒，既可内服，也可外用。

没　药

【功效主治】

消肿定痛，止血生肌：主治诸疮、恶疮、痈疽、外伤、目痛、皮肤发红等。

接骨续筋：主治各种骨折。

【冉按】

乳香、没药都是树脂，形质和主治功效都比较接近，都是血中气药，具有协同作用，所以临床多合用。多用于各种疮痈肿毒和骨折外伤，因二者有些许补血作用，故适用于疮疡溃破之时。不同之处在于，乳香味苦辛而性平近温，没药味辛苦而性平近寒。前者有毒，香味较浓，偏气分，但性缓而不破血，不主恶疮；后者无毒，香味较淡，偏血分，但性急而攻破。两者合用，则辛开苦降，相得益彰。

在煎服法上，因二者含挥发油，具有特殊的香味，对胃肠道有刺激作用，普通服法令人恶心呕吐，故作丸剂、散剂、乳剂较为妥当。若作煎剂，当研末兑入吞服，或水煎烊化，去渣滓，上层溶液倒入水中，油浮水面，香沉水底，取其香用即可，但如此则得其药气不全，效果有所折扣。上层浮油亦可入药，用作催吐风痰和治疗神经性疾患。

乌 药

【功效主治】

芳香辟秽：主治瘴气、疫疠之气、蛊毒瘴瘵怪气等。

行气散结止痛：既能行气活血止痛，也能重坠镇静止痛，主治各种气血不通的疼痛，特别是气血不通且向上冲逆的疼痛。如《严氏济生方》用天台乌药入散剂，治疗厥逆头痛。又气味芳香，可醒脾疏肝，故可主治肝郁乘脾之腹痛和饮食积滞，若饮食积滞为寒气凝结或肝郁犯脾所致则更为适宜，如乌药济生四磨饮。乌药质重气厚色乌，通降而不泄泻，重坠而不彪悍，能直入阴分破邪气坚结，故可主治背膂间寒气攻冲疼痛。

【冉按】

乌药破气不如槟榔，散结气不如枳实，避秽气不如返魂草，其长处在于平攻冲逆气，为行气药中唯一凝重坐镇之品。在药品质量上，产自衡州所产不及天台，天台所产不如海南，沉香、木香、薰陆香、龙脑香等皆如此。

莨菪子

【功效主治】

止痛：本品少量具有神经性止痛和解痉止痛的作用，可治疗胃肠道和胆道痉挛引起的急剧疼痛以及牙痛。

抑制分泌：量大可麻痹神经，抑制胃液分泌，抑制胆囊和迷走神经支配区域的腺体分泌，增加心搏，升高血压，抑制胃肠蠕动和痉挛，敛汗，断乳。

增加分泌：少量使用可增加腺体分泌。与上述功效主治作用相反。

【冉按】

莨菪子含阿托品，有毒，其中毒反应为狂躁。咖啡与鸦片可解莨菪毒。国外规定：最大用量为一分五六厘，可供参考。

草 果

【功效主治】

祛痰截疟：此功效与常山近，但常山治在上焦，草果治在中焦。

温中行气：与干姜相似，皆可主治脘腹疼痛、呃逆、呕吐、口臭等。但干姜以味辛建功，草果以气臭起效。亦主酒毒、伤暑，是通过恢复中焦气机升降之性，使火郁发之而奏效。

【冉按】

草果与草豆蔻虽功效虽近，但是截然不同的两种中药。草豆蔻气味芬芳，草果气味臭秽，所以前者纯和，后者彪悍。对草豆蔻所不能治之顽症、重症，草果往往颇具奇效，如《严氏济生方》之果附汤主治中焦虚寒。

白茅根

【功效主治】

清补气血：主治虚劳气血俱虚，阴液耗竭，燥热内盛。用人参、白术恐助热，用地黄、阿胶恐助痰，而白茅根清轻疏利，不助热、不滋腻，适合虚劳证机特点，好似恰为主治虚劳而生。

缓消瘀血：本品祛瘀而不伤正，活血之中兼能扶正，主治虚劳瘀血。

【冉按】

白茅根为气分用药，却又入血分。本品性凉而不凝滞，益阴气而不滋腻，清轻疏利而不攻破。

八、胃痞

1. 医案

（1）痰热互结，气血郁滞案

游某，男，23 岁。

初诊：1953 年 5 月 2 日。

主诉：膈滞脘闷，胃呆少纳，头晕肢倦，愠愠微热，兼有外邪。

诊断：胃痞兼外感。

辨证：痰热互结，兼有外邪。

治法：利膈舒脘，苦辛开降之中，佐以和表，标本兼治。

处方：自拟方。

药物：全瓜蒌（籽打碎）五钱，川黄连（姜汁炒）一钱五分，竹柴胡一钱五分，陈枳实（炒）二钱五分，当归须三钱，薄荷叶一钱，泽兰叶三钱，白蔻仁（打碎）八分。水煎 2 次，分服。

二诊：1953 年 5 月 3 日。

主诉：外邪已解。

治法：利膈舒脘，醒气透络，苦辛开降，芳香醒豁。

处方：自拟方。

药物：全瓜蒌（籽打碎）五钱，川厚朴二钱五分，白蔻仁（打碎）八分，京半夏四钱，陈枳实（炒）二钱五分，郁李仁（研）三钱，当归须三钱，川黄连（姜汁炒）一钱五分，酸枣仁（打碎）三钱，大麻仁（研）四钱，石决明（打碎）五钱，生甘草一钱，青竹茹（姜汁炒）一钱。水煎 2 次，分服。

三诊：1953 年 5 月 4 日。

主诉：外邪已解，大便渐畅。唯存膈滞旧疾，不能多食。

治法：利膈通络，舒脘导滞，甘润涵濡，苦辛开降，芳香醒豁。

处方：自拟方。

药物：全瓜蒌（籽打碎）五钱，陈枳实二钱五分，石决明（生打碎）六钱，京半夏三钱，川厚朴二钱五分，白蔻仁一钱，川郁金三钱，当归须四钱，川黄连（吴萸小炒）一钱五分，郁李仁（研）四钱，生甘草一钱。水煎 2 次，分服。

四诊：1953 年 5 月 6 日。

主诉：膈脘闷痛，状如噎膈。曾经咯血。上焦气血郁滞，挤窄胃道。

治法：利膈舒脘，通络散结，苦辛开降，芳香醒豁。

处方：自拟方。

药物：全瓜蒌（籽打碎）六钱，川郁金三钱，石决明（生打碎）五钱，京半夏四钱，当归须四钱，杭白芍四钱，陈枳实（炒）二钱五分，川黄连（姜汁炒）一钱五分，生甘草一钱，石菖蒲一钱，白茅根四钱。水煎 2 次，分服。

按语： 痰热互结，气血郁滞，治宜利膈舒脘、醒气透络、苦辛开降、芳香醒豁。黄连、半夏苦辛开降，配瓜蒌为小陷胸，清热豁痰散结。枳实、厚朴行气导滞，竹茹、枳实清热化痰，行气导滞。石决明加强平肝降气效果。当归、白芍养血活络。郁李仁、火麻仁润肠导滞。郁金解郁活血通络，白蔻仁芳香醒豁。

（2）肝胃不和，气机不畅案

王某，女，39 岁。

初诊：1954 年 8 月 20 日诊。

主诉：征象噎膈（胃脘痞满、吞咽不顺）。

诊断：胃痞。

辨证：肝胃不和，气机不畅。

治法：利膈平肝，通络导滞。甘润以沃之，镇纳以安之，芳香醒豁以利之。

处方：自拟方。

药物：全瓜蒌（籽打碎）六钱，杭白芍三钱，陈枳实（炒）二钱五分，京半夏三钱，川厚朴二钱五分，川黄连（吴萸水炒）一钱五分，当归须三钱，小杏仁（去皮尖）三钱，炙甘草一钱，泽兰叶三钱，青竹茹（姜汁炒）一钱。水煎 2 次，分服。

二诊：1954 年 8 月 24 日。

主诉：胸膈痞闷，状如噎膈。

药物：全瓜蒌五钱，陈枳实（炒）二钱五分，川黄连（姜汁炒）一钱五分，京半夏三钱，川厚朴二钱二分，白蔻仁（打碎）八分，川郁金三钱，当归须四钱，生甘草一钱，左牡蛎（生打）四钱，青竹茹（姜汁炒）一钱。水煎 2 次，分服。

按语： 肝胃不和，气机不畅，宜利膈平肝，通络导滞。冉老少用直接平肝药物，而多用和胃降逆药物。仍用小陷胸汤，枳实、厚朴配竹茹，当归配白芍。厚朴配杏仁，降逆气机，宽中导滞。泽兰活血行水疏导之。二诊中未用石决明，而用牡蛎加强平肝。

（3）气滞血瘀案

覃某，女，61 岁。

初诊：1954 年 9 月 24 日。

主诉：膈脘痞闷，心下凝结有形。

诊断：胃痞。

辨证：气滞血瘀。

治法：行气活血，通络散结，开其痹阻，畅其经隧。

处方：自拟方。

药物：当归须三钱，石决明（生打碎）六钱，全瓜蒌（籽打碎）五钱，杭白芍三钱，川黄连（姜汁炒）一钱五分，大麻仁（研）四钱，川郁金三钱，陈枳实（炒）二钱五分，郁李仁（研）三钱，川厚朴二钱五分，青竹茹（姜汁炒）一钱，生甘草一钱。水煎 2 次，分服。

二诊：1954 年 10 月 4 日。

主诉：心腹之结，服前药已缓，生气又将复发。

药物：全瓜蒌（生打碎）五钱，京半夏三钱，炒山栀二钱五分，川厚朴二钱五分，陈枳实（炒）二钱五分，泽兰叶三钱，酸枣仁三钱，当归须四钱，生甘草一钱，青竹茹（姜汁炒）一钱。水煎 2 次，分服。

三诊：1954 年 10 月 7 日。

主诉：心腹气结，状如噎膈，凝结有形。

药物：全瓜蒌（子打）五钱，软白薇三钱，炒山栀一钱五分，京半夏三钱，川厚朴二钱五分，大麻仁（研）四钱，陈枳实（炒）一钱五分，川郁金三钱，郁李仁（研）四钱，泽兰叶三钱，石决明（生打）五钱，生甘草一钱。水煎 2 次，分服。

四诊：1954 年 10 月 11 日。

主诉：征象噎膈，不能多食，但部分略下，似十二指肠障碍处。

药物：当归须四钱，杭白芍四钱，川郁金三钱，石决明（生打）五钱，京半夏三钱，川厚朴二钱五分，全瓜蒌（籽打碎）六钱，大麻仁（研）四钱，炙甘草一钱，炒山栀一钱五分，小青皮三钱，青竹茹（姜汁炒）一钱。水煎 2 次，分服。

按语：气滞血瘀，宜行气活血，通络散结，开其痹阻，畅其经隧。当归、郁金、泽兰活血通络，白薇、厚朴、泽兰降逆气机。其余如前法。

2. 医话

辨治胃痞，多审因论治：痞满是由于多种原因引起胸腹部痞满胀不舒为主症的一种病证。外感六淫，表邪入里，邪气乘虚内陷，结于胃脘，阻塞中焦气机，升降失司，寒热错杂为多，出现胃脘痞闷、嗳气噎膈。外邪、痰湿、痰热、气郁、气火、气虚、阴虚等病理因素，均可影响气机运行，导致血行不畅而血瘀，血瘀又可加重脾胃气滞。

冉老认为，胃痞的主要病因病机为寒热错杂、痰热内蕴、肝胃不和、肝胃郁热、脾胃气虚、胃阴虚、瘀血内结等。

在治疗上，寒热错杂者，宜苦辛开降、和中导滞；痰热内蕴者，宜豁痰散结，通络导滞，芳香醒豁；肝胃不和者，宜舒脘宽中导滞，解郁散结；肝胃郁热、气火上逆者，宜清营彻热，清心利膈，平肝导滞通络；脾胃气虚者，宜甘平调养，益脾醒胃；胃阴虚者，宜滋阴润燥，增液通幽；瘀血内结者，宜行气通络，消瘀散结。

3. 常用独特方剂及药物

（1）方剂新解

①越鞠丸（朱丹溪方）

此方丹溪用以统治六郁，胸膈痞闷，吞酸呕吐，饮食不消等症。查此方类集香燥之品为剂，而能宣发脾气，又佐栀子以调之，在时方中颇具法度。此方香能醒气，燥可胜湿，湿郁夹秽，颇有可取。若释为诸气怫郁，皆属于肺，肺为燥金，此方为治燥，谈其湿极化燥，燥甚化湿，则事实乖误，去道甚远。以燥益燥，病变必多，此岂丹溪立方时所及料。善夫季重楚之言曰，前人用逍遥散调肝之郁，兼清火滋阴；泻白散清肺之郁，兼润燥降逆。如阴虚不知滋水，气虚不知化液，是又不善用越鞠矣。然则越鞠丸之性能功用可知矣。

②藿香正气散（《局方》）

此方局方用治外感风寒，内伤饮食，憎寒壮热，头痛呕逆，胸腹满闷，膈脘郁滞及伤冷伤湿，疟疾中暑，霍乱吐泻，或感山岚瘴疠不正之气等症。查此方以正气标名，乃因秽浊瘴疠不正之气伤人，多从口鼻入，故以此方芳香解秽者胜之。此与寻常外邪从皮毛入者有别，故不须大汗，而唯此宣之散之，导之利之，和中以调之，扶正以祛之，在时方中亦颇高一格。与上越鞠、平胃同义，而和里和表，除秽安中，结构周密过之。此为和里以和表之方，若系外邪偏重，实够不着，故方注有如须出汗、衣被盖、再煎、并服等语。虚人夹阴伤寒及夏季中暑，热甚烦渴，均当禁用。近人有用此类方为普通暑药者，实为误事。阴暑犹可，阳暑如之何。学者用古方，均当实事求是，不可随人说妍媸，贸贸然不加深辨也。

（2）用药规律及常用药物新解

①胃痞用药规律

收集《冉雪峰医著全集》中所有胃痞病案 31 例，共 41 诊，41 条处方。统计分析发现，共用药 67 味，使用频次超过 3 次者 28 味。除甘草每方必用外，使用频率由高到低依次为：当归（85.37%）、厚朴（85.37%）、瓜蒌（85.37%）、半夏（68.29%）、枳实（63.41%）、竹茹（53.66%）、郁金（53.66%）、泽兰（51.22%）、石决明（51.22%）、白芍（46.34%）、黄连（46.34%）、郁李仁（36.59%）、火麻仁（26.83%）、栀子（26.83%）、茯神（26.83%）、白薇（17.07%）、香附（14.63%）、白茅根（14.63%）、白蔻仁（12.20%）、枳壳（9.76%）、木香（9.76%）、威灵仙（7.32%）、牛膝（7.32%）、薏苡仁（7.32%）、沙参（7.32%）、象贝（7.32%）、乳香（7.32%）、桑螵蛸（7.32%）等。

当归配白芍养血濡筋通络，为冉老治疗胃病常用的药对之一，主治脾胃气血亏虚；半夏配厚朴豁痰下气散结，可用于痰气交阻之胃痞；半夏配黄连，辛开苦降，为半夏泻心汤中的主药，用于寒热错杂之胃痞；冉老习用小陷胸汤治疗痰热互结之胃痞，辛开苦降，清热化痰散结，开胸除痞；竹茹配枳实，清热降逆化痰，用于痰热内蕴之胃痞，或为其他证型胃痞降逆气机；泽兰配郁金，一解水邪，一解气郁，共能活血、通络、消痞；火麻仁配郁李仁，为冉老常用以"润液沃燥"治疗大便秘结；白茅根、栀子、茯神、白薇、石决明，凉血利尿、宁心安神，用于肝胃郁热、气火上逆；香附、枳壳、木香行气通络，香附偏疏肝，枳壳、木香偏梳理脾胃气机；白豆蔻化湿热，醒豁脾胃；沙参养胃阴，润液柔络消痞。

②常用药物新解

槟　榔

【功效主治】

行气通滞：槟榔和枳实、厚朴都是行气药。但是槟榔苦涩，枳朴辛散；槟榔气味臭闷，枳朴气味浓香。所以枳朴辛香宣通，而槟榔味涩臭闷，可深入阴分，治秽浊瘴气或腐败虫气蕴结不通，所以古人称其无坚不破、无胀不消、无食不化、无痰不行、无水不下、无气不降、无虫不杀、无便不开。

杀虫：此项功能由行气及治秽浊腐败阐发，主治一切疠毒腐败化虫。猪肉绦虫遇之即死。

【冉按】

槟榔作用彪悍猛烈，但服后可觉口中回甘、津液稍增，似有补益之功，非绝对不可常服久服。

大腹皮

【功效主治】

行气通滞：本品辛散温通，可治一切气机的壅滞，如气结胸腹的脘痞胸闷腹胀，气结腠理的瘅疟，气结生殖器的妊娠恶阻，脚气上壅，气攻心腹，以及水肿，肿胀等。

杀虫：此项功能由行气及治秽浊腐败阐发，主治一切疠毒腐败化虫。猪肉绦虫遇之即死。

【冉按】

大腹是槟榔的一种，大腹皮即是槟榔皮。槟榔气厚而药力较峻，大腹皮气薄而作用力缓。槟榔治在里之寒热结气，大腹皮治在表之寒热邪气内攻。

山　楂

【功效主治】

制酸：山楂中含碱质，能制止胃酸过多，主治胃酸分泌过多的病证。

消食：主治饮食积滞，尤其擅长消肉食，治疗肉食类积滞。

固肠止痢：本品性温而味酸涩微甘，可以固涩肠道，主治水湿偏渗于肠道的泄泻。

敛创杀菌：本品碱性可以杀菌，增加白细胞数量，促进凝血，所以古人多用于外科疮疡类病证。

【冉按】

因山楂能制止胃酸分泌过多，所以属消导耗蚀类健胃药，胃中实热亢盛、阴虚燥热者不宜使用。

麦　芽

【功效主治】

消食和中：主治饮食积滞。

疏利气机：主治乳房胀满疼痛，胎儿不下。

【冉按】

麦芽与谷芽功效相同，均味甘淡而性平缓，其消饮食积滞的功效在于升发、补益的作用，而山楂消饮食积滞的功效在于收涩、耗蚀的作用。方如谷神丸、保和丸等皆有麦芽。

神　曲

【功效主治】

温中燥湿：本品温可暖胃，辛可燥湿，还能止泻，主治痰饮泄泻。

消食和中：本品可耗蚀其他物质，故可消食，又因本品为小麦大米发酵而成，同气相求，所以善治小麦大米所造成的食积。

回乳：神曲能节制体内各种体液分泌，如胃酸过多之消化不良，分泌过剩之水湿内停。因此，同理可以减少乳汁的分泌。

【冉按】

《千金》用一味神曲为末，治疗小腹坚满，产后运绝。《肘后备急方》在治疗胎动不安，痞满，暑泄时，均有用到神曲。张仲景《金匮要略》治疗虚劳诸虚不足，风气百疾，在薯蓣丸中也用到了神曲。

鸡内金

【功效主治】

消食和胃：本品可制止胃酸分泌过多，属消导耗蚀类健胃药。主治饮食积滞。

【冉按】

鸡内金为鸡胃的内层皮，而不是鸡脾，更不是鸡脾的内皮。

当　归

【功效主治】

补血行血：当归多液，可以增加血中水分，促进白细胞繁殖，还能提高血液温度，促进血液循环。主治月经不调，崩漏，不孕症，血虚气逆之咳喘，血虚阳浮之发热。因其可增强人体抵抗力，故还可治疗温疟。

【冉按】

当归补血行血，以生品为佳，因生品多汁。剂型以汤剂为宜，汤剂方能畅达诸经。

芍　药

【功效主治】

益气增液：本品增液可以柔筋，治疗筋脉失养；养阴可以疏肝润燥，治疗血虚失养，肝失疏泄。其益气之功是由养阴增液衍生而出，阳加于阴，其气乃蒸腾而生。阴液枯竭的小便不利或短少，因芍药增液养阴，故也可主治。

开痹：本品有一种特殊的香气，宣通而不攻破，主治腹痛、血痹、癥瘕积聚。也是由于这种香气，使其养阴的功效具有滋而不腻、补而不滞的特点。又因其能养阴，所以其能深入阴分开气血之痹阻。

【冉按】

芍药味苦而微酸，赤芍与白芍的功效主治差别不大。

麦门冬

【功效主治】

养阴清肺：主治肺阴虚，肺热内盛，气机上壅。

滋养胃液：本品兼能柔肝，主治胃阴不足，肝胃不和，肝筋胃络失于柔润，心腹气机郁结。

【冉按】

麦门冬虽味甘甚于人参，但补而性缓，不如人参峻猛；本品虽多液而长于养阴，与地黄相似，但不如地黄滋腻。

薯　蓣

【功效主治】

健脾消食：山药甘淡平和，且兼顾脾肾两脏，适宜于虚劳日久之诸虚百损，此时病机不耐人参、白术呆板滞气，阿胶、（生）熟地滋腻黏着。

益肾固精：山药涩而微咸，兼能补益中气，主治肾精不固，湿浊带下，遗精滑精等。

【冉按】

薯蓣即今之山药。入药以野生者为佳，因其气味较厚，药力较强。人工种植者气味俱淡，日常保健服食用之较宜。此外，本品对于糖尿病具有特殊的治疗作用。孙思邈治疗一男子久患虚劳，全身肌肤枯槁而没有光泽，阳衰阴竭，予无比山药丸治之。该方以薯蓣为主药，配以地黄、山茱萸、肉苁蓉、菟丝子等，并以薯蓣命名，足以见其功效特点。

大　枣

【功效主治】

补脾益胃：大枣味甘补中，具有不寒不滞、不温不燥、不渗利、不升发的特点。中州得健，则与之有关之惊风、九窍不通、四肢不利、经络不通、气血津液亏少等，无论有无外邪，皆可获效。

【冉按】

欲得急治，而无内虚者，勿用，如麻黄汤；脏腑气机紊乱者，亦不宜使用，如理中汤。大枣扶正而不滋腻，所以临床无论有无邪气，外证、里证皆可用之。外证方如桂枝汤、桂枝加葛根汤、小柴胡汤、桂枝麻黄各半汤等；内证方如十枣汤、葶苈大枣泻肺汤、小建中汤、甘麦大枣汤等。

蒲公英

【功效主治】

清热解毒凉血：主治乳痈、乳疖、胃热燥盛。

健胃消积：本品可增加胃液分泌，促进肠壁蠕动，治疗便秘、消化不良、胃纳不佳。

【冉按】

蒲公英味甘苦咸而性寒凉，除上述功效外，其清凉之性还可抑制胆汁中阳气有余而内蒸外溢，同时其味苦可补偿胆汁中阴质的不足。若同酒服，还可发汗解表。

九、腹痛

1. 医案

（1）胃肠气结案

谭某，男，49 岁。

初诊：1953 年 6 月 3 日。

主诉：心腹剧痛，服药得大便，腹痛已愈，但心下仍时闷痛，遍身风痒疙瘩。

诊断：腹痛。

辨证：胃肠气结。

治法：利膈安中，醒气透络，外清肌表，内畅中气，内外两和。

处方：自拟方。

药物：全瓜蒌五钱，陈枳实（炒）二钱五分，泽兰叶三钱，京半夏三钱，金银花三钱，牡丹皮三钱，川厚朴二钱五分，连翘壳三钱，生甘草一钱，蒲公英三钱，青木香三钱。水煎 2 次，分服。

二诊：1953 年 6 月 8 日。

主诉：前曾剧痛，愈后又作。

治法：利膈宽中，醒气透络，苦辛开降，芳香醒豁。

处方：自拟方。

药物：全瓜蒌五钱，当归须三钱，炒山栀二钱五分，京半夏三钱，杭白芍三钱，川郁金三钱，陈枳实（炒）二钱五分，川厚朴二钱五分，生甘草一钱，石决明（生打）六钱，延胡索三钱，青竹茹（姜汁炒）一钱。水煎 2 次，分服。

按语：心腹胃肠气结，以瓜蒌、半夏豁痰散结，利膈安中；枳实、厚朴内畅中气；泽兰、木香醒气透络。银花、连翘、蒲公英清热解毒，牡丹皮凉血活血，以对遍身风痒疙瘩。二诊是由于疼痛复发，故以当归、郁金、延胡索加重活血止痛，芍药甘草汤缓急止痉，石决明、竹茹加强降气。

（2）风暑外感内传腹痛案

黄某，女，40 岁。

初诊：1953 年 7 月 27 日。

主诉：风暑内传（身热不扬，身重倦怠），腹胀坠痛，腹脘胀闷少食。

诊断：腹痛兼外感暑湿。

辨证：风暑内传，气滞湿阻。

治法：利膈宽中，涤暑透络，甘平调养，芳香醒豁，微辛微苦开降。

处方：自拟方。

药物：全瓜蒌五钱，川厚朴二钱五分，西香薷一钱五分，条黄芩一钱五分，陈橘皮一钱五分，生薏苡仁五钱，生甘草一钱，抱木神五钱，鲜石斛四钱。水煎2次，分服。

按语： 风暑外感内传腹坠胀痛，瓜蒌、厚朴、陈皮理气利膈宽中；香薷、黄芩微辛微苦，醒豁涤暑清热；薏苡仁、茯神甘平调养；石斛益阴，防暑伤津。

（3）气滞血瘀腹痛案

钱某，女，47岁。

初诊：1954年8月17日。

主诉：腹部剧痛，气郁不舒。

诊断：腹痛。

辨证：胃肠气结，血瘀内停。

治法：行气活血，通络散结，开其痹阻，畅其经隧。

处方：自拟方。

药物：当归尾四钱，杭白芍四钱，威灵仙三钱，川厚朴二钱五分，延胡索三钱，泽兰叶三钱，陈枳实（炒）二钱五分，川黄连一钱五分，制香附（打碎）三钱，郁李仁（研）四钱，软白薇三钱，生甘草一钱，青竹茹（姜汁炒）一钱。水煎2次，分服。

二诊：1954年8月19日。

主诉：心腹胃肠气结，痛犹未已。

治法：利膈平肝，通络导滞，苦辛开降，芳香醒豁。

处方：小陷胸汤加味。

药物：全瓜蒌（生打碎）六钱，当归须四钱，陈枳实（炒）二钱五分，京半夏三钱，炙鳖甲（打碎）五钱，川郁金三钱，川厚朴二钱五分，川黄连（姜汁炒）一钱五分，生甘草一钱，郁李仁（研）四钱，制乳香（去油炒）三钱，延胡索三钱。水煎2次，分服。

按语： 气滞血瘀腹痛，当归、威灵仙、延胡索行气活血，通络止痛；芍药甘草汤缓急止痉；厚朴、枳实、香附、郁李仁行气导滞宽中；白薇、泽兰、竹茹引气血下行。二诊中，以小陷胸汤清热豁痰散结，更加鳖甲、郁金、乳香行气活血，通络散结止痛。

（4）胃肠气滞血瘀案

冉某，女，15 岁。

初诊：1953 年 7 月 15 日。

主诉：偏右少腹闷痛。

诊断：腹痛。

辨证：胃肠气滞血瘀。

治法：行气通络，散结开痹，滑利以泄之，芳香醒豁以利之。

处方：大黄牡丹汤加减。

药物：当归尾三钱，冬瓜仁六钱，川厚朴二钱五分，杭白芍三钱，生薏苡仁三钱，延胡索三钱，牡丹皮三钱，泽兰叶三钱，大象贝三钱，莱菔子（研）四钱，郁李仁（研）三钱，生甘草一钱，小杏仁（去皮尖）三钱。水煎 2 次，分服。

按语： 胃肠气滞血瘀，以治疗肠痈之大黄牡丹汤化裁。丹皮、薏苡仁、冬瓜仁凉血活血，祛利浊邪；当归、延胡索、泽兰行气活血利水；厚朴、郁李仁、莱菔子下气导滞，有如"大黄"之作用；象贝、杏仁为从"肺与大肠相表里"出发而考虑用药，宣肺与降胃肠相配，豁利气血。

（5）肝郁气闭腹痛案

武昌，俞君。

初诊：劳思过度，心绪不宁，患腹部气痛有年，或三五月一发，或一月数发不等。发时服香苏饮、越鞠丸、来苏散、七气汤等可愈。每发先感腹部不舒，似觉内部消息顿停，病进则自心膈以下、少腹以上胀闷痞痛，呕吐不食。此次发而加剧，欲吐不吐，欲大便不大便，欲小便亦不小便，剧时口噤面青，指头和鼻尖冷，似厥气痛，肠绞结之类。进前药，运者又参以龙胆泻肝汤等无效。诊脉弦劲中带滞涩象。曰：痛利为虚，痛闭为实，观大小便俱闭，干呕和指头、鼻尖冷，内脏痹阻较甚，化机欲息，病机已迫，非大剂推荡不为功。

诊断：腹痛。

辨证：腑气不下，肝气郁闭。

治法：行气除满，去积通便，疏肝开闭。

处方：厚朴三物汤合左金丸。

药物：厚朴八钱，枳实五钱，大黄四钱，黄连八分，吴茱萸一钱二分。

服一剂，腹中鸣转，痛减；二剂，得大便畅行一次，痛大减，续又畅行一次，痛止。

后以澹寮六和、叶氏养胃方缓调收功。嗣后再发，自服此方一二剂即愈。此后病亦发少、发轻、不大发矣。

按语： 厚朴三物药同小承气，不用小承气而用厚朴三物汤者，小承气以泻胃肠为主，厚朴仅用四钱，枳实仅用三枚，因气药只助泻药攻下；厚朴三物汤以通滞气为主，厚朴加用八钱，枳实加用五枚，故下药反助气药通利，药味相同，用量不一，则主治亦不同。加左金者，借吴萸冲开肝郁，肝气升发太过，宜平宜抑，肝气郁闭较甚，宜冲宜宣。左金原方萸少于连，此方连少于萸。此病其来较暴其去较速，苟非丝丝入扣，何能臻此！予本人亦患气痛，与俞病同，但较俞病为剧，因自治较久，体会亦较深。

2. 医话

腹痛是指胃脘以下、耻骨毛际以上的部分发生疼痛为主要临床表现的病症，多由脏腑气机不利，经脉失养而成。本节主要讨论冉老治疗内科腹痛的经验总结，外科、妇科所致的腹痛不包括在内。

冉老认为腹痛的主要病因病机为寒邪、风暑外感，或寒热错杂，气滞血瘀，脾胃亏虚而成不通则痛、不荣则痛。此外，冉老还强调，腹痛的病位在腹，腹内有肝、胆、脾、肾、大小肠、膀胱等脏腑，并为足三阴、足少阳、手足阳明、冲、任、带等经脉循行之处。因此，腹痛在辨证时应当全面考虑病位、病因、病机、脏腑、经络等方面。

在辨治规律上，冉老治疗腹痛的特点可概括为以下几点：

①因论治

冉老辨治腹痛遵循"审因论治"的原则，根据辨证的寒热虚实、在气在血确立治法。风暑外感者，宜祛风除湿，化湿通络；寒邪外感者，宜温之煦之，散寒止痛；寒热错杂者，宜苦辛开降，散结通络止痛；气滞血瘀者，宜行气活血，散结开痹；脾胃亏虚者，宜益脾醒胃，和中导滞，甘平以调，苦辛以和，芳香醒豁以利。兼胃痛者，宜利膈平肝，通络导滞，甘润而濡，苦辛开降，芳香醒豁。

②通为顺

腹痛之因虽有虚实寒热之别，然六腑的共同生理特点是"传化物而不藏""实而不能满""泻而不藏"（《素问·五脏别论》）。六腑相对于五脏，则脏属阴主静主藏，腑属阳主动主泻，六腑为管腔中空的器官，其有传化水谷糟粕之功，只有六腑保持不断传输升降的生理功能，才能有"更虚更满""气得上下"之目的，从而共同完成饮食的消化吸收排泄。故历代医家在治疗六腑病证时皆遵"六腑气化宜动不宜滞，功在走而不守，以通为用，以降为顺""腑病以通为补"等治则，强调"通""降"二字。冉老治疗腹痛时，亦在审因论治的基础上，常常结合通法，提出"开其痹阻""畅其经隧"等法，使病因得除、腑气得通则腹痛自止。根据对冉老治疗腹痛的医案中所使用药物的频数分析，行气除滞的厚朴列第一位，枳实、瓜蒌、木香等行气药使用频率亦排列在前。

③冒用攻下之剂

冉老治疗腹痛时，对于下法的运用十分慎重，诚如其在《冉雪峰医著全集·临证·冉氏八法效方举隅·下方》所言："病至用下，多濒险境。下之当，可以回生；下之失当，亦可促死。故下为捷法，亦为禁法。前贤对此，莫不明辨详析，小心翼翼。经方阳明三承气汤，适合近说峻下、轻下、缓下三法，不曰下结，而曰承气，义可深思……"观冉老治疗腹痛医案15则，运用大黄攻下的医案仅1则；综合其治疗便秘的3则医案，常用郁李仁、火麻仁等润下药配合厚朴、枳实、莱菔子等通行腑气之品达到通行大便之目的。

④重视行气活血

在治疗腹痛的15则医案中，有7处明确提出"行气活血"。其治疗腹痛的药物，除行气除滞的厚朴列第一位外，活血化瘀的归尾与活血行水的泽兰分列第二位和第三位，体现出冉老治疗腹痛重视气－血－水之间的密切关系，尤其重视气血郁滞，经脉不通是导致腹痛的重要原因，因此调节人体气－血－水之间的失衡状态，通畅气血是治疗腹痛的重要方法，当经脉流行，环周不休，通则不痛，则何病之有？

3. 常用独特方剂及药物

（1）方剂新解

①大承气汤

此方以大黄四两为主药，但佐药厚朴为半斤，较大黄倍之，又益之以枳实。

方名承气，而立方用药之内容，即侧重气药，意义甚显。且用下义蕴，系着重无形之气化，而非徒重有形之实质，亦可窥见。腹满燥实坚痛，为用下之要证。长乐陈修园谓阳明三急下证及少阴三急下证，所重并不在此，颇有见地。唯是用下法，则病已深沉，急转直下，为出死入生之关键。用之得当，有赫赫之功。失当，则变证亦速，不易救药。故昔贤谓既有下之重伤其阴之大戒，复有下之急救其阴之活法，而仲景伤寒对本方本证反复推勘，不下二十条，其叮咛示人之意至深切矣。学者所当潜心体认。

②小承气汤

此方主药大黄，仍用四两，而与前方有大小之分者，盖前方厚朴，视大黄加倍；本方厚朴，视大黄减倍；前方枳实用五枚，此方枳实用三枚；其不用芒硝，滑利之性尽损，破下之功亦减，安得不小。故前大承气，为适量之大下药；而本方小承气为微量之缓下药。若本方朴枳气药加重，《金匮》名厚朴三物汤。方之量数变，则方之名称变，方之主治亦变。然则大承气，朴枳亦系重用。厚朴三物汤之朴枳与大承气汤之朴枳，数量正同。何以主攻下去实，而不主化气行滞，曰大承气硝黄同用，朴枳因助硝黄之涤荡，后方只用黄不用硝，而气药又加重，是下药为单味，而气药为复味，大黄反助朴枳之消导矣。古人用药之精义，于此不难窥见一斑。

③六和汤（澹寮方）

组成：藿香、砂仁、半夏、杏仁、人参、厚朴、木瓜、赤茯苓、白扁豆、甘草、生姜、大枣。

此方不过和中醒气，除湿理脾，安胃扶正，故前贤谓只以理气健脾为主。脾胃既强，则诸邪自不能干矣。是此方与藿香正气、不换金正气、纯阳正气为一类之貉，而谓统治六淫，实为通套活法中之活法矣。方中用药平淡，湿热郁滞，脾困不醒，未始不可借用。细察方制，其燥烈较平胃、越鞠正气诸方均减一等。盖必有以见其偏执，而思所以矫正之者。释氏谊力，煞是可钦。但六淫各有治法，而谓此统治，在古人无此法，在学理无此事，不宁开后人庸腐之门，而信口乱道，非所以治方学正轨，此岂释氏立方命名时所及料……

④泽兰汤（《备急千金要方》）

组成：泽兰、当归、生姜、生地、甘草、芍药、大枣。

此方在《备急千金要方》中本用治产后恶露不尽，腹痛不除，小腹急痛，引腰背，少气力等症。《冉雪峰医著全集·方药》将此方列在"消瘀剂"中，但细审其方论言及本方常用于妇人腹痛，但根据治疗腹痛的方药分析，亦常用此方治疗内科腹痛。

冉老指出此方清血养血，半调半疏，为血分缓调之方。凡产后或小产，去血较多，正气受损，而败血未尽，腹部不舒，此方以为补则可以去宿，以为攻则可以生新，实为合拍。本方主治条文，"少气力"三字当着眼，盖实而夹虚。脱非虚，则为桃仁承气、下瘀血汤、失笑散、通经散之治，何须用此。又条文恶露不尽，腹痛不除，亦当着眼，不尽云者，非不行，乃行之不尽耳。不除云者，非痛不愈，乃痛未全除耳。《本经》泽兰主治条文曰"主乳产内衄中风余疾"九字作一句，此乃所谓乳产内衄余疾也。本方可与芎归汤对勘，彼用当归补血，而借川芎以运行之。此用当归、白芍、生地补血，而借泽兰以运行之。川芎比泽兰为燥烈，泽兰比川芎为清芬，是本方较芎归汤，尤为清纯妙婉也。泽兰香臭浓郁，既能醒解血分之秽浊，中含单宁酸，又有收缩子宫作用，故为妇科产后要药。《本经》谓主内衄，《别录》谓疗内寒。亦补亦清，亦开亦阖，头头是道，可通无穷，顾学者用之何如耳。

（2）用药规律及常用药物新解

①腹痛用药规律

从《冉雪峰医著全集》中收集所有腹痛医案15例，共18诊，18条处方。统计分析发现，共用药54味，使用频次在3次以上者25味。除甘草每方必用外，按照使用频率由高到低依次为厚朴（88.89%）、当归（77.78%）、泽兰（61.11%）、白芍（61.11%）、枳实（55.56%）郁李仁（44.44%）、瓜蒌（44.44%）、延胡索（38.89%）、竹茹（33.33%）、郁金（27.78%）、黄连（27.78%）、半夏（27.78%）、茯苓（27.78%）、薏苡仁（27.78%）、威灵仙（22.22%）、香附（22.22%）、浙贝母（22.22%）、莱菔子（22.22%）、白茅根（16.67%）、冬瓜仁（16.67%）、石决明（16.67%）、木香（16.67%）、藿香（16.67%）、薄荷（16.67%）等。

行气者，选用厚朴、延胡索、香附、莱菔子、枳实、木香、川楝子、大腹皮、陈皮、青皮、枳壳等；活血者，选用当归、泽兰、川芎、蒲黄、丹皮、郁金、乳香等；通腑者，选用枳实、厚朴、郁李仁、火麻仁、瓜蒌等；外感者，选用柴胡、薄荷、藿香等。

枳实配厚朴，通腑行气导滞；当归配白芍，养血活血通络；郁李仁配瓜蒌，润肠通便；薏苡仁配冬瓜仁，健脾利湿化浊；黄连配半夏，辛开苦降；香附配莱菔子，疏肝和胃，理气止痛。泽兰、延胡索、郁金，行气活血，通络止痛；威灵仙通络止痛；浙贝母散结。

止痛者，善用"芍药—甘草药对"和延胡索。冉氏治疗腹痛的 15 则医案中，使用药物分列第三、四、五位的是生甘草、白芍和延胡索。芍药治疗腹痛历代袭用，早在张仲景《伤寒杂病论》中就多处提及"腹痛加芍药"；《小品方·述增损旧方用药犯禁诀》云："芍药主益气，止邪气腹痛，作优利，除坚积聚耳。"然后世医家亦指出芍药虽然是治疗腹痛的常用药物，但是具体运用时却要求审慎，血虚腹痛适用而其他类型不宜。如《金匮钩玄·附录》指出芍药为阴分药，通脾经，性味酸寒，能和血气腹痛也。《丹溪心法·腹痛七十二》指出："白芍药，只治血虚腹痛，诸痛证不可用，以酸收敛。"细观冉老治疗腹痛，常将白芍与生甘草相配，而不局限于血虚腹痛。此外，冉老还常用气味辛温，活血行气止痛的延胡索进行腹痛的"对症治疗"。

②常用药物新解

猪胆汁

【功效主治】

消食助运：主治胆汁缺乏，不能进入肠道而发生的一切病症。

镇痉杀虫：主治恶疮虫毒之患。

解凝兴奋：命门为火之根，胆为火之焰，胆汁盛于胆中，虽味苦性寒，但刺激冲动，有似于火，故可解阴寒凝结而振奋阳气，主治下焦阳虚阴竭。如仲景之白通汤、通脉四逆汤中用猪胆汁，其濡润冲动，既可制约姜附刚燥之性，又可协助姜附温阳成功，并可引药入阴分以防格拒。

清热润燥通便：猪胆汁质能濡润，性可清热，又可刺激肠道蠕动，主治大便不通、骨蒸劳热。

【冉按】

猪胆汁味苦性寒。

番泻叶

【功效主治】

破积聚：因番泻叶气味恶臭，具有无孔不入的钻透性，故能破积聚，可通便、利尿、通乳、发汗，主治腹满、便秘、水肿等。

辟秽化浊：番泻叶恶臭，同气相求，可治温病秽浊填塞，或表里疫毒混沌。

【冉按】

泻下药少量可和降胃气，增加食欲；适量可使大便微溏；大量可得畅快下利。番泻叶亦是如此。本品的特点在于味苦性寒，有诱发加重胃肠炎的副作用，所以使用时宜加芳香类药物，或者用酒精炮制。与大黄相比，番泻叶的泻下作用强于大黄；大黄泻下以后，有大便不畅的副作用，番泻叶则无此副作用。另，番泻叶能进入乳汁，哺乳期当慎用。

柿 霜

【功效主治】

养阴清润：本品性平而微寒，质清如水味甘如蜜，既不收涩也不滋腻，以清为补润为通，主治心肺、胃肠阴虚燥热，以及虚劳精髓枯竭，大便不通。

【冉按】

葛可久治久咳肺痿肺燥用辛字润肺膏，治虚劳精血枯竭用癸字补髓汤；沈尊生治咽喉肿痛用柿霜硼砂。

蜂 蜜

【功效主治】

除百病，和诸药：为蜜蜂采集花蜜酿制而成，其颜色、性味、功效皆随其所采花蕊不同而异，花白则蜜白，花黄则蜜黄，采自龙眼花者味更可口，采自枇杷花者能治疗咳嗽，采自黄连花者能治目热。因蜜为百花之精英，故可除百病、和诸药。因蜜乃蜂趁花蕊精英未曝干时采集酿成，其性较凉，故尤善于清热补中、解毒、润燥、止痛。可以治疗老人体虚、产后病后、习惯性便秘，特别是不宜攻下、寒滑的便秘。

【冉按】

蜂蜜味甘而性平，基于除百病、和诸药的功效，常用作膏剂和丸剂的赋形剂。

胡黄连

【功效主治】

杀虫：本品以其味苦杀虫，且下行之力较大，可治疗虫症。

清热：主治骨蒸劳热，虚劳，疳积。

解毒：本品既可解毒，又可清热，可解巴豆毒性。

健胃消食：苦味质能助消化健胃，如胆汁，味苦但最能消食，本品味苦，故能健胃消食，《神农本草经》载，其可"厚肠胃"。

【冉按】

胡黄连属玄参科，黄连属毛茛科，二者并非一类，但性味功用近似。胡黄连味苦性平，黄连味苦性寒，胡黄连清热之力不如黄连。

乌 梅

【功效主治】

杀虫：乌梅若与黄连、干姜合用，则杀虫之力更强，方如乌梅丸。

温通散结：可以除烦躁满闷，治中风肌肉痿软，去恶性肉瘤肿块。

【冉按】

乌梅以其味酸杀虫，因其味酸收敛，又性温开通，是一味收敛与开通并具的中药。且酸味能刺激黏液分泌，柔和神经，使结块变软。所以乌梅具有温通散结的功能，畅通其他药所不能畅通的痹结。

苦 参

【功效主治】

杀虫：苦参杀虫以其味苦，且其杀虫的作用不亚于胡黄连。

涌吐：苦参具有特殊的苦味，多服令人恶心呕吐，所以具有涌吐的作用。

行气活血利水：主治心腹结气、癥瘕、积聚、黄疸、水肿等。苦参能补偿胆汁，促进乳化脂肪，解散凝结，使三焦油网清利。而气血津液往来的通路均在三焦油网之中，所以，气血津液郁结于三焦，皆可用苦参治之。

消食健胃：苦能健胃，刺激黏膜以增加胆液和胃酸的分泌，故能开胃消食。

补肾："肾欲坚，急食苦以坚之。"所以苦参能够补肾，主治小便余沥不净。

【冉按】

苦参味苦而性寒，既可外用，也可内服。

<h2 style="text-align:center">使君子</h2>

【功效主治】

和缓杀虫：使君子所含结晶体具有杀虫的作用；所含脂肪油具有润下的作用，使虫体不羁留于肠间；味甘，使其作用缓和，不致峻猛。因此，使君子不啻为一味自身配伍良好的和缓杀虫剂，为儿科杀虫剂之上品，主治如疳积、虫疳、小儿小便白浊等。

润下健胃：因使君子含脂肪油，具有濡润肠道，缓通大便的作用。主治虫积腹中、大便不通。

【冉按】

使君子润下健胃的功效还可作为虫证的善后调理，所以使君子是杀虫药中的异品。

<h2 style="text-align:center">雷　丸</h2>

【功效主治】

杀虫：主治蛔虫病、姜片虫病和蛲虫病。

起阳气：雷丸生于地下，秉竹之余气，闻雷震而出，感奋阳气，从阴出阳，即起阳气。因男子以阳为主，故起阳气有利。女子以阴为主，故女子不宜。但久服令人阳痿，或因阳升太过，下反无阳所致。

【冉按】

雷丸味苦性寒而有毒，为菌蕈类，必须在雷雨天以后才能采集到，所以多产于春夏之交。雷丸恶葛根，因葛根起阴气，而雷丸起阳气，两者功用相反。

十、泄泻

1. 医案

（1）气滞湿阻，脾胃不和案

张某，女，44 岁。

初诊：1953 年 6 月 24 日。

主诉：腹泻两月，腹部微胀。

诊断：泄泻。

辨证：气滞湿阻，脾胃不和。

治法：益胃理脾，和中止泻，甘平调养，芳香醒豁，镇摄固纳。

方剂：自拟方。

药物：建苍术四钱，川厚朴二钱五分，白蔻仁（打碎）八分，冬白术四钱，京半夏三钱，川芎三钱，炒焦粬三钱，炮姜炭二钱五分，炙甘草一钱五分，藿香叶三钱，桑螵蛸三钱，赤石脂（布包）三钱，禹余粮三钱。水煎 2 次，分服。

二诊：1953 年 6 月 30 日。

主诉：腹泻而胀，中气不振，消化力减，虚气填塞。

治法：益胃醒脾，和中导滞，甘平调养，芳香醒豁，调护堵塞。

药物：冬白术三钱，白蔻仁（打碎）八分，枳壳炭二钱五分，建苍术三钱，山楂炭三钱，炙甘草一钱五分，川芎三钱，川厚朴二钱五分，鸡内金一钱五分，陈橘皮二钱五分。水煎 2 次，分服。

按语：脾胃亏虚之久泻，以平胃之意化湿，理中之意温里，苍、白术同用健脾化湿，白蔻、藿香芳香醒豁，桑螵蛸、赤石脂、禹余粮固肾收涩。二诊加以枳壳炭、山楂炭理气又固涩。建曲或鸡内金健胃消食。

（2）脾胃不和，中焦积滞案

刘某，男，岁半。

初诊：1953 年 8 月 6 日。

主诉：腹部胀硬，泻，色夭不泽，又兼肿胀，神形困顿，难治。

诊断：泄泻兼水肿。

辨证：脾胃不和，中焦积滞。

治法：益胃理脾，和中导滞，甘平调养，芳香醒豁。

方剂：自拟方。

药物：抱木神五钱，川厚朴二钱，白蔻仁（打碎）八分，冬白术（炒）三钱，生谷芽三钱，山楂炭三钱，枳壳炭一钱五分，藿香叶五钱，炙甘草一钱五分，南沙参三钱。水煎 2 次，分服。

二诊：1953 年 8 月 8 日。

主诉：腹泻，皮肉消脱，又兼腿肿。神形俱困，中气败坏。虽服前药较佳，要为难治。

治法：益胃醒脾，和中止泻，甘平调养，芳香醒豁。

药物：生薏苡仁三钱，抱木神五钱，白蔻仁（研）八分，冬白术三钱，南沙参三钱，山楂炭三钱，鸡内金（焙研）一钱五分，川厚朴一钱五分，炙甘草一钱五分，生谷芽三钱。水煎2次，分4次服。

三诊：1953年8月10日。

主诉：腹泻渐止，神识略佳。但皮肉消脱，鼻孔红，中气败坏，俨成疳象。

治法：益胃醒脾，和中安中。

药物：冬白术三钱，抱木神四钱，白蔻仁（打碎）八分，生薏苡仁四钱，南沙参三钱，川厚朴一钱五分，生谷芽三钱，鸡内金（焙研）一钱，炙甘草一钱。水煎2次，分服。

按语：脾虚气滞夹湿，茯苓、薏苡仁甘平调养，白术苦温化湿健脾，白蔻、藿香芳香醒豁，山楂、鸡内金健胃消食，厚朴、枳壳行气导滞，炒炭力缓且收涩止泻，沙参益胃。

（3）内蕴积滞，外为凉迫案

杨某，男，22岁。

初诊：1954年3月16日。

主诉：腹中不利，微泻微吐，恶寒，愠愠不舒，血内外俱欠和也。

诊断：外感兼泄泻。

辨证：内蕴积滞，外为凉迫。

治法：清解其外，平调其内，内外两和，侧重疏里。

方剂：自拟方。

药物：抱木神三钱，川厚朴三钱，炒山楂三钱，生薏苡仁五钱，白蔻仁（打碎）八分，枳实炭一钱五分，粉葛根二钱五分，竹柴胡二钱五分，炙甘草一钱五分，泽兰叶三钱，大象贝三钱，川芎三钱，炒焦麯面三钱。水煎2次，分服。

按语：外感泄泻，疏里为主，柴胡、葛根清解，茯苓、薏苡仁健脾利湿，厚朴、枳实行气导滞，泽兰、川芎行血，焦楂、建曲健胃，浙贝散结滞，白蔻芳香化湿。

（4）湿热中阻，内有伏暑案

丁某，女，九月。

初诊：1954 年 10 月 12 日。

主诉：大便风沫，口热，唇焦。

诊断：泄泻。

辨证：湿热中阻，内有伏暑。

治法：益胃醒脾，清热安中，甘苦以和之，芳香醒豁以利之。

方剂：葛根芩连汤加味。

药物：生薏苡仁四钱，川厚朴二钱，粉葛根一钱五分，白茯苓四钱，条黄芩一钱五分，生甘草一钱，炒山楂三钱，胡黄连（切）五分，广木香一钱。水煎 1 次，分 4 次服。

按语：湿热夹风暑泄泻，葛根芩连汤主治，茯苓、薏苡仁利湿健脾，厚朴、木香行气导滞，焦楂健胃消食。

2. 医话

泄泻因感受暑湿者较多

泄泻是以排便次数增多，粪质稀溏或完谷不化，甚如水样为主要临床表现的一类疾病。感受暑、湿、寒、热等外邪均可致泄泻，从冉老的医案来看，其中以感受暑湿邪致泄者较多。脾喜燥而恶湿，外来湿邪，最易困阻脾土，以致升降失调，清浊不分，水谷杂下而发生泄泻。暑热之邪侵袭皮毛肺卫，亦能直接损伤脾胃肠，使其功能障碍，但若引起泄泻，必夹湿邪，泄泻常伴呕吐、腹胀、腹痛等。湿困清阳则神形困顿、下肢肿，脾胃虚则消瘦，外感则恶寒、发热，暑热甚则唇焦欲饮。

从冉老医案分析，认为泄泻的主要病因病机为暑湿外感、肝脾不调、脾胃亏虚、食积阻滞及湿热内蕴等。

在治疗上，暑湿外感者，宜清暑利湿，并宗外感治疗"清解其外，平调其内，内外两和，侧重疏里"原则；肝脾不调者，宜疏肝理气、和中导滞；脾胃亏虚者，宜甘平调养、益胃理脾、芳香醒豁、和中止泻，调护堵塞并进；湿热内蕴者，宜清热安中、化湿止泻、芳香醒豁。

3. 常用独特方剂及药物

（1）方剂新解

①诃黎勒散（《金匮要略》）

　　此方《金匮要略·呕吐哕下利》篇用治气利，乃以涩为通，以通为止之方。"气利非气郁、气滞、气陷、气迫，因而致利，系指矢气言，即下利而又频频矢气也，此可与妇人杂病门阴吹而正喧合看。"此用诃黎勒，塞此即所以通彼。盖一气之所旋转耳，是不利小便，正所以利小便。本病不用枳朴之宽滞气，不用蓬莪之破结气，亦不用升麻、白头翁之升陷气，木香、砂仁、沉香、肉桂之醒脾气，安肾气。而唯用诃黎勒塞此以通彼，通彼以舒此，神乎技矣。诃黎勒入胃，能使胃之黏膜收缩，减退分泌；入肠，能使肠之微血管收缩，弛缓蠕动。故为固涩肠气，疗下利要药。后人凡病之当收敛止滴者多用之，不宁疗利，疗气利，此又推广诃黎勒功用，尽物之性以尽人之性者也。

　　②东垣诃子散（《兰室秘藏》）

　　组成：诃子、炮干姜、罂粟壳、橘皮。

　　此方为东垣《兰室秘藏》所载之方，用治寒滑、气泄不固、形质下脱等证。查此为温涩以止寒泄之方。东垣自诠云："当以涩去其脱，而除其滑。微酸之味，固气上收，以大热之剂而除寒补阳，以补气之药，升阳益气。"意义并无差讹，但所引白枢判验案，为赤白脓痢，里急后重，殊不甚合。后人采辑此方，主治条文，上半叙寒滑洩泄，下半叙赤痢后重，即缘此而来。泻痢不分，实为害道，学者须知泻是泻，痢是痢，两两攸分。无寒不成泻，无热不成痢。虽泻从热化，或用芩连；痢至虚脱，亦用姜附。究之变法变方，不能掩其正治正法。涩药伍凉药，是为清涩；涩药伍热药，是为温涩。清涩宜于久痢；温涩于久泻。本方即用诃子，诃子即诃黎勒，复用御米壳即罂粟壳，性力较强，二复味涩药。其主要在干姜，干姜能温中复脉，观通脉四逆汤、甘草干姜汤二方，回厥通脉，意义甚显。干姜佐橘红，则氤氲鼓荡，而又醒豁宣发。合观方制，实为温中固涩剂，适应颇广，不必拘拘原书，滑泻下脱一证尔尔也。

　　（2）用药规律及常用药物新解

　　①泄泻用药规律

　　收集《冉雪峰医著全集》中所有泄泻病案7例，共10诊，10条处方。统计分析发现，使用药物共30味，其中使用频次达3次者16味。除甘草每方必用外，按使用频率由高到低依次为厚朴（90%）、白豆蔻（90%）、山楂（80%）、茯苓（80%）、薏苡仁（70%）、白术（60%）、枳实（40%）、浙贝（40%）、川芎（30%）、藿香（30%）、鸡内金（30%）、沙参（30%）、谷芽（30%）、柴胡（30%）、葛根（30%）等。

　　冉老认为厚朴散结通滞，味厚质重气芳，可以宽中，可以消胀，可以下气益气，为治疗胃肠疾患要药。"厚朴功在除邪，枳实功在补正。"枳实、厚朴相配，通补结合。白蔻"臭香而清，得辛温中之清气"，治中兼治膈上，"振脾家之清阳，除胃家之腐秽，辛不嫌燥，温不嫌烈，唯白蔻为恰如分际。"藿香宣通疏利，芳香醒豁。茯苓、薏苡仁淡渗健脾利湿。白术健脾，苦温燥湿。山楂、鸡内金、谷芽健胃消食，导滞化积。柴胡："味苦则降，微寒则清，是柴胡为降药而非升药，为清药而非燥药，为通里药而非解表药。其燥者，伪叶乱之也。其升其表者，乃功用推出也。"葛根："起阴气，从无形气化灌溉，气到水到，清轻升扬之功，较浓润滋沃而尤胜。"可见，冉老用柴胡、葛根并非一味升阳，而是升降相配。其余，浙贝散结、川芎行血、沙参益胃。

　　②常用药物新解

黄　芪

【功效主治】

益气升陷：主治气虚证、气陷证。如气虚不固，营卫不和的自汗。

扶正托表：主治气虚而邪气不能外达。如气虚表实的无汗、疮疡久溃不敛。

【冉按】

生黄芪和熟黄芪的主治、功效无明显差别。

白　术

【功效主治】

温阳健中，除湿醒脾：本品还能利小便除湿，主治脾虚，以及由脾虚生湿，湿邪困厄中焦而导致的各种病证。

补中升陷，斡旋中气：主治脾阳下陷、气虚不摄之自汗，或中气下陷，虚气闭郁之发热。

行血活血：主治血痹、腰脊间气血不利。

【冉按】

白术性温味甘苦，气味芳香，含汁液丰富，燥而不烈，润而不腻，非常适宜调理脾胃使用。

诃黎勒

【功效主治】

下气导滞：本品可导肺气之滞，缓肝气之急。主治下利里急后重，下利大便随矢气排出，积冷结气，腹部胀满等。

收敛固涩：主治气喘、腹泻、咳嗽。

【冉按】

诃黎勒即诃子，味苦酸涩，性微温，故功偏降气、收敛，而无一般纯酸味药，诸如酸枣仁、山茱萸、五味子之类的散结通络、开痹通表的作用。

五倍子

【功效主治】

补益肝肾：本品味酸入肝，味咸色黑入肾，为气血有情之品，故能补益肝肾，与五味子、山萸肉功用相同。又因树瘤中的虫卵可倚木孵化，取象比类，可以种子安胎。主治肝肾亏虚，不孕不育，滑胎，胎动不安等。

敛疮生肌：五倍子缘于树木被刺伤后的自我修复，推衍之，可以治疗肺结核、肺穿孔、肺出血、外阴白斑、子宫脱垂，以及各种疮痈肿毒。

收敛固涩：主治泄泻、久痢、出血等。

【冉按】

五倍子是盐麸木被虫刺伤以后，自我修复而形成的树瘤，内含未孵化的幼虫浆液，以及幼虫的营养乳食，兼具植物性和动物性。

孩儿茶

【功效主治】

收敛固涩：孩儿茶味酸涩微苦，主治各种出血性病证、下利腹泻、盗汗、自汗等。

【冉按】

孩儿茶肇始于印度，色黑者是儿茶树木制成，色淡者是儿茶树叶和嫩枝制成。除上述功效外，本品可敛气宁神、生津止渴、软坚散结。临床既可内服也可外用，为外科要药。

芡　实

【功效主治】

收敛固涩：本品涩中兼能补脾固肾，主治遗精、滑精、带下、小便失禁、大便泄泻等。

淡渗除湿：本品多粉质而渗利，主治湿痹、腰痛、脊痛、膝痛、小便不利、脾虚湿滞腹部胀满等。因芡实多刺，有刚劲钻头之性，能攻坚捣锐，故主暴疾。

【冉按】

芡实性平而味甘涩，平补而兼微涩，润而不燥，渗利而不伤湿。本品与莲子同类异种，但芡实侧重祛邪，莲子侧重扶正。

石榴皮

【功效主治】

收敛固涩：主治便血、崩漏、久泻、久利、遗精、滑精、遗尿、脱肛、带下等。

杀虫：主治钩虫病、绦虫病、蛔虫病。

【冉按】

石榴的子、果、果皮、树根皆可入药，性味功效同中有异。石榴诸品皆酸涩，以石榴子最酸，石榴皮涩多酸少而兼苦，石榴全果酸多涩少，石榴根皮苦味最重。石榴全果可治五色利、小便失禁；石榴果皮可治赤白痢、便血、久痢滑肠；石榴树根可治蛊毒、寸白蛔虫、闭经。

明　矾

【功效主治】

收敛固涩：本品在收敛类药中的收敛作用最强，能减少一身液体的分泌，主治诸如汗液、津液、大便、经血、带下等滑脱无度。本品窜透性强，既能外达肌肤，又能内透骨骼，主治他药所不能及的肢节远端出血。

清热解毒杀虫：主治湿浊蕴毒之证，如上犯为双目肿痛，下注为阴部蚀烂。

防腐杀菌，敛疮生肌：主治各种疮痈肿毒，本品还可除湿，故疮疡若与湿热相关，更为适宜。但该药力峻，当中病即止，过用可致肌肉僵硬甚至坏死，以及体内液少生燥。

【冉按】

明矾在《神农本草经》中名矾石，是白矾提纯而成，天然者方有上述功效。

十一、痢疾

1. 医案

（1）热毒痢案

湖北王某之内侄，年二十许。

初诊：患者体质素不大健，患痢日久，下便赤白，里急后重，脱肛，一身肌肉消脱。诊时病已造极，方入病室即秽臭难闻。见病者俯蹲床上，手足共撑，躬背如桥，瘦削不堪，脸上秽浊模糊，唯见两只黑眼，频频哀号，病象特异。扪之，皮肤炕煤蒸热，脉弱而数，舌上津少，所下如鱼脑，如败酱，无所不有，日百数十行，羁延近两月。

诊断：痢疾。

辨证：热毒炽盛，阴液过伤，精华消磨殆尽，恐未可救。

治法：清热凉血解毒，升清举陷止痢。

方剂：白头翁汤合桃花汤加减。

药物：白头翁四钱，杭芍六钱，黄连、苦参各一钱五分，黄芩三钱，广木香一钱，马齿苋四钱，甘草一钱。煎浓汁，日二服，夜一服。

二诊：四日略安，前方黄连加为二钱，并加干姜四分，炒半黑。

三诊：又四日，痢减三分之一，平静，勉能安卧，效显著。前方加赤石脂四钱，粳米八钱，守服一星期，痢减三分之二，脱肛愈，勉可进食。

后以黄芩芍药甘草汤加知母、栝楼根、麦冬、生谷芽等缓调善后，一月向愈，两月恢复健康。

按语：冉老认为，仲景轻用白头翁汤，清热升陷；重用桃花汤排脓血，疗溃伤，生肌（注家释为温涩者误）。然治疗本例痢疾，宜两方合裁为一治。痢以黄连为正药，兼用苦参者，黄连清心热，苦参清大肠热。本例久痢疾有虚，但冉老补虚不用参、术，举陷无取升麻，均值得注意。干姜合黄连，可以杀虫灭菌；干姜合粳米，可以补虚复脉。白头翁不仅升清举陷，兼善清血解毒。冉老认为，中医治疗，调气升陷，实乃从整体疗法上着眼（喻嘉言谓"逆流挽舟"，对此颇有体会）。

（2）暑痢兼劳伤案

武昌，雷某。

初诊：受暑过重，患痢赤白相兼，后重里急。自恃体健，带病工作，延至两星期，身体大损，乃请假回家治疗。行动艰难，不仅不能入厕所，且不能上马桶，唯仰靠一圈椅上，前复单被，后近谷道处，垫一叠皮纸，每便时随扯出二三张，日夜几至百次，不可以数计，真是下痢无度。虽困憋若斯，而其人形色不变，一次能食发糕（米浆做的）两个，证情复杂，殊耐探寻。

诊断：暑痢兼劳伤。

辨证：暑邪内陷，灼伤阴液。

治法：清热解毒，凉血止痢。

方剂：白头翁汤加减。

药物：白头翁四钱，黄连、苦参各一钱五分，黄柏三钱，厚朴三钱，广木香一钱，炒地榆三钱，当归、白芍各四钱，甘草一钱。3剂。

二诊：坠痛渐减，次数亦减，便时比较通快，自觉小便有秘涩感。暑邪内搏，原方去当归加滑石六钱，又三剂，下痢锐减，红胨已少，小便亦比较畅利。前方去地榆、滑石，仍用当归，再加马齿苋四钱，守服一星期，痢愈十之七八。前方去苦参，加南沙参、栝楼根各三钱，再服一星期痊愈。

按语：冉老认为，此病者年轻体壮，历时又不甚久，因病时强力工作（夹劳伤），又在乡间医疗失宜，故憋至不能行动。虽为重症，不为坏症。冉老认为，痢不用参、芪，此为痢病而夹劳伤，方用当归、白芍、沙参、栝楼根即是兼顾劳伤之意，否则芍药、楼根当用，当归、沙参不必用。冉老认为，痢证忌开支河，但滑石可用。《本经》中明著滑石主身热泄澼，为润利，而不是燥利，且不是渗利，可代赤石脂用。

（3）暑温致痢案

魏某，湖北人。

初诊：患暑温，继转赤痢，住某校附属医院治疗两月不愈。点滴坠痛，日五六十行，中气败坏，食不得下，频频干呕，舌绛津涸，入暮仍感热潮，精神颇觉恍惚，奄奄一息。脉沉细而数，既坚搏，又弱涩。

诊断：痢疾。

辨证：暑温内陷营血，邪实正虚。

治法：内清外疏，调和气血。

药物：白头翁三钱，青蒿梗一钱五分，薄荷梗五分，黄连、苦参各一钱五分，厚朴二钱，广木香一钱，炒地榆三钱，白芍六钱，甘草一钱。

二诊：服一星期平平，似效不效，唯皮肤微似汗，暮热不作。原方去青蒿、薄荷，白头翁加为四钱，并加马齿苋四钱。

三诊：继服一星期，坠痛锐减，痢减三分之一。前方加知母、栝楼根各三钱。

四诊：再服一星期，痢减三分之二，脓血赤陈渐少，食思渐佳。前方去苦参，白芍改为四钱，加归身四钱，生薏苡仁六钱。

五诊：又服一星期，痢止，病已向愈。唯倦怠乏力，不能久坐步履，前方去马齿苋，减连芩用量之半，守服十剂，精神食欲迭加，病渐愈。

按语： 冉老认为，暑疟暑痢，证本不奇，但羁延日久，邪实正虚，无危险中反生出危险。现内之伏邪甚炽，外之余邪未净，固当权衡轻重，里急治里，寓清外于清里之中，勿使合邪内并是为要着，而以除热者救阴，坚阴者扶正，尤为定法中活法。此病邪实易去，正伤难复，能缓愈不能速愈，非四十日或一月不为功。从治疗过程来看，果如冉老所言。知母、栝楼根是在标实大减后才加用，当归、薏苡仁后期才加用，可见冉老治疗痢疾首重祛邪。

（4）**妊娠患痢案**

张姓母女，湖北人。

初诊：母患痢，未延请医治疗，病延日重，时有胎已七月，在病中小产，痢病既重，小产出血又多，晕厥一次，奄奄不支。据述下痢无度，日百数十行，坠痛特盛，常坐便桶上数小时不起。诊得皮肤冷沁，色夭不泽，气粗神倦，奄忽恍恍，脉微弱中兼劲数艰涩，病颇险迫。

诊断：痢疾伴小产。

辨证：痢毒内攻，扰动胎元（此痢之夹虚夹小产者）。

治法：清热解毒，调和气血，止血安胎。

方剂：芍药汤加减。

药物：当归八钱，芍药八钱，黄连一钱，黄芩、黄柏各一钱五分，广木香一钱，厚朴一钱五分，茯神四钱，琥珀末八分，蒲黄三钱（炒半黑），香附末（炒半黑）三钱，生甘草一钱五分（参《傅青主女科方》而变通之）。3剂。

二诊：神志勉可安定，坠痛略有减意，出血减少。原方去蒲黄、香附，加白头翁三钱。3剂。

三诊：又三剂，痢减三之一，神志较佳。前方当归减为四钱，去茯神、琥珀，加炒地榆一钱五分，阿胶三钱，去滓烊化，续服一星期，痢减三之二，神志安好，食思更佳。再服一星期，诸症悉愈。

后记：讵母病方愈，女病又作，痢势程度，与乃母埒。因母病时，洗涤秽浊，扫除粪便，均其女为之，为一气所传化。用白头翁汤，随病机斡旋加减，两星期愈。

按语：冉老认为，疟痢均为多发病，疟虽轻，但转变飘忽；痢虽重，但颇有阶段次序。因此，治痢较治疟为有程序，轻者两星期内可愈，较重者四星期可愈，更重者须月余方愈。冉老不主张方药杂投，若非任意攻下即急遽补塞，本是可治之证，可成不治之疾。通过本例治疗经过，冉老还告诫，微者逆之，甚者从之，通因通用，塞因塞用，古人早有明诫，当参酌病因、体质、有无并发症，以及病的转归，伏其所主，以平为期。

2. 医话

治痢当以清解为主

痢疾是以腹痛腹泻，里急后重，排赤白脓血便为主要临床表现的一类肠道传染病。夏秋季节暑湿秽浊，疫毒之邪易于滋生，人处于湿热疫毒的熏蒸之中。若起居、劳作、饮食不慎，湿热疫毒容易侵入人体发病。从冉老医案看，暑热疫毒为多。饮食不洁，夏秋季节外界湿热熏蒸，内外湿热交蒸，夏日食物容易酸馊腐败，误食易生湿热，或恣食生冷瓜果，损伤脾胃，脾阳受困，易生寒湿或湿热、食积等邪，蕴积胃肠引发。从冉老医案看，以湿热为主。初痢多实，下痢日久，可由实转虚或虚实夹杂。从冉老医案分析，虚者气血阴阳均可。痢疾表现以下便赤白、里急后重为主。久痢耗气，可见神差、腹胀、食不得下、脱肛、坠痛、脉微弱等；伤阴血，可见消瘦、肤热、潮热等；阳气虚，可见肤冷、脉缓等。

在治疗上，冉老认为湿热疫毒，须清热利湿解毒。阻滞中焦，宜清中消滞、利膈宽中、醒气透络，用药甘苦以和、芳香以利。气虚中滞，宜调气开陷，并不用参、芪等补气药物。风暑疫毒外感者，除解毒外，宜内疏外清，内外两和。

3. 常用独特方剂及用药规律

（1）方剂新解

①桃花汤（《金匮要略》）

此方出自《金匮要略·呕吐哕下利》，主治下利便脓血。查此方为痢病正治变法，亦即为痢病末期救治要方。前贤纷纷辩论，终无一当。痢无论菌性虫性，其病区均在大肠下行部，轻者红肿，肠壁加厚，孔眼束小；重者肠壁溃烂穿孔，肠外油膜亦溃烂，或烂成一串。故疗法轻者彻热消炎，重者排脓生肌。《金匮要略》本条上节，下痢后重，为痢之轻者，故用白头翁汤清热消炎，调气升陷。本条为痢之重者，又延至末期，肠穿膜烂，脉微肤冷，证已造极，此际清无可清，补不可补，唯本方重用石蜡，质黏性滴，排脓血，疗溃伤，弥补损破，填固脂裔，药汁借其沉着，澄留肠的凹曲部，缓缓斡旋。然痢为热证，用干姜何也？曰：肠既化脓穿孔，热势已杀，而脉微欲绝，肤冷似厥，非干姜安能鼓既败之中气，而续将绝之微阳，且微量干姜，融于重量石蜡之中，并不为害。干姜杀虫灭菌，尤具重要附带性能。此证已到正气与邪气同归于尽的程度，参术不能补益，苓苡微形渗利，芪枣更嫌呆钝，唯兹稼穑作甘粳米，不补之补，乃能恰如分际。

②完素诃子散（《素问病机气宜保命集》）

此方出自刘完素《素问病机气宜保命集》，用治泻利，腹痛渐已，泻下渐止等症。此方为清涩以止热痢之方。古无痢字，泻痢不分，统作一篇。完素贤者，亦未能脱其窠臼，故原书总论是释泻，分条是治痢，方注又是痢泻相杂，学术时代之限人如此。要知此方是清涩，不是温涩，是止痢，不是止泻，与上东垣诃子散，为一温一清，一泻一痢之对峙。上方（东垣诃子散）诃子伍干姜，此方诃子伍黄连。干姜不已，再佐橘皮，纯是为泻证立法；黄连不已，再佐木香，纯是为痢证立法。

（2）痢疾用药规律

从《冉雪峰医著全集》中收集所有痢疾病案9例，共21诊，21条处方。经统计分析，共用药35味，使用频次达到3次者17味。除甘草每方必用外，按使用频率由高到低依次为黄连（95.24%）、白头翁（90.48%）、木香

（90.48%）、厚朴（76.19%）、地榆（52.38%）、黄芩（52.38%）、当归（47.62%）、苦参（42.86%）、马齿苋（38.10%）、白芍（33.33%）、黄柏（33.33%）、天花粉（23.81%）、知母（19.05%）、浙贝母（14.29%）、薄荷（14.29%）、薏苡仁（14.29%）等。可见，冉老治疗痢疾最喜用的是白头翁汤、黄芩芍药甘草汤，其次为行气宽中导滞、清热解毒及育阴散结药物。

便秘者，选用当归、肉苁蓉、郁李仁、火麻仁、厚朴等；呕吐者，选用厚朴、竹茹等；癥瘕者，选用郁金、浙贝母、炙鳖甲等。

清热解毒，选用白头翁、黄连、苦参、黄芩、马齿苋、黄柏等；调气，选用木香、香附、厚朴、莱菔子、青皮等；甘苦以和，选用白芍配甘草，黄连、黄芩、黄柏、苦参等；芳香以利，选用青蒿、薄荷等；宽中消滞，选用木香、厚朴、瓜蒌、枳实、莱菔子、谷芽等；行血，选用地榆、当归、琥珀、蒲黄等。

十二、胁痛

1. 医案

（1）肝胃不和案

漆某，男，43岁。

初诊：1953年4月2日。

主诉：胁肋痛，左右走移。

诊断：胁痛。

辨证：肝胃不和。

治法：行气活血，通络散结，开其痹阻，畅其经隧。

方剂：自拟方。

处方：全瓜蒌（籽打碎）五钱，川厚朴二钱五分，石决明（生打）五钱，京半夏三钱，冬瓜仁六钱，当归尾四钱，川郁金三钱，炒山栀一钱五分，生甘草一钱，小青皮二钱五分，青竹茹（姜汁炒）一钱。水煎2次，分服。

按语：本案胁痛"走移"的特点是辨证为气滞病机的要素，如此抓住主症特点的辨证方法，有利于临床切中病机指导治疗。

（2）肝气犯胃案

胡某，男，50岁。

初诊：1954年3月25日。

主诉：胁肋偏右当肝处凸起，心下痞痛。

诊断：胁痛。

辨证：肝气犯胃，但肝体受损较重。

治法：利膈平肝，软坚消瘤，开其痹阻，畅其经隧。

方剂：自拟方。

处方：全瓜蒌（籽打碎）五钱，当归须四钱，炙鳖甲（打碎）五钱，京半夏三钱，川黄连（姜汁炒）一钱五分，郁李仁（打碎）四钱，陈枳实二钱五分，川郁金三钱，炙甘草一钱，花蕊石（研）一钱五分，三七末四分（冲）。水煎2次，分服。

按语：本案不仅有胀痛之症，尚有明显凸起，提示痞结在肝，故用鳖甲配半夏软坚散结，而鳖甲醋炙，更有利于引药入肝经。

2. 医话

胁痛是以一侧或两侧胁肋部疼痛为主要症状的病证。胁痛病证大多与肝胆疾病有关。

胁痛主要责之于肝胆。肝位居于胁下，其经脉布于两胁，又胆附于肝，与肝呈表里关系，其脉亦循于肝。肝为刚脏，体阴而用阳，肝藏血，主疏泄，性喜疏泄条达。若肝疏泄不利，肝郁气滞，脾土壅滞，湿自内生；或气郁日久，气滞血瘀；或肝肾亏损，血不荣络等，均可致胁痛的发生。总之，胁痛主要责之于肝胆，与脾、胃、肾相关。由于气滞、血瘀、湿阻可致"不通则痛"，病性属实；亦可由阴血不足，络失所养致"不荣则痛"，病性属虚。

分析冉老治疗胁痛的特点，主要包括以下三点：

（1）重视气—血—湿之间的密切关系

胁痛的发生主要责之于肝胆，多因情志不遂等因素导致肝失疏泄而发生。或疏泄不及，气机郁结；或疏泄太过，暴怒气逆，均可发生胁痛。其病在气，气能行血，气滞则血凝，气逆可致血不循经而成瘀，故"久病在络，气血皆窒"（《临证指南医案·胁痛》），常出现气血同病。又"津血同源"，气能行血，亦主行水，当气机不利，血行不畅，必然影响津液代谢的障碍而致水湿的产生。反之，有形之水湿又势必影响气血的通行，从而发生气血水同病的情况。观冉老治疗胁痛医案 10 则，使用频率最高的前 10 位药物中，常用厚朴、枳实行气破滞，当归尾、郁金、泽兰活血通络，栝楼、半夏、竹茹除湿豁痰。

（2）着眼于肝胆，亦重视脾胃

胁肋部为肝胆经所过之处，其发病多与肝胆有关。冉老治疗胁痛的 10 则医案中，使用频率在 10% 以上的药物有 18 味，其中归经为肝胆的有 11 味药物，而归经在脾胃的有 15 味药物。可见，冉老治疗胁痛除重视恢复肝胆的生理功能外，亦十分重视脾胃运化在肝胆病证治疗中的重要作用。盖"见肝之病，知肝传脾，当先实脾"之意也。

（3）发作期以祛邪为主

胁痛的发生虽可因"不荣则痛"，但细察冉老治疗胁痛医案 10 则，对于胁痛发作期，胁痛症状突出的病证，均以祛邪为治。或行气活血，或疏肝利膈，或除湿豁痰为主，仅配合"生甘草—白芍"药对甘平调养，而慎用生地、麦冬、女贞子等养肝阴之药，以免妨碍气血水湿的通行。

3. 常用独特方剂及用药规律

（1）方剂新解

①龙胆泻肝汤

《局方》用此方治肝经湿热不利，胁痛口苦，耳聋耳肿，筋痿阴湿，热痒阴肿，白浊溲血及腹中作痛，小便涩滞等症。查此汤为泻肝火之要方。《准绳》《金鉴》《尊生》各书均有与此同名方，均系用龙胆草为主药。植物之胆草，虽不及动物之胆汁，但含苦味质浓厚，可涤荡燥火，涵濡阴液，培育生气，功能实为优异。本方中用泽泻、木通、车前三利水药，利血中之水即是去血中之热，去血中之热即是去肝家之热。五苓散化气，即所以行水，此方去水，正所以清热。而又加柴胡以疏利之，无俾火郁，彻内彻外，以期必效。当归、生地能助龙胆功效，虽曰泻之，不啻补之。前贤释为以泻肝之剂，作补肝之药，所以为妙，洵非虚誉。再此方各家多谓出自东垣，大抵东垣补中升阳各方喜用升柴，系胎息此方，不无渊源。但彼为补中，此为泻中。此方方制，已开后人透湿热外、渗湿热下诸旨，似非东垣诣力所及。其必晋唐间名医所拟，而《局方》收之，东垣用之，坊刻脱遗错笺，因而张冠李戴云。

②小柴胡汤

此方出自《伤寒论》，主治伤寒中风少阳证，往来寒热，胸胁痞满，默默不欲食，心烦喜呕。或腹中痛，或胁下痛，或渴，或咳，或利，或悸，或小便不利，口苦耳聋，目眩，或汗后余热不解，及疟发寒热，妇人伤寒热入血室等证。查此方为和解少阳之主方。柴胡微苦微寒，正清少阳微火，其臭芳香，适合火郁发之之义。外邪未解用人参者，病羁数日，正气已伤，邪即传至半表半里，足征正不胜邪，俨有内搏，传入三阴之势。故用人参以维护正气，一面托邪外出，一面堵邪内入，所以服此方后，有必蒸蒸而振，却发热汗出而解之景象。蒸蒸而振者，人参兴奋正气之力也。却者，邪与正争，俨有顽抗阻遏趋势。发热汗出而解者，卒之正伸热发，热发汗出，汗出邪解。此数语将病之进退，药之功能，曲曲绘出。本方加减独多者，盖少阳为游部，内连脏腑，外通毛皮。《本经》谓柴胡主心腹胃肠结气，推陈致新，即以此也。热入血室，血已结，属桃仁承气汤证；血未华，属本柴胡证。所以然者，血室虽极深极下，仍隶属三焦，相连一气，即身热有外出之机，即以小柴胡引而伸之。小柴胡不仅和腠理，并和血室，仲景用柴胡，真直穷到底矣。

③四逆散

此方出自《伤寒论》，主治少阴病四逆。其人或咳，或悸，或小便不利，或腹中痛，或泄利下重等症。查此方非治亡阳四逆，乃治气机郁滞，阳气不得通达之四逆也。窃四逆为重症，其所以致四逆者，阳亡而无以贯注四末，故诸四逆汤多属干姜、附子、吴萸辈，或起下焦之真元，或振东方之生气，或招纳已散外越之浮阳，证名四逆，方名亦为四逆，明明指出大纲眼目。而本方四药，平平淡淡，其所服量数甚少，仅方寸匕，有何回阳之力？而亦名四逆者，盖心腹胃肠气结，三焦往来道路，郁滞不通，因之阳气不能宣昭通达，贯注四末……盖气通则阳回，阳回则厥愈，其功效等于大辛大温之回阳。柯韵伯谓诸四逆为寒厥，此为热厥，犹差一黍。少阴水火同处之脏，其厥本有寒热之分，究之此方不能治寒厥，又何能治热厥耶。盖阴阳不相顺接，道路阻塞，故此方不从诸四逆之例，而用柴胡之法，和法运用之广如此，和法功用之伟如此。

④当归生姜羊肉汤

此方出自《金匮要略·妇人产后病脉证治》。主治寒疝，腹中痛，胁痛，里急，及妇人产后，腹中疞痛等症。查此方养血温气，扶正祛邪，以服食为药饵之方。产后血虚不养，故用当归；气虚不运，故用生姜；而又用羊肉气血有情，引入浊阴，合产后虚多于寒之治。王肯堂《证治准绳》用当归五两，羊肉一斤，黄芪四两，生姜六两，亦名"当归羊肉汤"，与此同义，治产后虚弱，心腹痛，较本方补力为大。桂枝汤所以温暖营气和表，此方所以温暖营气和里。本方《金匮要略》两见，一见于寒疝门，一见于妇人产后门。寒疝为气滞寒凝，产后为血虚气滞，一属实寒，一属虚寒。此方以温为散，以补为通，两两可治，可见一病不止一方，一方可治多病。凡各门方剂，会而通之，均有左宜右有之妙，故学者亦不必拘拘此方仅治寒疝及产后腹痛已也。方剂之泛应互通如此。

（2）胁痛用药规律

在《冉雪峰医著全集》中载有以"胁痛"为主病或主症的医案 10 例，16 诊，16 条，经统计发现，所用药物共 47 味，使用频次超过 5 次者共 18 味，其中使用频率大于 10% 的药物，依次为：当归尾（31.91%），厚朴（27.66%），生甘草（25.53%），瓜蒌、半夏（23.40%），郁金（21.28%），竹茹（17.02%），枳实、泽兰、石决明、乳香、怀牛膝、白芍（14.89%），郁李仁（12.77%），栀子、三七、丹皮、白茅根（10.64%）。

十三、水肿

1. 医案

（1）气滞血瘀水停重症水肿案

冯某，12 岁。

初诊：患水气病，住某医院治疗四余月，曾放腹水两次，病机日趋严重。近察腹大如鼓，腹和腿、脚肿带光亮，若有大量水汁流出者然。阴囊似水球，阴茎变形，小便点滴旁流，脉位遮蔽，隐晦难察，两鼻孔赤，时涕中和唾中微杂血液。

诊断：水肿。

辨证：气滞血瘀水停。

治法：利水消肿、理气活血。

方剂：自拟方。

药物：薏苡仁四钱，茯苓六钱，猪苓三钱，蒜条桂四分（冲服），大腹皮三钱，厚朴一钱五分，蒲黄三钱，白茅根四钱，莱菔子八钱（研）。6剂。

二诊主诉：小便略利，肿不为衰，前方或加葶苈、椒目，或加海藻、昆布。十日，且进且却，效力不大。

三诊：因思仲景疗水，不稍姑息，胸满惊骇不得卧，不卒死，一百日或一岁仍主十枣汤。可见有是病用是药，用是药方能治百病。

药物：于初诊原方（无复加葶苈、椒目、海藻、昆布）加黑白牵牛（头末）七分至一钱，腹泻减去，不泻续服，或改加《千金》水道散（甘遂、葶苈、白芷），服法如前。

二诊加药前后轮换，屈伸相成而利之，往来相靡而荡之。两星期后，肿胀消十之七八。以五苓散减桂，加蒲黄、茅根、泽兰、青木香之属，又两星期痊愈。

愈后形态，前后若两人。此病得愈，经验在于治疗之部署，前后之瞻顾，主药之轮换出入。

按语：该案最后"此病得愈，经验在于治疗之部署，前后之瞻顾，主药之轮换出入"一语道破此案之关键。该患儿水肿病情较为严重，先用利水消肿、理气活血之方治疗平平，后虽增利水退肿之力（葶苈、椒目、海藻、昆布），但效力亦不大。冉老"思仲景疗水，不稍姑息"，果断在利水消肿、理气活血之方的基础上，以逐水之力较峻之黑白牵牛或《千金》水道散轮换治之，取其二方（药）逐水各有所长，从而"屈伸相成而利之，往来相靡而荡之"，使肿胀大减后，再以化气行水活血之方药调治而愈。

（2）脾肾气化失司，虚实夹杂案

惠同志，河北人。

初诊：小便不利，一身尽肿，住某医院治疗，时愈时发，时轻时重，羁滞数月，院方断为慢性肾炎。脉沉、搏中兼带数象，舌尖起红点，头顶时或胀痛，似有凸形，营分颇郁虚热，肿胀虽不甚剧，病延日久，易发怒，易感冒，易伤食（腹痛、腹泻或呕吐），有一于此，肿胀即加（此为迭次反复原因）。

诊断：水肿。

辨证：脾肾气化失司，虚实夹杂。

治法：缓则健运脾肾，急则利水消肿，进退反复，应势而调。

方剂：缓则以肾气丸、苓桂术甘汤，急则以五苓散、五皮饮，转换互用。

按语：此案患者所患水肿病程长，病情复杂，可谓"痼疾"，切不可激进冒攻。患者虚实夹杂，寒热错杂，整个治疗过程中，根据其病情的变化随时调整治疗策略。病情缓和以肾气丸、苓桂术甘汤健运脾肾运化水湿之功，辅以利水消肿之五苓散、五皮饮二方，转换互用；肿胀不消，则加莱菔子、郁李仁、葶苈子，或加二丑，或加椒目、鸡肫胵、桑螵蛸或琥珀散，从而"经进退反复，卒至获愈"。

冉老治此病，用肾气丸，则减轻桂、附，用生地不用熟地，用苓桂术甘汤则减轻桂，用薏苡仁不用白术，嗣以五苓散、五皮饮二方转换互用。肿胀不消，则加莱菔子、郁李仁、葶苈，或加二丑，亦加椒目、鸡内金、桑螵蛸或琥珀散。后小便畅利，每日达 2000 ~ 2500mL，皮肤时蛰蛰有汗（此里气通则表气通，表气通则里气愈通）。因拟二方交伊，防以后再发，并嘱守服肾气丸、琥珀散。越数日，肿已全消，食思甚佳，病已痊愈。此病前后治疗三月余，几经进退反复，卒至获愈。年来病未发，偶有不适，服药即安。

此案主方为肾气丸，用以补虚化气通调水道，冉老解释肾气丸道："治虚劳腰痛，少腹拘急，小便不利等症，地黄、山药、山茱萸、丹皮，皆益水润沃之品，所以补肾之体。桂附化气宣阳，所以益肾之用，滋而不腻，温而不烈，深得火能制水，少火生气之旨，名曰肾气，加泽苓下引下泄，一则有形之水质去，斯无形之真阴生，一则引导桂附归根不使飞扬上燔，且苓能起阴气，泽能好颜色，阴升阳降，颠倒坎离……而徐灵胎、陈修园谓此方专利小便，然肾气化，亦可以秘摄小便。"冉老对此方认识颇为深入，既不拘泥于前人的观点，又有更深层次的认识。

2. 医话

水肿是因感受外邪、饮食失调或劳倦过度，使肺失通调、脾失转输、肾失开阖、膀胱气化不利，导致体内水液潴留，泛滥肌肤，从而表现为以头面、四肢、腹背，甚至全身浮肿为主要临床表现的一类病证。风邪袭表、疮毒内犯、外感水湿、饮食不节及禀赋不足、久病劳倦等因素是水肿发生的常见病因。水肿病因，有单一致病者，亦有兼杂而致病，病情复杂者。冉老辨治水肿可概括为以下特点：

（1）以"气化"为要

《冉雪峰医著全集·方药》中逐水剂、利尿剂分别载方 16 首，其中多处提到"气化"的重要意义。如五苓散方后指出："此方化气行水，化机鼓荡，一片神行……《素问》饮入于胃，游溢精气，上输于脾，脾气散精，上归于肺，肺气通调，下输膀胱，水精四布，五经并行，气化水，水化气，活泼泼一片化机。在《伤寒》气机郁滞，不化热，则化水……在《痰饮水气杂病》水邪阻碍，水不到，气不到，气不到，水不到。"又如在谈到治疗"水气将成未成"之方桂甘姜枣麻辛附子汤时，做出如下阐释："本方麻黄化外气，附子充里气，桂枝以鼓之，细辛以通之，生姜以宣之，枣甘以调之，纯在气化上斡旋……此方化气通阳，彻表彻里，不啻水气病整个疗法之代表者。"观冉老治水肿之医案、方药，"外通以麻黄制剂为正应（即以麻黄、杏仁等借表以通气），下通以苓桂制剂为正应（苓桂为水气利尿，常用稳妥之品，既能通阳下出，又可起阴上滋）。然无论外通下通，均以兼顾中气为主（常以健脾渗利之茯苓、薏苡仁配大腹皮、厚朴、木香、陈皮、枳壳、莱菔子等调畅气机；又常以条桂研末冲服，重视中焦气机的温运）。"冉老在治疗水肿的过程中始终重视"气化"，勿使补气、滋腻碍气，亦勿使"壮火食气"。故在此篇所举案 2 中，"用肾气丸，则减轻桂附，用生地不用熟地；用苓桂术甘汤则减轻桂，用薏苡仁不用白术"即是印证。

（2）强调"不可姑息，亦不可鲁莽轻忽"

冉老治疗水肿病首辨轻重缓急而治。病情轻浅，常治从肺脾，用桂甘姜枣麻辛附子汤、越婢加术汤、茯苓桂枝白术甘草汤、五苓散、五皮饮等方。而对于水肿急重症，认为"水气阻碍，病变万端，不惜竟情攻逐，多方以求""无论为伤寒为杂病，治疗一涉水气，不稍姑息。"治疗水肿疑难重症，不避十枣汤、《千金》水道散、黑白二丑之峻猛，所当用之，即立用之。然而在运用此类峻猛方药时，告诫后学者谨记："学者辨焉，学者择焉，学者慎焉。""学者择别审度，务求恰中病窍，勿妄用渎用斯可耳。"

（3）气分—水分—血分，环环相扣

《金匮要略·水气病》第 30 条云："阴阳相得，其气乃行，大气一转，其气乃散；实则矢气，虚则遗尿，名曰气分。"该篇第 19 条末尾明确指出："血不利则为水，名曰血分。"紧接着第 20 条论曰："病有血分，水分，何也？师曰：经水前断，后病水名曰血分，此病难治；先病水，后经水断，名曰水分，此病易治。何以故？去水，其经自下。"仲景在水气病篇明确提出气分、水分、血分的概念，并指出血行不利可导致水行不利而形成水气病，水行不利可导致血行不畅而血瘀，有形之水、血阻滞无形之气的运行是其中心环节。冉老指出："人体水分，系由血中滤出，由外之毛细血管，出汗腺则为汗，由内之毛细血管，出玛氏囊则为尿，气血相含，气化能出。故治水大法，就功用言，曰发汗，曰利小便；就性质言，曰气分，曰血分。"具体治疗水肿时，冉老不仅重视渗水、利水、逐水，宣肺利气、健脾行气、温肾化气，亦重视对"血分"的治疗，常用蒲黄、泽兰、琥珀等既可活血又可行水之药。

3. 常用独特方剂及药物

（1）方剂新解

①越婢加术汤

此方乃治里水之变法变方。水淫于外，宜从外治；水淫于内，宜从内治。本条里水而用越婢，越婢中有麻黄六两，辛温宣发之力甚大。越婢在伤寒，乃疗表邪内陷，脾气不得发越。越婢凡三见，一用越婢原方疗风水，一用越婢加术汤疗里水。风水虽云借治，即是正治，里水不从内治从外治，却用本方，非变法变方而何……所以然者，里水本小便不利，今反利，则里水不患无出路，无事攻里泄泻。病形一身面目黄肿，肿则为水，黄则郁热，水湿趋于下则不上滋，水热滞于外则不内濡，口不得不渴，故加术。渴者加术，为仲景用药惯例。如上病情，内外上下隔绝，气将焉化，脾安能越？加术，即所以促其化，助其越也。

②茯苓桂枝甘草大枣汤

本方用茯苓独多，桂枝亦加四分之一，其侧重化气行水显然。但在伤寒，既汗，又利小便，中气在所当培，甘草用四两，大枣用十五枚，均较桂枝原方有加，讵得无故。若疗水，则准以桂枝汤例，甘草可减半，只用二两；准以茯苓甘草汤例，用草不用枣，免其壅滞，此又以方合证，而细密较量以出者也……苓桂为水气利尿，常用稳妥之品，既能通阳下出，又可起阴上滋，或冲动，或调护，或宁谧，或泄泻，均可随方随证，加减出入。痰饮门桂苓五味甘草等五方，一气转变，愈转愈深，学者会通，动中奥窍，恰符病机斯可尔。

③茯苓桂枝白术甘草汤

茯苓、桂枝二药，在《伤寒》《金匮》方中，不下数十方。苓原作棩，与灵通，能渗能补，能利水湿，能起阴气；桂性温煦，可内可外，可上可下，可气可血，可通可补，运用尤广。经方、古方、时方，以苓桂配伍为方者，更繁颐，更仆难数，泛应曲当，五光十色。就水气门言，外通以麻黄制剂为正应，下通以苓桂制剂为正应。然无论外通下通，均以兼顾中气为主。

④十枣汤

《金匮要略·痰饮咳嗽》篇内有三条援用此方。一咳家脉弦为有水；一悬饮内痛；一支饮烦痛。可见无论为伤寒为杂病，治疗一涉水气，不稍姑息……芫花、甘遂、大戟三者皆逐水峻药。本方三药荟萃，力大功宏。参芪既不能驾驭，术米亦不能调和，甘草又与之相反，唯兹大枣十枚，煎吞药末。方制即标名十枣，不以主药标名，而以缓冲药、佐使药标名，煞是例外。

⑤己椒苈黄丸

徐灵胎云：天下岂有水湿从大便出之理，所以水湿从小便出为顺，从大便出为逆，前贤均明辨以晰。但水由三焦腹膜，浸入肠内，不在膜间，而在肠间，病理区域变，则治疗方法不得不变，此本方所以侧重利大便也。利小便是去水，利大便亦是去水，既入肠间，即治肠间，故为正法。诸有水者，当以温药化之，本方苦寒辛寒化合，并不温。半身以上肿发汗，半身以下肿利小便。本方则出乎发汗利小便之外，而为利大便，与痰饮、水气两门各方，意旨迥然不侔，故曰为治水方中之变法。

⑥大麝香丸

此方为宣窍解毒、通络逐水之重剂……大抵水而夹毒，秽浊闭塞，此为适应。用之得当，能治十枣不能治之水……学者择别审度，务求恰中病窍，勿妄用渎用斯可耳。

⑦蒲黄酒

此方以行血者行水，培中者去邪，而又以酒剂作煎剂，氤氲以鼓荡之，方制颇饶义蕴……蒲黄行血而又行水，即令水药血药兼用……为血分水病之良药。二豆均谷米之属，功能培益中气，发汗利小便，宜顾中气，疗气分疗血分，亦宜顾中气。且二豆本身性能，即兼有利小便作用……赤豆入心，乌豆入肾。

⑧沉香琥珀丸

此方气分血分兼治……但全方除开水药，赤苓、泽泻、葶苈、郁李、防己，渗利、滑利、输利外；气药有沉香、麝香、陈皮；而血药仅琥珀一味……制虽平平，不似经方渊懿奥折，而气药沉香，血药琥珀，均灵异之品……气药方面，一味沉香，能化不能化之气；血药方面，一味琥珀，能通不能通之血。力大功宏，并不暴悍，顺气而不破气，活血而不破血，允为气血双关，水气治疗之圭臬。

⑨五皮散

此方以皮治皮，不犯中气，治皮水不用发散，治里水不用攻下，平平无奇中，大有出奇者在。《局方》收录，尚仍其旧。后人改散为饮，又去五加皮、地骨皮，加橘皮、桑白皮，或用紫苏汤下，或磨木香、沉香同煎。虽各有取裁，各有适应，而本方精蕴所在，究少体会。方制五药用皮，取其清淡，不宁不过表，不过泻，且不过寒，不过热，凌空斡旋，真达到轻可去实。

⑩五苓散

此方化气行水，化机鼓荡，一片神行，其灵妙与桂枝汤相埒。《素问》饮入于胃，游溢精气，上输于脾，脾气散精，上归于肺，肺气通调，下输膀胱，水精四布，五经并行，气化水，水化气，活泼泼一片化机。在伤寒气机郁滞，不化热，则化水。水热相搏，气泽不濡，不得不烦，不得不渴。在《痰饮水气杂病》，水邪阻碍，水不到，气不到，气不到，水不到。逆于下，则脐下悸；逆于中，则吐涎沫；逆于上，则颠眩。所以《伤寒》《金匮》，均用此方。观伤寒多饮暖水，汗出愈，里气化则外气化，外气化则里气化，内外豁然，亦活泼泼一片化机。方制用泽泻独多，泽泻不宁使有形水质下行，且能使无形水气上滋，曰泽曰泻，昭其实也。

⑪猪苓汤

此方育阴利水，与上五苓散化气行水，为一温一清之对峙。上方（五苓散）系之太阳，太阳气寒，故用桂温化。本方系之阳明，阳明气燥，故用滑石清利。上方口渴，是气不化津，故用术补脾，以为转输之本。本方口渴，是真阴已损，故用阿胶补肾，以倍生化之源。同是利小便，而有温利清利之分；同是补正，而有补脾补肾之别……此方开后人无限法门，与上五苓散旗鼓相当，置之利尿门，合为双璧。但二方同类异法，几处相反。病当化气，而反滋液，气必愈滞；病当滋液，而反化气，液必愈涸。

⑫琥珀散

此方消瘀散结，利尿定痛，稀释酷厉，解缓炎肿。方中四药（琥珀、没药、蒲黄、海金沙）皆取精华，为疗小便淋涩之颇饶义蕴者……四药生理特异，脱尽植物药类根、干、枝、叶、花、实诸范围，而独标新义，以治五淋涩痛，小便脓血，实为适应中窍。

（2）用药规律及常用药物新解

①水肿用药规律

在《冉雪峰医著全集》中载有以"水肿"为主病或主症的医案14例30余诊，在这30条方药组成中，经过统计，发现所用药物共71味，使用频次超过5次者共21味，其中使用频率大于10%的药物，依次为厚朴（29.58%）、茯苓（26.76%）、薏苡仁（22.54%）、猪苓（22.54%）、生甘草（21.13%）、莱菔子（19.72%）、蒲黄（14.08%）、白茅根（14.08%）、木香（14.08%）、当归（14.08%）、葶苈子（12.68%）、茯神（12.68%）、泽兰（11.27%）、防己（11.27%）。可见，治疗水肿使用频率较高的药物主要是理气药、利水消肿药、活血凉血药等。从具体治疗中亦体现了冉老认为水肿的发生为"气分—水分—血分，环环相扣"。此外，黑白牵牛、甘遂等峻猛逐水药，使用频次分别为3次和1次，说明冉老对于此类峻猛逐水药应用谨慎，但若遇水肿重症亦不姑息。

②常用药物新解

泽　兰

【功效主治】

利水消肿：本品芳香气浊，可入阴分宣通气滞，气行则津液行，故可主治腹水、四肢头面水肿、骨节中水。

化瘀消肿：本品深入阴分以行气，对于阴血和津液畅行都有裨益，主治各种金创、痈脓。

【冉按】

泽兰当以花入药，故其气芬芳怡人，气味清轻，有醒脾沁心、宁神利肺的功效。

葶 苈

【功效主治】

化气行水，散结开窍：主治癥瘕、肺痈、积聚、结气等。本品具有滑利降泻的特性，擅长祛除在肺、三焦和胃肠的痰、饮、水湿等邪气，并可除胃肠结气而产生的寒热邪气。

攻坚逐邪：本品滑利降泻，主治邪气坚结于肺肠。因药力峻猛，故不可久服。但并非虚证不可用，因肺虚多有痰浊内蕴，浊邪一去，肺气方可恢复宣降，否则痰越重而气越滞。

【冉按】

葶苈子性寒味辛苦，芳香清润。冉老曾治一肺痈，吐糜粥样脓液逾一碗已七日，病情危殆。拟方：苦葶苈六钱，薏苡仁五钱，瓜瓣八钱，桃仁三钱，鲜竹沥八钱，鲜苇茎半斤。每日 2 剂，服药约半月，葶苈共用一斤多。在治疗过程中，患者并未腹泻，饮食量亦未减，病愈后体重反而有所增加。说明葶苈虽然药性峻猛，但当用则用，不必过于忌惮。

芫 花

【功效主治】

峻逐水邪：主治病情顽固或深重，非一般利水药所能奏效的水气病。

消痰：主治痰饮病中顽、急、重者。

散寒除湿：本品散寒的作用不及生（干）姜和附子，除湿的作用不及泽泻和茯苓。

【冉按】

芫花不是杌木，而是芫草，因茎形状似木而被误解。芫花有较明显的恶臭气味，其特殊的峻下逐水的作用正是由于其恶臭味，但本品作用峻猛，且毒性较大，临床应用须慎重。

大 戟

【功效主治】

峻逐水邪：作用峻猛，主治水气病，表现为水肿、腹胀、皮肤疼痛等。

解毒：主治热毒郁结于血分之痘证，当用在痘顶方才起胀，即将灌浆之时，若痘顶已经枯黑则不再适宜。

【冉按】

大戟性寒，有毒，作用峻猛，其逐水与解毒的功效关联紧密。临床应用，峻下逐水如《金匮》之十枣汤、《三因》之控涎丹等；解毒如钱氏痘证百祥膏、张氏枣百祥丸、验方玉枢丹、紫金锭等。

甘　遂

【功效主治】

峻逐水饮：通治上、中、下三焦水邪停留，其特点在于径直攻下而毫无徘徊留恋，对于水邪稽留不行之证尤为适宜。此外，本品色红可入血分而水血同治，兼治疝瘕、痈脓等。

通利胃肠：主治饮食、水饮、痰湿等稽留胃肠。

【冉按】

芫花、大戟、甘遂都是峻下逐水之剂，作用彪悍，且皆有毒而反甘草，其中又以甘遂药力最猛、毒性最大。临床应用当慎重。临床应用有十枣汤、舟车神祐、三因控涎、大陷胸汤、甘遂半夏汤、大黄甘遂汤等。

牵牛子

【功效主治】

滑利泻水：主治脾肾阳虚，水邪停聚于下焦。其作用类似葶苈子，二者区别在于：葶苈子泻上焦之水，牵牛子泻下焦之水。

【冉按】

牵牛性寒味苦（略辛）而有毒，能利水而不能除湿；能通水道而不能通谷道，但若腑气不通是水气不化所致，则亦可治疗。

莞　花

【功效主治】

峻逐水邪：主治伤寒温疟、癥瘕、饮食寒热积滞、外感伏邪等有水气内停。

【冉按】

《伤寒论》小青龙汤方后提到，服小青龙汤后若微利者，去麻黄加莞花如鸡子大。微利说明此时水气已深入至肠，麻黄为治表之剂，力有不逮，故去之。虽水气已深入，但尚未顽固黏着，所以十枣汤等峻逐水邪之品也不宜使用。莞花对肠道有轻微的刺激作用，可以散利在肠道的水气结聚，待里气一通，残留在肌表的寒邪自能散去。

　　芫花、大戟、甘遂、荛花都是有毒的峻下逐水药，多性寒甚至大寒，即使性温也是微温，味多苦甚至大苦，即使不苦而辛也多是微辛。都有滑利逐水、解毒活血、攻坚破积的作用，使里气通而表气和，上下气机通达，有利于大小便的调畅。但又各有特性，芫花气味恶臭，刺激性大；大戟对咽喉有刺激性，钻透力大；甘遂对肠壁具有强烈的刺激性，可以泄下；荛花功同芫花，但药力较芫花缓和。

防　己

【功效主治】

　　疏泄利水：主治脑水肿、经隧水肿。本品从中焦着手调节水液代谢，长于苦渗利水，能入血分，趋下焦，治疗水湿泛溢，并能除水湿夹热。但有竭伤中焦阴液的弊端，故阴虚内热、元气虚者当忌用。

【冉按】

　　防己性平味苦辛。可入血分利水。

商　陆

【功效主治】

　　峻逐水邪：主治水气内停、癥瘕、疮痈肿痛。

【冉按】

　　商陆不溶于水，所以宜用散剂，如入煎剂宜用酒煎，酒水各半。仲景牡蛎泽泻散中用商陆，治疗大病之后有水气内停，用它起效缓而作用时间长的特点，这正与商陆的有毒成分蓄积引起心率降低有关。商陆的药力和毒性均较芫花、大戟、甘遂等弱。其毒性成分很可能就是它的有效成分，中毒表现为全身抽搐、呼吸加快、血压上升、心率降低。

贯　众

【功效主治】

　　峻下逐水：主治水湿内停，或水湿夹热，或水热互结。待水邪一去，其他无形邪气则无所依附，自然得以消除。

　　解毒杀虫：可解蛊毒、风毒、水毒等多种毒邪。其他峻下逐水药多只能解一两种邪毒，只有贯众可以解多种邪毒。

【冉按】

贯众解毒杀虫的功效十分显著，疫疠流行时，将贯众放置在水缸或水井之中，即可百毒不侵。

泽　泻

【功效主治】

化气利水：主治气化障碍引起的水液停蓄。如肺气虚不能通调水道，或肾气虚不能化气行水，或肝气不疏、气滞水停，所引起的水湿内停证。所以泽泻利水具有不伤阴、不化燥的特点。

起阴气：主治气化障碍所致阴气不升。本品利水则有利于气机升降的恢复，从而使阴气得以发挥润泽的功效。

【冉按】

泽泻之名点明了它的功效：润泽、泻水。这两种功效的发挥，均有赖于该药对人体气化功能的调节。

猪　苓

【功效主治】

利水渗湿：主治水湿内停，如水肿，疟疟。疟疟为夏季伤于湿邪，至秋季而发之病，其病机特点为湿邪化燥痼结于阴分。猪苓可起阴气，同气相求，可以深入阴分散痼结以祛邪，又无伤阴的弊端。这与茯苓化阳气以利水的原理截然不同。

【冉按】

猪苓汤中猪苓配阿胶，主治水热互结的病证，正是以阿胶协助猪苓益阴气以利水。

滑　石

【功效主治】

清热利水：本品甘淡渗利，清热力量较强，兼有利窍之功，主治里热壅遏之窍道不利的小便不利（或兼无汗），待里热得清，表里气机畅达，自然可以小便通利（而汗出）。本品清轻，质地滑润，不燥不涩，若有尿道滞涩则更加适宜。

【冉按】

外感风寒之无汗尿少，以及肾阳虚、下焦虚寒不在适用范围。

木　通

【功效主治】

健胃：木通大苦，甚于黄连、黄柏。对于胃热炽盛者，具有开胃健胃的功效。对于寒证则无此效。

开窍通脉利关节：在形态上，木通空洞玲珑而有畅通之性，能利九窍、血脉、关节。主治中焦脏腑功能失调所致九窍不通，血脉不畅，关节不利之证。

利小便：主治里热盛，小便不利。

【冉按】

在品种问题方面，木通为木本类中药，通草为草本类中药，二者截然不同。

灯心草

【功效主治】

透热除烦：鲜品方有此效，且药力甚于鲜石斛、鲜芦根。

清热利水：灯心草质轻味薄气清，清可彻热，淡能渗湿，轻可去实。主治心腹邪热，小便不利，淋证，风湿等。

【冉按】

灯心草当连皮用，否则为灯草心，即今之灯心。灯草心是灯心草去皮制作而成。在制作过程中，曾经煮熟，故清热之功大减，只留下淡渗利水之功。

车前子

【功效主治】

清热利水：主治小便灼热，滞涩不通，阴部痒痛，胎前产后腹痛，湿热痹证等。由于车前子含黏液丰富，所以泻而兼补，具有一定的养阴清热之功，特别适宜在阴虚内热的情况下使用。

催产：主治胎位不正的难产。如《妇人良方大全》中载："用酒送服车前子末，治疗横产难生。"

固肾填精：主治肾中精气衰竭。如《摄生众妙方》用车前子配枸杞子、菟丝子、覆盆子、五味子等为五子衍宗丸。

【冉按】

车前子的性味皆薄，其味微咸微苦即淡，其性非寒乃清，故能清热利水。且本品具有滑窍的特性，所以可治小便滞涩不通和难产。

知　母

【功效主治】

清肺下水：本品味苦性寒，苦能沉降，寒能清热，长于清肺热，肺得清肃而能化气下水。主治上焦气分热盛或肝肾阴虚内热，临床可见口干、手足心热、小便不利等。

【冉按】

知母的特点在于清热利水而不伤阴。

芦　根

【功效主治】

清热利水：主治邪热内盛的淋证、癃闭。

养阴散结：本品可稀释、疏解凝结的黏液，如痰浊、脓血、胆汁，主治肺痈、黄疸、胆结石。

健胃止呕：主治胃热引起的恶心、呕吐、哕逆。

【冉按】

民间以糯米做粑，若用木杵则难以捣碎，用芦茎却能捣碎如泥，由此似可窥其养阴散结的原理。四川所用多为石韦的茎，鄂皖江浙一带所用多为芦根，但二者性味功效相差无几，临床可通用之。

茵陈蒿

【功效主治】

益气升阴：主治气阴不能上荣证，见面色少华。兼有湿邪阻滞者亦可使用。

利尿发汗：主治湿浊内停的小便不利，若小便不利兼见无汗，可以同治，即利小便以发汗。

洁血退黄：茵陈蒿可以清除血液中的浊邪，主治黄疸。

【冉按】

茵陈蒿得天地气机升发之性，其功效皆源自于此，故可常服。

蒲　黄

【功效主治】

利水：擅长祛除血分水湿停滞，擅长治疗水血同病。

止血化瘀：其止血和化瘀的功效均基于利水的作用。利水则血液黏稠凝固而止血。血中或血管周边多余的水湿一去，血行的障碍得以消除，血行自然顺畅，所以具有化瘀的效果。

生肌止痛：主治创伤，同时可以止血消炎。此时须外用。

【冉按】

因止血化瘀有赖于利水的功效，炒黑之后该药黏稠的特点会随之消失，所以止血化瘀应当生用。炒黑之后能新增收敛固涩的效果，所以主治创伤当炒黑外用。

蜗　牛

【功效主治】

利尿：蜗牛为血肉有情之品，其利尿功效非一般草木类可比，清而不渗，滑而不通，可治真阴枯竭，津液消灼，水道滞涩，甚至化燥成毒的小便不通。

育阴潜阳：蜗牛壳薄质轻，故潜镇之力不如龟板、鳖甲、珍珠母等，但优在滋阴润燥力强，可治多种阴虚化燥生风之证，如中风病、口眼歪斜、筋脉挛急、惊风等。

【冉按】

蜗牛的性味功用与蛞蝓大致相同，但前者有壳而后者无壳。

十四、血证

1. 医案

（1）风温内陷，阴伤血瘀案

武昌，葛氏。

初诊：外感触动伏邪，发高热，烦躁，自汗出，反恶寒。某医师视为寻常时感，寒热夹杂，用十味香苏饮、九味羌活汤等，羁延日久，其热愈炽，午后则剧，时或谵妄，改请某医诊治。曰：此本温病，误治伤液，日久邪已内陷，邪实正虚，用加减黄龙汤润下并行，不应；加重下药，因之腹满痛、便血、微喘直视，遂请冉老往诊。脉细弦近数，神识半昏，舌上津少，底绛，苔黄而灰，干涸生裂，一团邪火。

诊断：风温兼便血。

辨证：风温内陷，阴伤血瘀。

治法：滋阴泄热，凉血化瘀，止血救阴。

方剂：犀角地黄汤加减。

药物：鲜生地一两，犀角一钱（磨汁），鳖甲五钱，升麻一钱，青蒿穗一钱，白茅根四钱，三七末七分，甘草一钱。

二诊：血净，腹痛止，身热退。

药物：前方去青蒿、犀角、三七，加沙参、丹皮、地骨皮各三钱。2剂。

三诊：以竹叶石膏汤、归地养营汤加减缓调收功。

按语： 此系病温，若前医不误用辛燥，不至液涸神昏；不误早攻下，不至内陷便血。一误再误，始至于此。误治后已见下血，当防其亡阴；症见微喘直视，示阴血尚存，故认为乃"兆端已现"，且血既下，温邪已有出路，坏处在此，生机亦在此，且身热未全罢，已内陷，但尚未全陷，故为半坏症，尚可救药。急以滋阴泄热，止血救阴获效。

（2）气滞血瘀，经脉受损案

詹某，男，32岁。

初诊：1953年6月3日。

主诉：时或咯血，胸腹胁肋闷痛，外之于撞伤后，明其内脏及经隧震伤，有损伤处。每行大便则带血可止，大便闭则咯血发。

诊断：外伤兼咯血、便血。

辨证：气滞血瘀，经脉受损。

治法：行气活血，消瘀定痛，佐以通便。

方剂：自拟方。

药物：当归须五钱，制乳香（去油）三钱，川厚朴二钱五分，怀牛膝三钱，泽兰叶三钱，杭白芍五钱，大象贝三钱，大麻仁（研）四钱，酒大黄一钱五分，延胡索三钱，金铃子三钱，生甘草一钱，白茅根四钱，软白薇三钱。水煎2次，分服。

二诊：1953年6月5日。

主诉：近日咯血渐止，疼痛已缓。

治法：再仿前法，消瘀散结，通便活络，以通为宜。

　　药物：全瓜蒌五钱（籽打碎），当归须四钱，郁李仁（研）三钱，川郁金三钱，白茅根三钱，大麻仁（连壳研）四钱，怀牛膝三钱，泽兰叶三钱，川厚朴二钱五分，制乳香（去油）三钱，软白薇三钱，生甘草一钱，生桃仁（去皮尖打碎）三钱，酒大黄一钱五分。水煎 2 次，分服。

　　按语：本案可谓《内经》"通因通用"治法的具体体现。临床通因通用，常被解读为大便"热结旁流"，粪水泄下，燥屎内聚未下的情况，用泄下通腑方药治之。殊不知尚有瘀血内阻，致新血离经的出血证，仍可运用通因通用之法，使瘀得通，新血方能有安藏之处，而不再出血。选药常用具有活血止血之功类药物，如酒大黄、三七之属，其他如蒲黄、血余炭也可选择。

2. 医话

　　凡由多种原因引起血液不循常道，或上溢于口鼻诸窍，或下泄于前后二阴，或渗出于肌肤，统称为血证。血证的范围相当广泛，凡以出血为主要临床表现的病证，均属本证范围。而冉老血证医案 13 则中，主要涉及咯血（10 案）、衄血（2 案）和紫斑（1 案）三类血证。

　　引起血证的病因有很多，或因外邪侵袭，损伤络脉，或因情志过极，气火上逆，或因劳伤致气血不能摄血，或因阴虚火旺迫血妄行。总的来说，如《景岳全书·血证》所说："凡治血证，须知其要，而血动之由，唯火唯气耳……"血证以火热亢盛，阴虚火旺及正气亏虚证候最为多见。冉老辨治血证有如下特点：

　　（1）首辨病证的不同

　　血证具有明确的临床表现——出血，但由于引起出血的原因以及出血的部位不同，治疗血证，应首先注意辨清不同的病证。如冉老指出："大抵血证，大小便便血，宜升陷气；衄血吐血，宜降逆气。疗吐血，或降而兼泻，以折其势；或降而兼涩，以遏其机。"指出便血与吐血、衄血在治则上的差异。又如冉老言："凡人内部各脏器组织损坏，所络血管破裂，均可吐血（实指咯血）。唯肺中毛细血管最细最薄，与肺中微小气泡犬牙相错，所以预备碳氧交换，勿俾气流弥散障碍，唯其最细最薄，因即易损易破，故吐血（实指咯血）病，属肺血者十之八九。"此段指出，由于肺的特殊生理，血证中以"咯血"最常见，咯血之因可涉及多个脏腑，而其中"属肺血者十之八九"。可见，治疗血证，当首先明确是何种具体的病证，并明确各种血证的证治特点，从而更好地辨治。

（2）凉泻温摄，为止血两大法门，各适其应

冉老论"凉泻温摄，为止血两大法门，各适其应"，此论与《景岳全书·血证》之"凡治血证，须知其要，而血动之由，唯火唯气耳"异曲同工。大抵血证"唯火"即因热盛迫血者，法当"凉泻"，其中又分虚实，实火当清热泻火，虚火当滋阴降火；气为血帅，气能统血，血与气休戚相关，故曰血证"唯气"，若因气虚不摄者，法当"温摄"。因而冉老言"凉泻温摄，为止血两大法门"，其意在言明治疗血证首先应该辨明病因病机，然后采取"凉泻"或"温摄"的不同治法。

（3）"止血"当辨证论治

唐宗海《血证论》曰："存得一分血，便保得一分命。"治疗血证的目的，首先当然是使离经之血得止。然而，绝非"见血止血"之意。冉老善"止血"，最主要的是根据各种血证的病因病机进行辨证论治，或止血，或消瘀，或宁血，或补血，或益气。当然，在辨证的基础上适当结合止血的方药亦是冉老治疗血证的常用方法之一。如冉老治疗血证的 13 则医案中，多次以"炭"止血，包括蒲黄炭、枳实炭、大黄炭、侧柏炭、郁金炭等。冉老在《冉老医著全集》论及十灰散时指出："十药烧灰，虽存性而性已大减，唯取收敛、吸摄、填固，急则治标，以为先止其呕、其吐、其咯、其嗽之扼要张本，收束危迫阶段，再商第二步疗法。"又如冉老指出："疗肺体损破，用白及为主药。白及富于黏液，性兼敛涩，补肺破损有特长，滑利中有固涩，破散中有收敛，能去腐生新，化瘀消肿，故古人用治恶疮败疽、死肌伏虫等。单用一味白及，疗肺损咯血，为末米饮下，名独圣散，见洪迈夷坚志。朱丹溪亦谓凡吐血不止，宜加白及。"

3. 常用独特方剂及药物

（1）方剂新解

①生地大黄汤（《备急千金要方》）

此方《备急千金要方》用治血热妄行，吐血衄血等症。查此方用甘寒之生地十分之九，苦寒之大黄十分之一，捣汁泡汁，纯取清轻，方制意义颇超。上条黄连泻心汤系泻热而兼清心火，此方系泻热而兼益肾水，为一上一下，一水一火之对峙。甘寒苦寒化合，能制热淫所胜，即免过苦化燥之嫌，又无过腻滞邪之弊。

②四生丸

此方严氏济生方，用治阳乘于阴，血热妄行，吐血衄血等症。查此方寓疏于

清，清不滋滞；寓行于止，止不凝泣。四药生用，取其质清，捣而为丸，取其汁出，所以全其水性，而远于火令也。以丸剂为汤剂，另是一格。艾叶性暖，最易燃烧，故诸药针多用艾，其香沉郁，能化各药之滞，使血不冲溢，亦不凝泣，准以中法，是凉血而佐以化气。柯韵伯谓此方祇可暂用，以遏妄行之血热，如多用则伤营，血得寒则瘀血不散，而新血不生，推崇归脾养营善后，是于此方结构，尚少体会。况本方不宁艾叶香，荷叶、柏叶亦清香，生气未漓，稀释醒豁，因热妄行之血，何致遽寒，血因热壅，正待清释，何得遽瘀，祇以主观太深，词意偏矫，遂令治疗差别，不能为柯氏贤者讳也。予谓此方当血热腾沸，未静止时，尚不宜过煎，以开水浸泡可矣。血止后再用煎，尚须续服二三剂，以防再发，然后再议调摄可耳。

③失笑散

此为《局方》方，用治男女老幼，心痛腹痛，小肠气痛，及妇人产后心痛，诸腹痛欲死等症，百药不效。查此方消瘀定痛，行血之中，而又兼止血者也。方名失笑，言疼痛欲死，烦苦呻吟，服之爽然豁然，其愈甚速，不觉失笑。定痛之剂，多气药血药综合用。此方用两味血药，不用气药，另是一格。灵脂为复齿鼯鼠的干燥粪便，黏凝细腻，用其气，可以引入浊阴，冲动而行血；用其质，亦可以引入浊阴，黏凝而止血。故《开宝》条文明言"主治肠风，暨女子血崩"。蒲黄为香蒲花蕊，细腻若粉，能以行血者利水，亦可以行水者止血，盖滤其血中水分，俾血液稠黏凝固，而粉腻又促其愈合，《本经》止血消瘀血，相连并载，冶二项功用于一炉。他血药，行血者未必止血，止血者未必行血，即两两相兼，其功能亦必有一方薄弱，唯此二药行血止血，功力均优，本方独取材于此，煞有深意。方注亦有意义，收敛则用醋，运化则用酒，即所以协助各面以成功，所以为产后著名方剂，后贤不察，或以为生用行血，炒黑止血，于用醋用酒，习焉不察，少体会，以见读古人书者之不易也。

④柏叶汤（《金匮要略》）

此方乃以通为止之方。血为人之生命所在，血不归经，而至于吐，病已甚矣。诸药不疗，吐而至于不止，病更危矣。大抵血证，大小便便血，宜升陷气；衄血吐血，宜降逆气。疗吐血，或降而兼泻，以折其势；或降而兼涩，以遏其机。本方不泻，免却苦寒凝泣；不涩，免却强迫瘀着。唯借马通汁（为浊中之清）合煮，与诸药融化一气，引入浊阴，俾姜艾温煦流通，作用于阴分。气郁于外，外和而里自安，故可以和表者和里；气郁于内，内通而外自洽，又可以和里者和表。方制唯以柏叶标名，盖岁寒后凋，其气刚劲，中含挥发油、黄酮，厥气沉郁，能降能宣，能通能滴，一味柏叶，足以代表整个本方而有余。

⑤黄土汤（《金匮要略》）

此方平调以实中，温煦以启下，兼补兼滴，亦清亦温，为调脾肾以摄血之总方。从来注家多释远血为脾血，释本方为治脾阳下陷。果尔，则必湿郁土湮，何堪又用地黄、阿胶、黄芩耶？须知脾肾为先后天生化大源，本方用白术补脾，即用地黄补肾。用白术不已，再佐甘草；用地黄不已，再佐阿胶。用白术、甘草不已，再佐黄土；用地黄、阿胶不已，再佐黄芩。均两两并重，毫无偏执。妙在附子一味，温下以鼓中，暖水以摄火。《备急千金要方》去附子加干姜，虽各有适应，究之与本方真正意义，尚不尽合。陈修园以石脂易黄土，每况愈下。上方柏叶汤用干姜，所以温摄其中；本方黄土汤用附子，所以温摄其下。温中者，用马通汁引之归肾；温下者，用灶心土鼓之运脾。干姜入马通，固作用于阴分；附子入胶地，亦是作用于阴分；其界畔互通之妙，参错运化之奇，均有奥义深旨存乎其间。学者各得其所以然之故，则病理治疗方剂，均不难透过一层矣。

⑥赤小豆当归散（《金匮要略》）

此方养血活血，滋养疏利，补而能散，疏而不破，为治便血较平缓之要方。此方在《百合狐惑阴阳毒》篇，则因养血活血，义在调摄，又可排脓消肿，故兼主痈脓已成也。赤小豆入血分，浸令芽出，既能疏利，又能升举。当归具液汁丰富，兼含挥发油，能增加血中液汁，促进血中氧化。与赤小豆同用，养血疏血，活瘀升陷，适合下极局部肿硬痈脓病变治疗。或谓此条近血为脏毒，须知脏毒可以构成近血，近血不尽为脏毒。如系脏毒，本方再加苦参、雄黄、蜀椒之属。此方可通于《百合狐惑阴阳毒》篇，而《百合狐惑阴阳毒》诸方亦可通于此方。特彼此互勘，互相参错为例，学者不必拘某方治某病、某病用某方也。

⑦白及枇杷藕节丸（戴氏方）

此方戴氏用治咳嗽吐血等症。查此方为养肺阴，清肺热，补肺虚，疗肺损，为治肺伤吐血之要方。凡人内部各脏器组织损坏，所导致血管破裂，均可吐血。唯肺中毛细血管最细最薄，与肺中微小气泡，犬牙相错，因即易损易破，故吐血病，属肺血者十之八九。此方意在疗肺体损破，故用白及为主药。白及富于黏液，性兼敛滴，补肺破损有特长，滑利中有固滴，破散中有收敛，能去腐生新、化瘀消肿，故古人用治恶疮败疽、死肌伏虫等。单用一味白及，为末以米饮下，名独圣散，疗肺损咯血。朱丹溪亦谓凡吐血不止，宜加白及。此方药皆轻灵，阿胶用炒，地黄用汁，又与各药融化为一，以煎剂作丸剂，颇具法度，非俗手所能企及。本编录自徐灵胎方解，戴氏不知何许人。其为明戴思恭与，思恭著述，均统括师意为之，并有明标推求师意一种。方用白及为主药，与丹溪之说吻合。方制柔润而不凝泣，平调而不壅滞，甘凉而不苦燥，境诣颇超，堪为正治肺血规范云。

⑧十灰散（葛可久方）

此方为诸斑血证止血之正方，大意以凝固血液、收缩血管为主。大蓟、小蓟，大清其热；荷叶、柏叶，清散其气；茅根、茜根，防制其瘀；栀子、大黄，凉折以安之；棕榈，收涩以固之。而十药烧灰，虽存性而性已大减，唯取收敛、吸摄、填固，急则治标，以为先止其呕、其吐、其咯、其嗽之扼要张本，收束危迫阶段，再商第二步疗法。方注如病势轻者，用此立止，如血出成升、斗者，用后药止之，计二十一字，乃为进一层疗法。原书第一方十灰散，第二方花蕊石散，原系先止之而后消之。方注所谓后药，即指花蕊石散。花蕊石本非止血药，而曰以后药止之者，血管瘀塞，血不归经，因而泛滥流溢。花蕊石消瘀，瘀消塞通，血由经中行，通之即所以止之。方的编次，是止血后消瘀血。方注的精神，是活用原则，寓止于消。惜措辞不免语病，宜于用此立止如字下，添"瘀塞流溢"四字，非然者，血来甚猛，成升成斗，尚堪再用攻破戕贼，致令血尽气散耶。方次为正法，方注为活法，各家知之而未尽悉之，在学者整个彻底了了耳。

⑨断红丸（济生方）

此方严氏济生，用治脏腑阳虚，久而肠风痔疾，下血不止，或所下太多，面色萎黄，日渐羸瘦等症。查此方乃温补以摄血，为治虚寒失血之要方。血证疗法，旧说分歧，有谓服凉药，百无一生者，主用温；有谓虽虚证，亦是浮火上干，主用凉，皆一偏之见。苟果血热腾沸，将焉用温；苟果血寒凝泣，将焉用凉。离脱事实，未议病先议药，殊非学者所应有。本方是疗下血，曰下血不止，曰所下太多，两下字当着眼。脏腑阳虚，而系以久字，面目萎黄，而系以渐字，曰久曰渐，此岂暴病一朝一夕之故。久渐两字，亦当着眼。设血暴下，决不用此；设非下血，而为吐血、衄血，亦绝不用此。唯素质久虚，正气渐败，下陷下泄，乃用此温补、温滴、温升之疗法。鹿茸气血有情，循督脉直达颠顶，以温为补，以补为升，生理特异。续断之补固，白矾之收涩，协柏叶以助成其完整断红之功。用药较黄土汤，各面俱再进一层。且去黄芩而不去阿胶，加当归而不加白芍，用黄芪而复用阿胶、当归，学者领其旨趣，必能了彻治疗深层义蕴，随所适而中其奥窍矣。

⑩ 苦参汤（圣济方）

此为《圣济总录》方，用治大衄，口耳皆血不止等症。查此方乃泻心汤，以栀子易黄芩而加苦参，为苦坚、苦泻、苦折。血热腾沸，凉乃静止。十灰止血，为止血正面方剂，亦即止血浅近方法。凉泻、温摄为止血两大法门，各适其应。后人各执一偏，未议病，先议药，胶着偏执。而攻击用寒凉者，危词耸听，似是而非，讵知金匮血证门，仲景原有泻心汤法，本方黄连、大黄同用，即是泻心汤制。黄连、大黄与栀子同用，即是后贤金花汤制。加苦参苦味浓厚，协黄连合致其功，不宁苦寒胜热，而且苦味健胃，妙在加入生地汁同煎苦寒、甘寒，融成一片。孙处士《千金》疗血证，原有生地大黄汤，系从仲景泻心汤蜕变而出，甘寒苦寒化合，半泻半调，半清半补。生地用汁，而且大黄用末，用意尤为周到。此方得其遗意，特苦味浓厚，胜热力大，各合病机，各有适应。孙氏对仲景方，再加一层甘寒；此方对孙氏方，再加一层苦寒。均系从方之对面扩展，学者潜心玩索，可得血证方治出入之真髓。方中各药均气厚味厚，疗清道衄血为反治，疗浊道吐血为从治，疗下部便血尿血为正治。各个适应，通于无穷，在学者运用何如耳。

⑪ 生地黄汤（小品方）

此方陈氏小品，用治小便便血等症。查此方乃半清半补，宣利下虚热之方也。方制侧重补润，故用生地独多，又益之以阿胶。黄芩不过微清少火，侧面以促助之而已。上方苦参汤用三黄、苦参，为苦坚；本方用地黄、阿胶，为甘润。苦坚者，佐生地一味以柔之。甘润者，佐黄芩一味以清之。一疗实热，一疗虚热，究之方制虽各不同，方义要可互通。柏叶与艾叶均香臭沉郁，为疗阴分，疗下焦要药，而对血证则柏叶尤有专长。胶艾汤用艾叶，复佐清酒，意在温下。本方用柏叶，复佐黄芩，意在清下。温下者，温煦以宣之；清下者，清滴以摄之，各有病理治疗适合之妙。《金匮》柏叶汤，艾叶、柏叶并用，则合二者为双璧。柏叶就本方配伍言，可以化胶地之凝滞，而黄芩合柏叶则又可促助清下之力，以散下焦蕴郁之客热。学者由是推阐，有寒宜佐艾叶，非大寒凝泣，无须干姜、乌、附；有热宜佐黄芩，非大热赫曦，无须黄连、大黄。此疗血用药大凡，可就本方义理，互参比拟，而抉其整体之奥窍也。

⑫ 三七地黄煎（《石室秘录》）

此方出自陈世铎《石室秘录》，用治吐血胆血等症。血证仲景用泻心汤，孙处士甘寒苦寒化合，将黄连、大黄溶纳于生地汁之中，意义尤为周到。此方用生地汁多，得孙氏精义，但不用黄连，亦不用大黄，而用三七。三七为末，与黄连为末及大黄为末，方制大抵相同。二黄止血，系清热以止血，为间接的。三七止血，系化瘀以止血，为直接的。是就止血论，三七较二黄，尤为恰当也。血热宜二黄，设无热，二黄反致凝泣，实扣不着。一为止血，二为消瘀，一味三七兼具二项功用，是三七疗血，较二黄尤为普泛适应也。妙在佐姜炭五分，以促助三七之斡旋，醒豁生地之凝滞。生地汁不伍黄连末，不伍大黄末，而佐姜炭末，方制同，而用方意义取裁不同。推斯意也，热加芩连，寒加姜附，吐血衄血加半夏，便血溺血加升麻，外实加荆芥，内实加大黄。整个血证治法，不难由此一方推阐矣。

（2）用药规律及常用药物新解

①血证用药规律

冉老血证医案 13 则中，涉及咯血 10 案、衄血 2 案和紫斑 1 案，医案数量少，故未进行频数分析。有关血证的用药规律可参考本节医话。

②常用药物新解

地　榆

【功效主治】

调冲止带：主治冲任虚损所引起的带下病。七伤多有脾肾两虚，肾虚则冲任不固，脾伤则饮食不化精而化浊，浊邪循带脉而下，则成带下病。久之阴精亏耗，燥火内盛，故可见潮热、盗汗或自汗、不寐等症。

清热凉血：主治产后内伤肿硬，经血不通。

【冉按】

地榆色赭赤而味酸苦，且酸多苦少。

大小蓟

【功效主治】

凉血止血：主治各种热迫血行的病证，如吐血、衄血、崩漏、经血淋漓、胎动不安等，清热凉血之功卓越。若血中邪热壅遏，二蓟在清热凉血的同时可畅通血行。

清热解毒：主治金疮、虫毒。

【冉按】

大小蓟的清热凉血之性还可用于解暑，孟诜以大小蓟鲜品捣汁内服治疗暑热心烦。本品味甘苦而性凉，不可用于脾胃虚寒、不思饮食、腹泻不止者。

血余炭

【功效主治】

收敛止血：主治各种出血性病证。因本品上可到达颠顶，故尤其善治脑部血分病变，如脑部的充血性、缺血性、出血性病变，以及小儿惊痫等脑神经病变。

通利窍道：主治五癃、关格、小便不利等。

【冉按】

血余炭为头发烧制而成，味苦而性温。

血 竭

【功效主治】

补血和血：血竭之形色质与人身之血近似，所以具有补血之功，且因其兼具化瘀之功，所以补而不滞，主治各种血虚证，但其补血不如当归、地黄。

软坚消瘀：血竭味咸，可软坚散结、活血化瘀，主治各种气血不畅的病证，如突发性心腹疼痛。但其化瘀不如桃仁、红花。

收敛止血：可治各种出血，如外伤出血、崩漏下血。但其止血不如蒲黄、龙骨和五倍子。

【冉按】

血竭为树脂凝结，树脂之于树即相当于血液之于人，色赤味咸而略甘，近似于血，专入血分。观上述功效，临床若有不能纯补、纯破、纯止的血证，即非血竭不可。

干　漆

【功效主治】

续筋骨：主治一般药物难以治疗的筋骨经脉虚损。因筋骨经脉虚损严重者，如老人多是筋骨中缺乏动物性胶质，而矿物质的含量并不少，漆中的滋液黏稠浓厚，近似动物性胶质，所以可主治筋骨经脉虚损难治者。

补脑髓：善于增益骨髓、脑髓者，滋水含量丰富，而草木类药物中的滋液浓稠丰富未有能及漆者，所以漆是补益脑髓的最佳选择。

消瘀血：漆能化血成水，所以主治瘀血、死血，痹着不通的病证。此外，本品多滋液，不似其他活血化瘀药，纯攻纯破，耗伤正气，且漆之化瘀力强，主治虚证、血瘀者尤为合适，如痨瘵败血。

【冉按】

干漆是漆干燥凝结而成的固体，其特点在于气候晴暖则愈湿，气候阴湿则干涸。但有人对干漆过敏，一接触就会出现全身起疙瘩、瘙痒异常、发热、频繁呕吐等表现，即不可用。

降　香

【功效主治】

化瘀消肿止痛：主治瘀血停留在胸膈，气血上涌的咯血、吐血、胁肋胀痛等。

【冉按】

降香芳香辛温，其气本应主升，但因其含胶质树脂丰富，故性沉降。降香又名降真香，因其能敛降真气，故得此名。芳香药中主沉降的特殊异禀，非独此一味，沉香亦主沉降。

十五、厥证

1. 医案

（1）热厥案

汉口昌年里街南，某氏。

初诊：秋月患时感，伏暑夹燥，20余日不解，体温42℃，舌绛唇焦，自汗出，颊赤，昏顿，气喘不足以息，言语难出，不仅不能起坐，即使头依枕部亦必低垂，不能左右顾。其脉微细欲绝兼虚数，时似一止。

诊断：厥证。

辨证：气血两燔，病已造极，邪既亢甚，正又不支（古人所谓温病虚甚死，殆即此类）。

治法：泄热凉血，清心开窍。

方剂：自拟方。

药物：鲜生地一两，鲜石菖蒲七分（同捣汁），青蒿露八钱，银花露八钱，犀角尖（磨汁）五分，卷心竹叶四十片，莲子青心五分，连翘心二钱五分，佩兰叶一钱，鲜石斛四钱。后五味微煮，冲入前各汁，服2剂。

二诊：主诉服1剂，出汗较少，略安；2剂，热渐减，汗又较少。

药物：上方去竹叶、银花露，加白薇三钱，地骨皮露八钱。

三诊：主诉热大减，汗渐止，勉进薄粥半杯，水梨数片。

药物：去白薇，犀角减为三分，加玄参心、连心、麦冬各三钱，再2剂。

四诊主诉：热退身凉，气平神清。唯困倦乏力，诸虚百不足。

治法：清养肺胃，育阴醒气。

调理一月痊愈。

按语： 此病大难，温邪久羁，弥漫胶着，表里既已合邪，气血混为一家，清窍蒙蔽，风阳上颠，治疗重在救液；邪热正炽，滋之而液未必肯复，重在清热。汗出已多，安容再泄，唯滋而不腻，清而能固，以清为滋，以滋为固，阴阳不再乖违，内外渐趋协和，方可望回苏。其退热之治，用青蒿配犀角强于青蒿配鳖甲的入血透热之效，且取"露"入药，清灵透达之效更显。此案获效，足证清心宣窍并非至宝、安宫独效，清里也非紫雪、碧雪不可，值得参考。

（2）气厥案

陈某爱人，江苏人。

初诊：病心膈痛，突尔昏迷不知人，不能动，冥然罔觉。其脉叁伍不调，时或一止，正思索病来如此之暴，未真正了解，安敢冒然处方。适见其家属坦若无事，异之。问病者何日起病？曰：昨日尚好，今晨心膈痛，随即闷闭。又问：往日痛过否？曰：痛过。此病已多年，或三五日一发，或半年一发，或一月数发不等，轻则心膈痛，重则痛剧而晕瞀。冉老曰：往日病发闷闭，如此次，毫无知觉否？曰：轻则一时半时，重则二三时方醒。

诊断：厥证。

辨证：气机逆乱，内闭神机。

治法：益气活血，开窍醒神。

方剂：许叔微白薇汤加减。

药物：白薇四钱，当归须三钱，人参须二钱，甘草一钱。加苏合香丸如大豆大三粒，分3次化开灌下，隔半时1次，不醒再服1剂。

二诊：主诉翌日复诊，云服药2次，未终剂已醒，现已坐立，言动如常。

方剂：越鞠丸、归脾汤加减。

三诊：一月后，其病因动怒复作。

辨证：恼怒伤肝，肝气上逆，壅阻心胸，内闭神乱。

治法：消瘀导滞，柔筋通络，宁脑宁心。

方剂：许叔微白薇汤加减。

药物：白薇汤加石决明、龙齿、石菖蒲、天竺黄。

后上方再加琥珀、熊胆、缬草、朱砂常服，后数月未发，饮食有加，体渐丰腴，不似前之尪羸矣。

按语：此案不仅可见冉老临证辨治的精准，还可从诊治过程看出，冉老重视诊断细节。初诊之时，冉老即发现患者家属对其昏厥之事坦然待之，从而追问，知其病程久远，并由此判断心痛至于暴厥，总属大病，而未有疏忽。此提示后学，四诊合参的重要性。有个别中医一味强调脉诊，以示中医功底深厚，实不可取，很容易因四诊不仔细、不全面而误诊误治，前如冉老等中医真正名家，无不强调四诊合参，方能更好地体察病情。

（3）薄厥案

汉口张某，12岁。

初诊：住院治疗，已经多日头痛高热流涎，现已神昏气冲，鼻翼扇动，头强项直，两目上视，昏不知人，有痰鸣声，头出汗，眼睛无光，左颧有红块，脉象急躁滞涩。

诊断：厥证。

辨证：阴竭痰阻，肝阳上亢。

治法：滋阴涤痰，重镇潜阳。

方剂：自拟方。

药物：鲜生地 60g，捣汁，汁冲服，滓同诸药煮，怀牛膝 12g，真珠母 12g，龟板 12g，代赭石 10g，赤石脂 10g，寒水石 12g，琥珀末 2.4g，犀角磨汁 2.4g，竹沥 12g。上八味，以水五杯，煮取一杯半，去滓，过滤，再入生地汁、犀角汁、竹沥汁，频频灌之。

二诊：翌日复诊，略缓，尚不显著，仍用前方，加紫雪 2.4g。

三诊：越日再复诊，目已能动，渐有知觉，仍用前方，去紫雪，用碧雪 3g，是夜得大便一次。

四诊：又翌日再复诊，神识大清，改用犀角地黄汤加减两剂。

五诊：后以生脉、百合地黄两方，合方加减收功。

按语：此案病情危重，呈阴液耗竭之势，故全程重视滋阴救液之法的运用，强调多用鲜品，也意在清新滋润，不仅能救阴液于危旦，还能芳香怡神以开窍闭。

2. 医话

厥证是以突然昏倒，不省人事，或伴有四肢厥冷为主要临床表现的一种急性病证。轻者昏厥时间较短，自能逐渐苏醒，醒后无偏瘫、口眼歪斜等后遗症状；重者，则会一厥不醒甚至导致死亡。

厥证病机，主要由于气机突然逆乱，升降乖戾，气血运行失常造成。体质因素、情志因素、暴感外邪等是厥证发生的常见病因。《景岳全书·厥逆》云："厥者尽也，逆者乱也，即气血败乱之谓也。"并总结明代以前对厥证的认识，提出以虚实论治厥证，提出了气、血、痰、食、暑、尸、酒、蛔等厥。冉老对厥证的辨治特点包括：

（1）首当结合病史与刻下症状，辨准病机以图急救

厥证的发生，常有明显诱因，在辨证过程中了解其素体因素和发病原因对于辨证非常重要。指出"邪可于手足少阴、太阴、足阳明之络""令人身脉皆动，而形无知也，其状若尸"的尸厥（《素问·谬刺论》），当回阳固脱，温宣冲动；"阴气衰于下"的热厥（《素问·厥论》），宜清骨宣窍，救阴固里；"水不涵木，肝

阳上冒，真阳脱出，心受刺激"的厥冒，当甘苦寒合，益阴敛阳；"大怒则形气绝，血菀于上"的薄厥（《素问·生气通天论》），以补益肝肾，清热滋阴为要义；五脏六腑，寒热相移的气厥，自当芳香开窍，调气理血。此外，还有晕厥宜半搜剔、半镇纳、半清扬、半敛固；惊厥则宜润液就津、彻热散结、宁心透络、回苏醒窍。

如冉老治一"尸厥"病人，其"晕厥瞑若已死"，已经"半日许""其家已备后事。因族人以身尚微温，拒入殓，且争执不休"，遂请冉老"往视以解纠纷"。冉老往视患者"目瞑齿露，死气沉沉，但以手触体，身冷未僵，扪其胸膈，心下微温，恍惚有跳动意，按其寸口，在若有若无间"。冉老结合患者"体质素弱，曾患血崩""此次腹部不舒，就近请某医诊治，服药腹泻，病即随变"，遂拟参附汤，人参一钱，附子一钱，煎浓汁，以小匙微微灌之，并嘱就榻上加被，后神识渐苏。通过此例，可见冉老治疗厥证辨证时十分重视追溯患者发生厥证的诱因和其素体情况，该案患者，素体虚弱，曾患血崩，本是气血亏损之人，此次因腹痛被他医妄用下法，至阳气暴脱而厥，故冉老急用参附汤回阳救逆治之。

（2）大病用大药

厥证乃危急之候，当及时救治为要，醒神回厥是主要治疗原则。在辨准病机的基础上，冉老强调"凡大病须用大药，药果得当，力愈大而功愈伟。周礼采毒药以供医事，即此道理。如马君疾，药稍减轻，病即复作，倘稍迟疑，何有生望"。

（3）善用鲜品

冉老治疗厥证，善用鲜品。在其治疗厥证的 8 则医案中涉及中药鲜品 7 味，包括鲜生地、鲜石菖蒲、青蒿露、银花露、鲜石斛、鲜苇茎、生姜汁，盖鲜品药物中多味辛而有芳香之气，气味辛香发散则能化湿醒脾，且鲜品药寒凉之性更强，能清热开窍养阴生津，故寒凉性鲜药较干品味厚力峻，药汁鲜纯润燥之力强于干品。因而，冉老在治疗热厥时，常加味中药鲜品治疗。

（4）神醒厥回后，审因调治

治疗厥证，急救厥回后的调治亦十分重要。具体调治但结合患者素体因素和厥逆病因进行。如治上素体气血亏损，阳气暴脱的"尸厥"患者，待用参附汤、续用吴茱萸汤救逆后，即以当归内补建中汤、炙甘草汤补血益气。又如一案，治疗素有"心膈痛"发生"气厥"的患者，待用许叔微白薇汤醒神回厥后，即以越鞠、归脾加减，半调半疏而愈。

3. 方剂新解

①吴茱萸汤（《伤寒论》）

此方乃温暖厥阴，振起东方颓阳之要剂，与四逆、通脉四逆，鼎足而三。附子温肾，干姜温脾，吴茱萸温肝，各有专长。但姜附均守而不走，其能通脉宣阳，鼓舞一身之生气者，乃温以化气，温而行之，从功用推出。唯吴茱萸气味俱厚，又具特殊臭气，冲动力大，另成一格。桂为浊中之清，本品为清中之浊，故宣心阳，桂较超越，而开浊阴，则吴茱萸实为优异也。是寒凝血分，郁滞不通，用桂姜附，犹隔一层。唯本品开通经隧，深入浊阴，而冲动开发之。准上以观，则寒邪凝滞，血不上达之脑贫血，以及血塞血栓等病，则本品有特长。本方又益之以人参扶正，姜枣调营卫，冲动而不破裂，调护而不凝滞，实为温剂中不可少之要方。冉老治武昌周鸿兴磁器号内东尸厥，已停尸堂前，焚化楮帛，以未死尽之故，托友人余复初挽予商榷，以此方回生，后登报鸣谢，标题为"奇人奇事，死而复生"。其实予何能生死人，遇此可生者，幸使之起耳，经方功用之宏如此。

②四逆汤（《伤寒论》）

四逆汤为少阴正方，乃温肾回阳主方。附子生用，温肾力大，干姜温摄承接以佐之。人之阳气，资始于肾，资生于胃。故两者并重，从化源资始资生处着力。佐甘草和中，以为起下之本，平平斡旋，缓不伤怠。柯韵伯谓此方必有人参，不知人参味苦液浓，阴气较重，混入剂中，反缓姜附回阳之功。本方标名四逆，已将主治大眼目揭出，先其所急，将焉用参。至本方用参，如茯苓四逆汤、四逆加人参汤等，仲景原有其例，甚至人尿猪胆汁亦加，况人参乎。但此在厥已回，阳已复之后，若正当救逆回阳，此际则不须此也。陈修园谓仲景伤寒，用人参者十七方，而回阳中方，决不加此阴柔之品，殊有见地。本方借用处亦多，太阳用之以温经救里；太阴用之以治寒湿；少阴用之以救元阳；厥阴用之以回薄厥；各有取义，各有适应，不得以一端之理，执以概全体，亦不得以他处借用，反掩其本能。

③当归四逆汤（《伤寒论》方）

此方为厥阴营郁之要方。盖风寒内袭，血脉凝滞不通。厥阴为阴之尽，本易厥热往复，况血脉凝滞，气血不能贯注，而四末安有不厥逆者乎。本方归芍养血之原，辛桂通血之气，甘草以调之，通草以导之，为治血分四逆之法。与前四逆散，为一气一血之对峙。周氏扬俊曰"四逆汤，全从回阳起见；四逆散，全从和解表里起见；当归四逆，全从养血起见"旨哉是言。但须知本方为养血温血，行气通络之方，治寒非其所长。若其人内有久寒则仲景另主以当归四逆加吴茱萸生姜汤，吴茱萸冲动力大，与细辛相得益彰，酒煮挥发甚易，和生姜宣通更速，在四逆回阳中，别饶劲气。此方可疗西说血塞血栓，亦可精用于妇科血厥各证。

④白薇汤（《本事方》）

组成：白薇、当归、人参、甘草。

此方许叔微《本事方》，用治忽如死人，身不动摇，默默不知人，目闭不开，口暗不言，气并于阳，独上不下，气过血还，移时方瘥等症。查此方为治郁冒血厥平妥之方，此证妇人为多，男子亦间有之。乃血虚气旺，气不统血，循环障碍，致成颠厥，与血之与气，并走于上，则为大厥，暨血菀于上，使人薄厥一例，类似血塞血栓。方制当归为补血正药，人参能增强心脏跳跃，促助血液原动力，是当归不啻西法之补血针，人参不啻西法之强心剂。白薇味苦能降，味咸走血，有沉静循环，减退组织细胞酸化机能作用，所以能平上并之气血，而戡狂飚。观《本经》白薇条主治，曰暴中风，曰忽忽不知人，曰肢满狂惑，此为脑部知觉运动神经病变，与此方条文所叙，若合符节。此方以白薇为主药，即以白薇标名，其义明白显昭，许氏诣力，煞是可钦。触类旁通，于此可悟彻中风疗法。徐灵胎云，此证甚多，妇科不识，无不误治，学者所当究心焉。

⑤金珠化痰丸（《局方》）

组成：辰砂、皂荚子、白矾、松白霜、天竺黄、金箔、半夏、生姜。

此方醒气豁痰，宣窍透络，虽镇重压惊，芳香宣窍，性能亦颇不弱，而要以除痰为主治眼目，观方名标出化痰，意义甚显。皂荚、半夏、白矾、天竺黄，为四复味除痰药。天竺黄稀释而兼收涩，皂荚子燥刮而兼润沃，白矾收涩而兼冲动，半夏降敛而兼宣发，四药合用，一弛一张，一阖一辟，具有以上导痰、坠痰、滚痰诸意义。加龙脑则醒豁力大，加金箔则镇降力大，加辰砂、松白霜则窜透搜剔变质泄泻力俱大。其坠降可以宁神镇痉，其芳香可以醒脑回苏，故可兼疗血之与气，并走于上，则为大厥，及血菀于上，使人薄厥及脑神经病，而对于痰阻窍闭之中痰痰厥尤为吻合。此方利气，较上三仙丹，再进一层；降敛，较上滚痰丸、坠痰丸再进一层。至皂角不用荚而用子，半夏不用姜汁浸，而用姜同捣作饼，不久蒸久晒而微炒黄。方外之方，法外之法，颇多可取，后贤但谓此治上膈之痰为宜，殆浅之乎视此方矣。

⑥至宝丹（局方）

此方醒脑回苏，豁痰宣窍，既解毒散结，又窜透醒豁，乃镇静剂中之要方也。香可避邪，麝香、龙脑香臭甚浓；又益之安息香，解秽宣结，悦心透脑，醒豁神经，宣通经隧。佐以乌犀、玳瑁二鳞介药；金箔、银箔二金属药；朱砂、雄黄二石质药；镇降潜纳之功甚大。又佐琥珀通瘀，牛黄化痰。秽浊黏滞，络阻痰塞，得之靡不开豁。西法有芳香神经剂及镇定神经剂，此方两两兼收，萃为双壁。全方药皆精华，不杂一味草木，类多醒窍通灵之品……细察方义，不宁诸香药窜透力大，而朱砂含汞，雄黄含砒，何一非大力窜透。不宁二金属药镇降力大，而乌犀、玳瑁、琥珀、朱砂、雄黄，何一非大力镇降，且香而不烈，镇而不泄，尤显优异。旧注仅从宣心窍、透心络、定心神方面诠释，浅矣。又谓肝虚，魂升于顶，未可轻试，更误矣。学者不可不辨也。

⑦安宫牛黄丸（《温病条辨》）

此方吴氏《温病条辨》用治热入心包，神昏谵妄；兼治飞尸晕厥，五痫中恶，大人小儿痉厥之因于热者。查此方除热解秽，宣窍透络，亦镇静脑神经要方。吴氏立此方时，只知清心，故冠以安宫二字。要之神昏瘛疭，乃脑之知觉运动神经病变，昔之所谓心病，即今之所谓脑病。此方系从《局方》牛黄清心丸脱化而出，特彼方只用甘寒、咸寒，不用苦寒，方制颇较优越。本方用犀角、牛黄、麝香、朱砂、雄黄，与上至宝丹同。本方之郁金，即上方之琥珀；本方之珍珠，即上方之玳瑁；本方之梅片，即上方之龙脑。本方唯另多黄连、栀子、黄芩三味，上方香药较浓；本方凉药较重。是上方醒窍之力大，本方除热力大也。吴氏自注，郁金、雄黄为香，合梅片、麝香为四香，殊嫌矫强。其用郁金、珍珠，亦得失参半。玳瑁为壳属，与龟板、鳖甲类似。珍珠乃精英凝结，自较寻常板甲为灵异。郁金活血，不下琥珀，但琥珀镇邪通灵，非郁金所能及。且准之温病深层义蕴，温邪无形无质，徒攻胃肠无益，徒用苦寒亦无益。三黄除热，究属苦寒，邪热围蒸，固为适应，弥漫蒙蔽，非苦寒可了了。邪有虚实，证有散聚，此中分际，均不可不细密较量也。

⑧养气丹（《局方》）

此《和剂局方》方，用治真阳不固，上实下虚，八风五痹，卒暴中风，神昏气乱，状若瘫痪；或中寒邪，手足冷厥，六脉沉伏，唇青口黑；及妇人血海虚冷等证。查此方温降温摄，护固元阳，旋转大气，在镇静剂中另是一格。病气实血实，气血上并，则成脑充血；气虚血虚，气血交失，则为脑贫血。然实有热气上燔之实，有寒气上冲之实。虚有阴虚火旺之阳厥，有阳虚阴盛之阴厥。脑病护脑为急，故古人多用金石镇降。热多用寒水石、元精石、石膏、滑石之类；寒多用钟乳石、矾石、阳起石、石硫黄之类。镇降所以下其气，下其血，然一下不返，成何生理，要在循环流畅而已。本方各石药均火炼多次，变寒为温，寓温于降。香药中不用龙脑、麝香，无取乎大香窜也。气药中不用橘皮、青皮，无取乎再耗损也。且降而不泄，不用三黄二硝，无取乎寒泻也。既用故纸、巴戟、苁蓉等补下，复用山药、茯苓、豆蔻等补中；既用肉桂、附子温下，复用鹿茸、钟乳、阳起温上；既欲其下，又欲其上；既欲其降，又欲其升。所以资旋转意义，跃跃显昭。此方与上紫雪，同是用降，而为一寒一热，一补一泻之对峙，向来注家多未见及。

十六、痹证

1. 医案

（1）气血亏虚，风湿痹阻案

友人何某之爱人。

初诊：体弱瘦小，气血不充，又加操劳过度，关节强直麻痹，但脉象乖异，叁伍不调，十余至、二十余至一止，数急兼涩，在似促似结之间，诊察多次，脉均如是。

诊断：痹证。

辨证：气血亏虚，风湿内侵。

治法：益气活血，祛风除湿，通络止痛。

方剂：自拟方。

药物：当归须、桑寄生各三钱，牛膝四钱，地龙三钱，青木香三钱，鲜石菖蒲一钱，山茱萸、地骨皮各三钱，鳖甲四钱（代犀羚角用），胡黄连八分。

按语：痹证羁延，久而不愈，皮肉消脱，肌肤少泽，肘腕胫膝和手足指关节硬肿突起，隐约显红色，疼痛不能按摩。冉老认为寒已化热，湿已化燥，风燥风热相搏。拟方养血润液，沃燥彻热，柔筋通络，侧重清通而不用温通，甚至加用苦寒，本例即属于此类。冉老继而分析认为，风寒湿是言之因，久之寒化热，温化燥，病机既为风寒湿，则古人祛风、温寒、除湿原为不错，但郁久变热，不为风寒而为风热，不为风湿而为风燥。本例肾阴虚内热，选用桑寄生、牛膝、山茱萸补肾强筋骨通络，选用地骨皮、鳖甲、胡黄连退虚热。

（2）风寒湿痹案

王某，男，25 岁。

初诊：1953 年 6 月 17 日。

主诉：关节不利，中医诊断为历节痛，西医诊断为关节炎。

诊断：痹证。

辨证：风寒湿合而成痹。

治法：祛风通络，除湿开痹，散其胶结，畅其经隧。

方剂：自拟方。

药物：西羌活二钱五分，抱木神五钱，石菖蒲一钱五分，川独活二钱五分，刺蒺藜三钱，白茅根四钱，生薏苡仁五钱，怀牛膝四钱，汉防己三钱，宣木瓜三钱，泽兰叶三钱，生甘草一钱，青竹茹（姜汁炒）一钱。水煎 2 次，分服。

按语：本例为风寒湿痹，羌活、独活散寒除湿通络，刺蒺藜祛风，防己、牛膝、木瓜、薏苡仁除湿通络，可推本例当以下肢痹证为主。白茅根、牛膝、泽兰正是冉老习用的活血利水除湿的痹证特色用药。

（3）气滞痰瘀互结案

孟某，女，60 岁。

初诊：1953 年 7 月 15 日。

主诉：左臂不利，得之于闪跌，病历年余，月余加剧。

诊断：痹证。

辨证：经隧痹阻，风邪乘之。

治法：行气活血，祛风通络，标本兼治。

方剂：自拟方。

药物：西秦艽二钱五分，红血藤三钱，怀牛膝三钱，明天麻三钱，小木通一钱，威灵仙三钱，当归须三钱，泽兰叶三钱，生甘草一钱，牛蒡子三钱，白茅根四钱，青竹茹（姜汁炒）一钱，炒薏苡仁五钱。水煎 2 次，分服。

二诊：1953 年 7 月 17 日。

主诉：左臂痹痛，面部经脉不利。

治法：行气活血，通络散结，开其痹阻。

药物：当归须四钱，石菖蒲一钱五分，生薏苡仁五钱，西秦艽一钱五分，白茅根四钱，白茯苓五钱，泽兰叶三钱，怀牛膝三钱，生甘草一钱，北细辛五分，小木通一钱，制乳香（去油）三钱，青竹茹一钱。水煎 2 次，分服。

三诊：1953 年 7 月 18 日。

主诉：左臂及肘痹痛。

治法：行气活血，通络柔筋，佐以涤暑清风，标本兼治。

药物：西秦艽一钱五分，怀牛膝三钱，白茅根四钱，当归尾三钱，抱木神三钱，泽兰叶三钱，红血藤三钱，石菖蒲一钱，小木通一钱，制乳香（去油）三钱，大象贝三钱，生甘草一钱，青竹茹一钱。1 剂。水煎 2 次，分服。

四诊：1953 年 7 月 19 日。

主诉：跌闪痹痛，偏左肘臂不利，历时已久，胶着较紧，现服药已渐缓，整夜未痛。

药物：当归须四钱，西秦艽二钱五分，石菖蒲一钱五分，怀牛膝三钱，抱木神三钱，泽兰叶三钱，红血藤三钱，生薏苡仁五钱，大象贝三钱，制香附（打碎）三钱，宣木瓜三钱，生甘草一钱，白茅根四钱，青竹茹一钱。水煎 2 次，分服。

五诊：1953 年 7 月 22 日。

主诉：左臂痹痛牵及右臂，服前药略有缓解。但不时仍痛，兼之神经有过敏之状。

治法：行气活血，化痰通络止痛。

药物：当归尾四钱，怀牛膝三钱，红血藤三钱，西秦艽二钱五分，白茅根四钱，制乳香（去油）三钱，泽兰叶三钱，石菖蒲一钱，小青皮一钱五分，大象贝三钱，抱木神四钱，生甘草一钱。水煎2次，分服。

按语： 久痹气滞痰瘀互结，加之外伤，不通则痛，治宜行气活血、化痰通络止痛。本例特殊，冉老应用了强力行气活血的乳香、止痛的细辛，终有所缓解。特别是应用了大象贝、牛蒡子、石菖蒲、竹茹等化痰药物，以期散结通络。

（4）年高气血不足，风湿痹阻案

柳某，男，84岁。

初诊：1954年1月4日。

主诉：右臂不利。

诊断：痹证。

辨证：风寒湿合而成痹。

治法：祛风通络，散结开痹，佐以养血调气，半疏半调。

方剂：自拟方。

药物：西秦艽二钱五分，川厚补二钱五分，抱木神四钱，明天麻三钱，泽兰叶三钱，怀牛膝三钱，当归四钱，杭白芍四钱，炙甘草一钱，化橘红一钱五分，青竹茹（姜汁炒）三钱，生薏苡仁五钱，青木香三钱。水煎2次，分服。

按语： 本例年高体弱，气血不足。一方面以秦艽、天麻、牛膝等祛风湿，通经络；以橘红、竹茹化痰散结；薏苡仁、泽兰、茯神等健脾活血利水。另一方面以当归、白芍养血，厚朴、木香调气。

2. 医话

重视寒化、热化，开其痹阻、畅其经隧以疗痹证

痹证是由于风、寒、湿、热等邪气闭阻经络，影响气血运行，导致肢体筋骨、关节、肌肉等处发生疼痛、重着、酸楚、麻木，或关节屈伸不利、僵硬、肿大、变形等症状的一种疾病。

冉老认为，风寒湿是言之因，久之寒化热，温化燥，病机既为风寒湿，则古人祛风、温寒、除湿原为不错，但郁久变热，不为风寒而为风热，不为风湿而为风燥。风、寒、湿、热、气滞、血瘀等病理因素滞留肢体筋脉、关节、肌肉，经脉闭阻，不通则痛，是痹证的基本病机。患者平素体虚，卫外不固，腠理空虚，易为风、寒、湿、热之邪乘虚侵袭，痹阻筋脉、肌肉、骨节，而致营卫行涩，经

络不通，发生疼痛、肿胀、酸楚、麻木，或肢体活动不灵。外邪侵袭机体，又可因人的禀赋素质不同而有寒热转化，从冉老的病案来看，绝大部分属于从阳化热者。邪痹经脉，脉道阻滞，迁延不愈，影响气血津液运行输布。气机郁滞，气滞血瘀，津停成痰，气滞痰浊瘀血阻痹经络，可出现皮肤瘀斑、关节周围结节、屈伸不利等症，久则可见关节肿胀、僵硬、变形等。痹证日久，耗伤气血，影响脏腑功能，久病及肾，下元亏虚，诸脏阴阳无所依，而致病程缠绵，治疗难度颇大。从冉老的病案来看，下元多以肾之阴精不足为主。总之，冉老认为痹证的主要病理因素有风、寒、湿、热、气滞、血瘀及肾虚等，尤其重视寒化热及肾虚。

针对风、寒、湿、热、气滞、血瘀痹阻经脉，冉老认为应当予以对应的祛风通络、除湿开痹、彻热散结、行气活血方药；素体或久病肾虚者，尤重滋液柔筋通络，以"柔畅经络"；诸邪痹阻，气机不利，清阳不升，清窍蒙浊或失于濡养，出现神昏、沉闷等，宜醒气透络或清脑清心等；局部肿胀者，冉老主张"甘平以调，芳香醒豁以利"。诸法共奏"开其痹阻，畅其经隧"之功。

3. 用药规律及常用药物新解

（1）痹证用药规律

在《冉雪峰医著全集》中收集所有痹证病案，共51例，58诊，处方58条。统计其用药共70味，使用频次在5次及以上者，共有33味，按使用频率高低依次为甘草（89.66%）、当归（87.93%）、泽兰（84.48%）、白茅根（81.03%）、牛膝（77.59%）、茯苓（46.55%）、秦艽（44.83%）、石菖蒲（43.10%）、薏苡仁（41.38%）、红血藤（41.38%）、竹茹（41.38%）、防己（39.66%）、木瓜（37.93%）、浙贝母（32.76%）、独活（31.03%）、厚朴（29.31%）、乳香（20.69%）、威灵仙（18.97%）、白薇（17.24%）、青皮（15.52%）、延胡索（13.79%）、栀子（13.79%）、山茱萸（12.07%）、白芍（12.07%）、刺蒺藜（12.07%）、半夏（12.07%）、石决明（12.07%）、郁金（10.34%）、陈皮（8.62%）、三七（8.62%）、香附（8.62%）、川芎（8.62%）、郁李仁（8.62%）等。可见，所使用药物主要为祛风除湿通络、活血利水、行气止痛者。冉老治疗痹证用药平稳，极少用毒性中药，不喜用川乌、草乌、附子、细辛等辛温散寒除湿药；除偶用地龙外，一般不用全蝎、蜈蚣等虫类药；祛风通络藤类药，唯喜用红血藤。

当归、泽兰、白茅根、牛膝这四味药在治疗痹证时使用频率较高，均在75%

以上。当归味甘微辛，气香，液浓，性温。为生血、活血之主药，而又能宣通气分，使气血各有所归，故名当归。张锡纯认为其力能升（因其气浓而温）能降（因其味浓而辛），内润脏腑（因其液浓而甘），外达肌表（因其味辛而温）。生新兼能化瘀，故能治周身麻痹、肢体疼痛。泽兰活血利水，冉老认为其能主治中风余疾，身面四肢浮肿，骨节中水，故为治疗痹证要药。冉老对白茅根独有卓识，曰其"本血药而又通气，本气药而实入血，凉而不滞，补而不腻，疏利而不攻破"，在风湿痹证中行水利湿。认为牛膝主治寒湿痿痹，原因在于风寒湿入侵，病成而化，寒皆郁热，湿化燥。牛膝"主伤热火烂，是正治；治寒湿痿痹，是从治。病即由寒湿而变炎热，则药亦由从治而变正治"。

冉老认为痹证辨证论治是根本，祛风除湿，选用防己、威灵仙、秦艽、木通、红血藤、独活、天麻等；健脾或渗利水湿，选用薏苡仁、茯苓、泽兰、白茅根、木通、滑石、猪苓、郁李仁等；行气，选用木香、延胡索、厚朴、陈皮、青皮、香附、川楝子、橘络等；活血，选用地龙、当归、牛膝、泽兰、红血藤、三七、乳香、川芎、丹皮、郁金等；润液柔筋，选用当归、甘草、刺蒺藜、红血藤、木瓜、白芍、枣仁等；补肾，选用桑寄生、牛膝、山茱萸等；养血，选用当归、白芍等。

（2）常用药物新解

附　子

【功效主治】

温补命门：主治元阳不足，气化无力的病症。表现为四肢不温、小便不利或小便频数、无汗或自汗、便秘等。

回阳救逆：主治阴阳格拒证或亡阳证。

止痛：本品重用具有麻醉神经的作用。

【冉按】

温补阳气用量宜轻，取"少火生气"之意；回阳救逆和止痛时，宜重用，但超剂量使用会麻醉神经。因附子容易腐烂，所以用盐腌制，但是用盐腌制后，其温性会减半，所以一般情况下盐附子的用量较一般重。如重庆某医院用附子每剂十两或八两，可供参考。附子和白附子是两种截然不同的药物。从药理来看，附子为百药之长；从生理来看，附子是生命之根。附子功在温阳，不是祛邪药。适用于虚寒证，阴精枯竭和燥火内盛者禁用。

乌 头

【功效主治】

乌头功同附子，但是效力远胜附子。轻剂即有附子常量的功效。但乌头善于走经隧，且祛寒力强，擅长治疗寒邪痹阻经隧的病证，如气血不通，血不达脑的中风。

【冉按】

乌头、附子、天雄来源于同一植株。乌头是原生的块状根茎，如同芋母；附子是附生于乌头的子根，如同芋儿；天雄则是一子独大，但形状变长。乌头培育的年限越长，功效越佳。

草 乌

【功效主治】

功效主治同"川乌"。

【冉按】

川乌和草乌是同种中药，前者为人工培植一年采摘的新根，后者为野生繁殖多年的宿根，所以草乌的功效数倍于川乌。川乌、草乌有毒，量少可以升高体温，增强心肌功能，使脉搏加强；过量使用，则使神经麻痹，体温降低，心肌阻滞，脉搏变弱。

威灵仙

【功效主治】

活血平冲止痛：本品辛温活血，可使闭塞瘀阻的血管畅通；苦咸降泄，能使上冲的血气下平。治疗各种原因引起的实证充血、血塞、血栓，因疟原虫在血液中会产生毒素，所以亦可治疗。除活血平冲外，威灵仙还可凝神静脑，故善治各种中风实证。

【冉按】

威灵仙味苦而微辛微咸，辛则走窜，咸则软坚，苦则降泄。威灵仙本为血分药，但血行则气行，血行则水行，故可并治寒气凝结、痰湿水饮、癥瘕痞块等。

薏苡仁

【功效主治】

舒筋除痹：薏苡仁柔润固涩，能舒缓筋脉、调节神经、坚骨而益髓。主治无论寒热，一旦筋脉拘挛不可屈伸，皆可用之，如风湿久痹。

健脾除湿：本品下气除湿，但不滑泄，反有固涩之功，故能益气健脾而不滞气，除湿而不泄气。主治脾虚湿困。

【冉按】

薏苡仁与白术、茯苓都具有健脾除湿的功效，但又各有不同：白术是苦温燥湿，且具有升散之性；茯苓与薏苡仁都是淡渗利湿，茯苓性平兼入心肾，薏苡仁性寒可缓解筋脉拘挛。经方之薏苡附子败酱散、薏苡附子散皆选此药配制而成。

蛇床子

【功效主治】

清热利湿消肿：蛇床子的有效成分是挥发油，且含缬草酸，挥发油既可宣散又可抵御水湿，缬草酸能畅通经隧，主治风寒湿邪痹阻的关节肌肉肿痛。

利湿坚阴：主治阴虚阳痿。

【冉按】

蛇床子性平而味苦辛甘，苦可清热，辛可散滞，甘可补中，平可调气，又生于水湿污浊之地，却不被其扰，别具清新卓然之性。

王不留行

【功效主治】

行气活血：主治外感六淫痹阻经络，气血瘀阻痈疽疮毒、鼠瘘，以及妇人难产、胞衣不下等。

通乳：主治乳汁不通。

止血：本品味苦入心，气平入肺，心主血，肺主气，气血平和则血循常道，故可止血。主治心气不定之出血、金创出血、鼻衄等。

【冉按】

血药中郁金、蒲黄、王不留行皆行血而兼止血：郁金气味芳香，故能摄纳止血；蒲黄质黏，促进血管破裂处愈合，故能凝固止血；王不留行以平调气血而止血，为金创要药。

十七、月经后期

1. 医案

（1）热壅气滞，经髓痹阻案

苏联医学专家，女。

初诊：经事愆期，常三月一至。头脑晕闷，心膈微痛感，上下肢时或麻痹，不安寐。脉劲数中带滞涩象。劲则阴伤，数则为热（前此经色过赤，即是血热象征），滞涩为热壅气滞，经髓痹阻（此即血分有热，经事不提前而反趋后原因），唯其血热，所以有头晕、胸痹、腹胀、不安寐等现象。唯其热壅，所以有肢节麻痹，颜面烘热等现象。

诊断：月经后期。

辨证：热壅气滞，经髓痹阻。

治法：养血宁心，通络导滞，半调半疏，亦清亦和。

方剂：自拟方。

药物：全当归、杭白芍各五钱，云茯神四钱，酸枣仁三钱，威灵仙、刺蒺藜、延胡索、泽兰叶、青木香各三钱，甘草一钱。

二诊：经事趋近（前为三月始至，此为四十日即至），量数、潮期比较正常，头晕，胸痹、腹胀、不安寐等症减轻。

治法：养血宁心，行气活血。

药物：全当归、杭白芍、云茯神各四钱，川芎、泽兰叶、生蒲黄、延胡索、牡丹皮、金铃子各三钱，甘草一钱。

三诊：再下月，经事按期一月而至，头晕、胸痹、腹胀、不安寐等症逐渐向愈。

治法：养血活血，宁心固肾，缓调气血。

药物：全当归、杭白芍各四钱，川芎三钱，云茯神、酸枣仁各四钱，延胡索、金铃子、泽兰叶、桑寄生各三钱，甘草一钱。

后回国时，来我处辞谢，并赠影印名人画像数张，情意恳挚。便中复诊，为拟归脾丸缓调善后。查调经为妇科常有证，经事不调多虚证，此为实证；经趋后多寒证，此为热证。治疗共历三月，第二月即效著，第三月向愈，颇顺利效速。

按语：此为实热瘀血，滞涩经脉所致。治宜养血宁血，通络导滞。当归、白芍养血，茯神、枣仁宁心，威灵仙、刺蒺藜通络，延胡索、泽兰、青木香行气血，补疏结合。一诊即见效，二诊以川芎、蒲黄、金铃子加强行气活血。三诊开始以桑寄生固肾。痊愈后，以归脾丸补益心脾，益气养血缓调善后。本例取效的关键在于冉老辨证精准，断为实热痹阻而治。

（2）气滞血瘀案

蒋某，女，25岁。

初诊：1954年10月11日。

主诉：经事过期未至，腹部不舒。

诊断：月经后期。

辨证：气滞血瘀，冲脉闭阻。

治法：养血调气，通络导滞，半调半疏，亦清亦和。

方剂：自拟方。

药物：全当归四钱，延胡索三钱，金铃子三钱，杭白芍四钱，威灵仙三钱，泽兰叶三钱，川芎三钱，川厚朴二钱五分，生甘草一钱，软白薇三钱，青竹茹（姜汁炒）一钱。水煎2次，分服。

二诊：1954年10月12日。

主诉：经事当至未至，腰腹胀痛。

治法：行气活血，通络散结，开其痹阻，畅其经隧。

药物：当归尾四钱，生蒲黄三钱，泽兰叶三钱，川芎三钱，延胡索三钱，川厚朴二钱五分，杭白芍四钱，威灵仙三钱，金铃子三钱，白茅根四钱，京半夏三钱，生甘草一钱，青竹茹（姜汁炒）一钱。水煎2次，分服。

按语：气滞血瘀，当养血活血调气，通络散结。当归、白芍养血，延胡索、金铃子疏肝理气，泽兰、川芎、威灵仙活血通络，白薇、厚朴、泽兰、竹茹降逆下引气血。二诊中的白茅根、半夏亦为同理，均为荡涤气、血、水、痰通道而下引。

（3）阴虚内热，髓海不宁案

邱某，女，29岁。

初诊：1953 年 6 月 10 日。

主诉：经事由衍期而闭塞，脑晕心跳，不安寐。气急喘逆，两颧发赤。征象干血劳瘵，非一蹴可愈。

诊断：月经后期。

辨证：阴虚内热，髓海不宁。

治法：养血调气，宁脑宁心，甘润涵濡，镇摄固纳，芳香醒豁。

方剂：自拟方。

药物：软白薇三钱，苦百合三钱，全当归三钱，柔紫菀三钱，地骨皮三钱，杭白芍三钱，大象贝三钱，石决明（生打碎）五钱，炙甘草一钱，抱木神四钱，桑螵蛸三钱，南沙参三钱，胡黄连一钱。水煎 2 次，分服。

按语： 本例肾阴虚内热，一方面固肾养阴，另一方面宁脑宁心，配合芳香醒豁。白薇、百合、抱木神、石决明为镇心及养心安神。此法尤善用于中风及眩晕的治疗。桑螵蛸固肾，沙参养阴，地骨皮、胡黄连退虚热，当归、白芍养血益源。

（4）血虚气滞案

袁某，女，27 岁。

初诊：1953 年 7 月 23 日。

主诉：经事当至不至，腹部不舒，时痛，微胀。

诊断：月经后期。

辨证：血虚气滞。

治法：养血活血，散结通络，开其痹阻，畅其经隧。

方剂：自拟方。

药物：当归尾三钱，泽兰叶三钱，川厚朴二钱五分，杭白芍三钱，延胡索三钱，威灵仙三钱，制香附（打碎）三钱，白茅根四钱，生甘草一钱，牡丹皮三钱，川芎三钱。水煎 2 次，分服。

按语： 血虚气滞，养血活血通络。用当归、白芍，泽兰、川芎，两对药对。香附尤善疏肝理气消胀，为妇科之常用药。

2. 医话

月经后期多有热壅气血凝滞

正常行经女性，月经延后 7 日及以上，连续 3 个周期以上，甚至 3 ~ 5 月一行，经期正常者，称为"月经后期"。其病因病机多为忧郁，气机不畅，血为气滞，运行不畅，冲任受阻，血海不能如期满溢，因而月经延后，可以出现经色紫暗、腰腹疼痛等。从冉老的月经后期医案来看，并没有出现虚寒或实寒之寒凝血滞者。相反，冉老认为月经后期多有热壅气血凝滞。素体热甚，或寒从热化，入侵气血，热壅气滞，血分郁热，此为实热滞涩者；素体阴虚，或久病阴血耗伤，阴虚血热，阻滞气机，经行不畅而迟。血热者，经来暗滞，伴便结、颧红等。体质素弱，营血不足，或久病失血，或产育过多，耗伤阴血，或脾气虚弱，化源不足，均可致营血亏虚，冲任不充，血海不能按时满溢，遂使月经周期延后。血不养心，出现不安寐、心悸；脾气不足，清窍失养，出现头晕、肢倦、腹胀、经量少等；血不荣筋，经络不利，出现肢麻等。先天肾气不足，或房劳多产，损伤肾气，肾虚精亏血少，冲任不足，血海不能按时满溢，亦可导致月经后期而至。

总之，冉老认为月经后期的主要病因病机为气滞血瘀、心脾气血亏虚、实热滞涩、肾虚下元不固及阴虚血热等。

在治疗上，气滞血瘀者宜行气活血，通络导滞散结，开其痹阻，畅其经隧；心脾气血两虚者，宜甘平调养健脾，养血调气宁心；实热滞涩者，宜清血宁血，醒气透络，便秘者润燥通腑；肾虚下元不固者，宜镇摄固纳，固肾宁心；阴虚血热者，宜甘润以濡，芳香醒豁以利。

3. 用药规律及常用药物新解

（1）月经后期用药规律

从《冉雪峰医著全集》中收集所有月经后期病案 16 例，20 诊，共 20 条处方。统计分析发现共用药 43 味，使用频次超过 5 次者共 19 味。除甘草、当归每方必用外，使用频率由高到低依次为白芍（90%）、泽兰（80%）、延胡索（65%）、威灵仙（55%）、川芎（40%）、川楝子（40%）、竹茹（40%）、白茅根（40%）、茯神（35%）、厚朴（35%）、白薇（35%）、丹皮（35%）、桑螵蛸（35%）蒲黄（30%）、香附（30%）、半夏（25%）、青木香（25%）等。可见，使用养血活血调气者最多。

养血，选用当归、白芍等；调气，选用青木香、延胡索、川楝子、厚朴、枳壳、香附等；通络，选用威灵仙、当归、刺蒺藜等；活血，选用当归、泽兰、川芎、蒲黄、丹皮等；固肾，选用桑寄生、桑螵蛸、枣皮、杜仲等；宁心，选用枣仁、茯神、白薇、龙齿、百合等；润燥，选用郁李仁、火麻仁等。

当归甘苦化阴，芳香醒豁，冉老认为是配合良好之养血剂、调经种子剂；白芍性凉，味苦酸，微寒，具有补血柔肝之功，适于月经不调之治。泽兰活血利水调经，主治乳妇内衄、大腹水肿、身面四肢浮肿等；而泽泻唯重利水，活血调经作用不显。川芎活血行气，主血闭无子，濡而行之，冉老认为"一味芎劳，不啻大小温经汤"。茯神有茯苓"渗泄而补益，利湿而生津，不滞气而反利气"之功，尚能宁心安神。这几味药实源于《金匮要略》之当归芍药散。该方主治妇人肝虚气郁、脾虚血少、肝脾不和之证，冉老用治月经后期，改泽泻为泽兰，茯苓为茯神，更为适用。

延胡索、川楝子均能行气活血止痛，延胡索和血畅机，"外则表气化而汗出，内则里气化而便出，由小便出，由大便出"。两味合而组成金铃子散，为冉老治疗月经后期调气活血所常用。其次是香附，此药为气病之总司，女科之主帅。冉老认为："甘苦而合于辛温，则和而不烈；坠重而合于芳香，则走而能守。半气半血，半调半疏，香而不燥，散而不攻。故一物四制香附，足抵逍遥散治妇科之病。"

冉老还重视应用威灵仙之行血活血通络，认为该药："血行则气行，而冷滞气块可愈；血行则水行，而痰水恶水可疗；血行则凝者散，痹者通，而癥瘕痃癖可治。"也喜用失笑散中的蒲黄，该药"止血、消瘀血，以行血者行水，行水者行血"。泽兰、竹茹、厚朴、白薇、白茅根下气活血，利水化痰，使得气血下行而经脉通利，冉老治疗月经后期常选用之。

（2）常用药物新解

香　附

【功效主治】

芳香行气：香附味甘苦辛而性温，有芳香走窜之性，气味浑厚，攻破力强，凡有气郁即可加减用之，擅长治疗妇科疾患。

【冉按】

若病不在气分，或有气虚、阴虚、气血两虚者，不宜用之。

茜草根

【功效主治】

活血化瘀：主治瘀血痹阻的病证。

发汗利尿：其发汗利尿功能是通过行血实现的，行血使血中水质从肾至膀胱，从毛细血管至汗腺，进而排出。擅长治疗血行不畅的无汗、少汗、癃闭等，或外邪袭表，营血凝滞之证。

【冉按】

茜草根性平味咸。

郁　金

【功效主治】

行气活血：本品辛香窜透，含血红素而入血分，既是气药也是血药，既可行气活血又可补血和血，主治气郁血滞之证，如月经不调。

解郁：主治忧思郁结，情绪不畅。

【冉按】

本品常与香附同用。

何首乌

【功效主治】

补益精血：本品气味浓厚，却清润而不滋腻；滋补固涩，却又开阴通利而不破泄，且兼具宣化阳气的功效。主治精血不足，须发早白，头面风疮，不孕不育等。

【冉按】

本品补益精血的功效明显优于一般草木类药物，其蔓藤名曰夜交藤，具有养血安神助眠的功效。

地　黄

【功效主治】

凉血补血：本品润泽而凉，质清而善行，故补而不滞，善治阴虚血热，气血痹阻不通之证。

滋阴补肾：肾生精，精生髓，脑为髓海，故可治肾精不足，髓海空虚之证。

【冉按】

市有生地黄、干地黄、熟地黄，生者性凉而质清，干者凉性渐失而质浊，熟者性温而滋腻。

玄　参

【功效主治】

软坚散结：玄参味咸，主治瘰疬、瘿瘤、瘘管、痈肿等。

养阴清散：玄参味香而走窜，可濡润散结。主治阴虚枯槁，黏着郁结，积聚痹阻。

益阴补肾：玄参重浊补肾，与地黄相比：前者入心，善治肾水不能上济心火之证；后者入脾，善治脾肾两虚之证。

利水消肿：因玄参咸能渗利，又有软坚散结之功，故可治水肿；性寒而味咸入血分，又软坚散结，故能深入血分，凉血消癥。

【冉按】

玄参性寒味苦咸，质地较干地黄、生地黄浊，较熟地清。

肉苁蓉

【功效主治】

补肾填精：肉苁蓉虽为植物却兼动物性，故补肾填精的功效卓著。又其性温，可温化其自身润柔之滞，故可调补肾之阴阳，但单就温阳而言，功力则不足。此外，肉苁蓉还能补中，养五脏，主治肾虚无子、五劳七伤、阳痿等。

润肠通便：以其濡润而治痢疾、便秘，与泄下、滑利之品不同。

【冉按】

地黄、首乌、玄参、肉苁蓉皆为滋阴补肾之品，但各有不同：地黄甘寒，味阳而气阴，侧重填髓；首乌苦温，味阴而气阳，侧重补血；玄参苦寒，气味纯阴，侧重益水；肉苁蓉甘温，气味俱阳，侧重益精，综观其性味功效，类似复脉汤。

补骨脂

【功效主治】

温肾滋肾：主治五劳七伤，胎元欲堕，男子不育、阳痿等。

温虚阳，散寒结：主治虚阳颓废，寒气内结，脏气衰败。

【冉按】

补骨脂大温而多脂，综观其性味功效，类似小建中汤。补骨脂、肉苁蓉皆色黑味腥，性温而濡润，直入下焦以温肾滋肾，但二者又有所不同：肉苁蓉性微温，为柔中之刚，润滑而濡养枯竭，便秘者宜之，男子阳虚不育者宜之；补骨脂性大温，为刚中之柔，固涩而止泄漏，泄下者宜之，女子阳虚宫寒不孕者宜之。

巴戟天

【功效主治】

温补元气：本品濡润而不滋腻，可安五脏，主治内中风、阳痿。

辛温发散：可治风湿痹痛。

【冉按】

肉苁蓉、补骨脂、巴戟天性味功效大同小异：肉苁蓉、巴戟天味甘补中，前者益精气，后者益气；补骨脂不治中焦，且大温蚀气，但在温复阳气方面，则非补骨脂不能。

淫羊藿

【功效主治】

补肾益阴：主治阳痿，小便不利。

【冉按】

肾为水火之脏，水为体，火为用，淫羊藿性寒属水，可养肾之体，味辛可解其凝滞，使水火既济，而起到良好的补肾效果。

菟丝子

【功效主治】

养阴益肾：菟丝子味辛气平，辛可化腻，平可行滞，故补肾而不滋腻。

【冉按】

补骨脂、菟丝子的滋液均多而浓稠，但补骨脂之液似脂，菟丝子之液似精。菟丝子以滋液起效，故生品为佳。另，菟丝子有较好的养血通络的效果。

覆盆子

【功效主治】

安五脏：覆盆子柔润而微酸，能补五脏之阴，但纯阴不化，故曰安五脏。

补肾益精气：因其体润味酸而少宣发之性，所以称长养阴气，即益精气。

【冉按】

中药之一般规律：润药味微辛，可促其补益强健；润药味大辛，可治阳气衰败；润药味微酸，可长养肥健；润药味大酸，可以治积聚痹着。此处覆盆子质润而微酸，味酸与山茱萸相似，但山茱萸大酸，覆盆子微酸，故覆盆子长于长养肥健。

茺 蔚

【功效主治】

彻热除水，化瘀通络：主治妇人难产、胎死腹中，产后血晕，产后恶露不下等。

【冉按】

茺蔚，又名益母草，全草入药，味辛而略甘，性平而近温。膏剂因汁液浓厚，故性平而微温；捣汁因生气仍存，故性平而微寒。生品捣汁方可获取上述功效。若制成浴汤，可治瘾疹。周朝武则天即用益母草提炼的汁水涂擦面部，以润泽肌肤。

鹿 茸

【功效主治】

温肾填精：主治髓海空虚，骨痿不立，女子冲任不调，小儿痘疮塌陷等。

行气升气，补血行血：主治血塞、血栓、贫血以及惊风属虚证者。

【冉按】

质量上乘的鹿茸色如紫茄，质如朽木，长四五寸，形如分歧的马鞍，茸端如玛瑙红玉。产自北纬40℃以上者强壮而有力，最佳的采摘时间是夏季。

阿 胶

【功效主治】

养血息风：主治阴虚阳浮，化燥生风。

润肺化痰，降气止咳：主治肺气亏虚，津液渐枯，燥痰难咯。

育阴和阳：主治阴虚阳扰之虚烦、胎动不安、崩漏下血、虚劳之寒热往来，还可用于热性病的恢复期。

【冉按】

阿胶乃阿井泉水和驴皮制成，泉水深伏于地下，一朝上泛而出，蕴天地阴阳之精华，驴皮为血肉有情之品，故长于滋养而不呆滞。

艾 叶

【功效主治】

疏散外邪：艾叶味辛如生姜、蜀椒，性温如桂枝、附子，具升发之性，故可疏散外邪，但血虚阴虚者不宜使用，恐其消灼阴血。

温通血脉：艾根嫩者如芽，善于走窜，可以通利血脉及神经，主治寒气凝滞，气血运行不畅。若为阴血亏虚则本品不宜，而宜当归、生地之属。西医学发现，本品可增加血中氯化酵素，促进白细胞繁殖，鼓动血行。

【冉按】

艾叶的成分为精油，入药以陈旧者为佳，临床多针灸外用，诸病皆可。艾根的成分为树脂，临床多用五分或一钱。一年以上者有毒，不宜内服。

十八、痛经

1. 医案

（1）血虚血热，内有瘀滞案

朝鲜崔某，女性。

初诊：患痛经，谓当行经时腰腹痛，量多，有黑块，时有胃痛。头晕，心慌，食思不振。往岁曾患咯血、消化性溃疡。舌尖色赤，脉虚数。

诊断：痛经。

辨证：血虚血热，内有瘀滞，下元空虚。

治法：养血清血，固肾宁心，滋润涵濡，芳香醒豁。

方剂：自拟方。

药物：全当归、杭白芍各三钱，云茯神四钱，炒杜仲三钱，炒山栀一钱五分，牡丹皮、地骨皮、大浙贝、青木香、桑螵蛸各三钱，薏苡仁五钱，甘草一钱，煎服（此方平时调理）。

冉按：调经为妇科常见病，经事不调，百病丛生。瘕瘕、风消、息贲多缘于此。最易见、常见者，莫若带下。带下不是带有秽浊，乃秽浊由带脉而下。病者行经时，腰腹痛，量多，有黑块，头晕，心慌，食思不振，此八脉不固，下元空虚而内有瘀滞。兼往岁曾患咯血，消化性溃疡，病原下而兼中，故腰腹痛，胃有时附带亦痛。带下较多，饮食精汁不化气血而化秽浊，精神安得不萎顿。诊脉虚数，虚为血伤，数则为热，舌尖色赤，为热郁征象，皮肤炕熯，为血虚征象，病理甚为昭显。

二诊：经事方至。

药物：全当归、杭白芍、川芎各三钱，云茯神四钱，延胡索、生蒲黄、威灵仙、制香附、青木香各三钱，甘草一钱。煎服（此方系行经时半疏半调）。

冉按：上二方，前之一方可常服，亦可稍停不服，有标邪或他病时，酌量加减；后之一方限于经来时服，三剂或五剂，亦可酌量病机加减。遵上规划，治之三月，经不过多，较前有节度，腹痛亦缓，不似前次剧痛，带下时少时多，不似前次经常多。治之五月，带下显著减少，行经时或无腹痛感，神思渐佳，一般均好。曾因公回国，数月复来，据述病无变化，经事一度正常，不腹痛。但消化不良，有时食后上腹痛（此与经痛另为一证）。予谓经痛虽妇科常有证，要为慢性痛，只能培之育之，补之固之，导之宜之，使自宜之，优游以俟之。非若客感标邪，可用大药强制攻除，急切图功。宜守用前法，守服前方。时方青年，身体逐渐成长，附带杂证当亦可逐渐消失。

按语：血虚血热血瘀，下元空虚所致痛经。以当归、白芍养血，栀子、丹皮、地骨皮清血，茯神宁心，浙贝散结，杜仲、桑螵蛸固肾，薏苡仁调脾胃。共奏补血固肾、清血活血、行气通络止痛之功，可常服。行经期，以当归、白芍养血，茯神宁心，延胡索、威灵仙、蒲黄活血通络，香附、木香行气通络，总以调理气血，疏导为主。冉老分经期和经间期区别治疗痛经，颇具特色。

（2）痛经兼外感案

周某，女，45岁。

初诊未详记。

二诊：1953年7月22日。

主诉：经至腹痛，服前已缓。现日期将毕，略加外感。

诊断：痛经兼外感。

辨证：肝郁血虚，气血不调，兼有外感。

治法：养血活血，调气通络，佐以和里，标本兼治。

方剂：逍遥散加减。

药物：竹柴胡一钱五分，杭白芍四钱，延胡索三钱，薄荷叶一钱，川厚朴二钱五分，金铃子三钱，当归尾四钱，泽兰叶三钱，芫蔚草三钱，大象贝三钱，川厚朴二钱五分，生甘草一钱。水煎2次，分服。

按语： 肝郁血虚，气血不调络阻而痛，治宜疏肝养血。本例仿逍遥散之意，柴胡、薄荷、金铃子、延胡索、厚朴疏肝理气，当归、白芍养血，泽兰活血调经。柴胡、薄荷外解表邪。

（3）气火上逆案

黄某，女，19岁。

初诊：1953年6月6日。

主诉：经至腹痛，其行不畅，气火上燔，心烦头晕，两目露神。

诊断：痛经。

辨证：气滞血瘀，气火上逆。

治法：行气活血，通络散经，半调半疏。

药物：当归尾四钱，泽兰叶三钱，威灵仙三钱，杭白芍四钱，延胡索三钱，软白薇三钱，川厚朴二钱五分，金铃子三钱，炙甘草一钱，炒山栀二钱五分，牡丹皮二钱，青竹茹一钱。水煎2次，分服。

按语： 此案为气滞血瘀，气火上逆之证。方中当归、威灵仙、延胡索、金铃子行气活血止痛，白薇、厚朴、竹茹、泽兰降逆气血，栀子、丹皮清火宁心。

（4）气滞血瘀案

杨某，女，36岁。

初诊：1954年7月14日。

主诉：经事不调，少腹胀痛，痛有剧时。

诊断：痛经。

辨证：血虚气滞血瘀。

治法：养血活血，通络散结，开其痹阻，畅其经隧。

方剂：自拟方。

药物：当归尾四钱，延胡索三钱，金铃子三钱，杭白芍四钱，威灵仙三钱，泽兰叶三钱，软白薇三钱，川厚朴二钱五分，炙鳖甲（打碎）五钱，小青皮二钱五分，炙甘草一钱五分，制香附（打碎）三钱，白茅根四钱。水煎 2 次，分服。

按语： 此案为血虚气滞血瘀证。运用当归、白芍，延胡索、金铃子两个对药养血行气；青皮、香附加强疏肝理气作用。威灵仙通络；白薇、泽兰、厚朴、白茅根疏导气血（水）。

2. 医话

痛经治络，审因论治

凡在经期或经行前后，出现周期性小腹疼痛，或痛引腰骶，甚至剧痛昏厥者，称为"痛经"，也称为"经行腹痛"。

素性抑郁，或忿怒伤肝，肝郁气滞，气滞血瘀；或经期产后，余血内留，蓄而成瘀，瘀滞冲任，血行不畅，经前经时气血下注冲任，胞脉气血更加壅滞，不通则痛。常见小腹胀痛、拒按，或伴胸胁乳房胀，或经量少，或经行不畅，经色紫暗有块，血块排出后痛减，经净疼痛常消失。肝气郁滞日久，郁而化火，肝火与血搏结，稽留于冲任、胞宫，以致血热凝滞不畅，经行之际，气血下注冲任，胞脉气血更加壅滞，不通则痛。热灼血液，经色暗红甚则有黑块，肤热，心烦，小便短红，大便秘结。素体虚弱，气血不足；或大病久病，耗伤气血；或脾胃虚弱，化源不足，气虚血少，经行血泄，冲任气血更虚，胞脉失于濡养，不荣则痛。症见经后一两天或经期小腹隐隐作痛，或小腹及阴部空坠，喜揉按，月经量少，色淡质薄，或神疲乏力，或面色不华，或纳少腹胀便溏，头晕，心慌。先天肾气不足，或房劳多产，或久病虚损，伤及肾精，精亏血少，冲任不足，经行血泄，胞脉愈虚，失于濡养，不荣则痛。从冉老的医案来看，痛经肾虚者多表现为肾阴虚内热证。

总之，冉老认为痛经的主要病因病机为气滞血瘀、血分郁热、气血亏虚及肾阴虚。由于医案较少，并未见到寒湿、湿热为主者。

治疗上，气滞血瘀者，宜行气解郁、活血通络、散结通经；血分瘀热者，宜解热宁心、通络散结、芳香醒豁、醒气透络；气血亏虚者，宜滋润涵濡、调气养血、通络止痛；肾阴虚内热者，宜养阴清热、固肾宁心、柔筋通络、芳香醒豁。夹外感者宜清解疏利，通络散结，"外和营卫，内畅经隧，内外两和"。

3. 用药规律

从《冉雪峰医著全集》中收集到所有痛经病案 13 例，共 14 诊，14 条方。经统计分析，共用药 34 味，使用频次超过 3 次者 16 味。除甘草每方必用外，使用频率由高到低依次为当归（100%）、白芍（100%）、延胡索（92.86%）、泽兰（85.71%）、威灵仙（71.43%）、厚朴（64.29%）、香附（57.14%）、川楝子（57.14%）、丹皮（50%）、白薇（50%）、竹茹（42.86%）、木香（42.86%）、白茅根（35.71%）、茺蔚子（28.57%）等。可见，主要为养血、行气、活血通络、凉血者。

养血者，选用当归、白芍等；凉血者，选用丹皮、白茅根、栀子等；调气者，选用木香、延胡索、厚朴等；解郁者，选用柴胡、薄荷、川楝子、香附等；活血通络者，选用丹皮、川芎、蒲黄、泽兰、桃仁、鳖甲、威灵仙等；固肾者，选用杜仲、桑螵蛸等；芳香醒豁者，选用泽兰、薄荷等。

常用养血通络的当归、白芍，行气止痛的延胡索、川楝子，活血止痛的泽兰、川芎等三个药对。威灵仙通络止痛；香附、川楝子、木香疏肝理气止痛；厚朴、白薇、竹茹、白茅根仍为疏滞通络，畅达气血下行，通则不痛。冉老认为茺蔚子："唯其喜生湿地，是以得水精之气最足，能除有形之水质；唯其耐旱，是以能敌邪热而疗邪热壅结之痈疡。"该药专长于除水彻热，消瘀通络。生用则清散清通之力愈大。冉老喜用茺蔚子或茺蔚草活血通络止痛以疗痛经。

十九、崩漏

1. 医案

（1）冲任不固，阴阳离绝，血水同病案

武昌张某之媳。

初诊：患血崩，邀冉老诊视。见病者一身尽肿，喘逆上气，在床头迭厚被坐靠，不得卧。血崩，前后逾半年，剧时每日多至一二碗，或半痰盂，脉微弱兼缓而时有结止之象，色夭不泽，唇色惨白，指头冷，皮肤亦感冷沁，近月已晕厥数次。前所服方系六味重用熟地加凉血、止血、利小便、消肿之品。

诊断：崩漏兼水肿。

辨证：上竭下厥，阴阳离绝，八脉不固，肾阳式微。

治法：温补真元，温固八脉，补气摄血。

方剂：当归补血汤加味。

药物：黄芪一两，当归二钱，白芍三钱，桂枝一钱五分，附子三钱，蒲黄（炒半黑）三钱，甘草一钱。

药煎好，迟迟未敢服，入暮又晕厥一次，无已，乃以予药姑试。初服二调羹，越二时许无恙，再服二调羹。又越二时，气喘略平，因将余药大半盅服下。夜半，病者曰："我倦甚，可将靠被彻去，令我稍平。"睡下后，熟眠一小时，月来未平卧者居然平卧，未熟眠者居然熟眠。

二诊：翌日复诊。

主诉：服药后可平卧熟眠一小时，醒后气渐平，崩渐少。

药物：原方桂枝加为三钱，芍药加为六钱，去蒲黄，加桑螵蛸三钱，鹿角霜一钱。

三诊：一星期后。

主诉：气平崩止。

治法：补气养血，建中复脉，缓调收功。

方剂：当归内补建中汤、复脉汤等。

按语：冉老记载，患者母亲不解气喘用黄芪，血崩用蒲黄，甚是怀疑。冉老认为此病气不统血，气血两不维系，当归合黄芪为当归补血汤，乃补气以摄血；桂附协芍药则暖营建中；桂枝协附子则化气温下，固护真元。此病服阴柔药太多，阴气用事，经隧滋滞凝泣，血不归经；用蒲黄者，在本药性能上以止血者行血，而本方意义则是以行血者止血。合之为补气摄血，温固八脉，以升为降，以通为止。本例取效的关键在于辨证精准，从寒象断为阳气亏虚，冲任不固，重用黄芪固气，附子温补真元。

（2）气不统血，阴病及阳案

宦某之爱人。

初诊：体素薄弱，经事不调，赤白带下，饮食精汁不变气血而化秽浊，由来者久，近年加剧，崩漏频频，暴下如注，色黑成块。肌肉瘦削，皮肤反浮肿，足腿面部肿尤甚，色夭不泽，唇口惨白，喘气矢气，四末清冷，脊膂腰髀酸楚，俨近下瘫。诊脉沉迟细弱，血脱气泄，阴阳俱竭，诸虚百不足。

诊断：崩漏兼水肿。

辨证：五液俱涸，八脉不固，精竭髓枯，下元败坏，阴病及阳，气不统血。

治法：重味填补，升固八脉，不刚不腻，半调半摄。

方剂：自拟方。

药物：当归四钱，杭芍四钱，茯神五钱，杜仲三钱，鹿角霜三钱，桑螵蛸三钱，蒲黄（炒半黑）三钱，广木香一钱，升麻一钱五分。3剂。

二诊：服药后略安，精神较好。

药物：上方去蒲黄，加蕲艾炭三钱，又3剂。

三诊：崩减，气渐平调。

药物：原方加炮姜炭一钱，侧柏炭三钱，4剂。

四诊：崩止。

药物：原方去姜炭、艾炭、鹿角霜、升麻，加枸杞子、覆盆子、女贞子各三钱，守服两星期，漏下亦愈。

治疗历程共计不过一月，后以复脉汤加桑螵蛸、阿胶、鹿胶、紫河车，膏剂收功。

按语： 冉老治疗此病养血不用萸、地；补气不用参、术；温下不用桂、附；固涩不用赤石脂、禹余粮。其认为参、术呆滞，萸、地滋腻，桂、附刚烈，二石顽钝，非奇经之妥善治法。本例阴阳两虚、气血两虚，关键在于投以鹿角霜、阿胶、鹿胶、紫河车等血肉有情之品，重味填补；杜仲、枸杞、覆盆子、女贞子、桑螵蛸补肾固肾；诸炭止血；升麻挽提气血；木香斡旋，使补而不滞。

（3）阴虚内热，气血不调案

彭某，女，29岁。

初诊：1953年6月20日。

主诉：经事琐琐，日久不洁。

诊断：崩漏。

辨证：下元不固，阴虚内热，气血不调。

治法：养血调气，固肾宁心，甘平调养，镇摄固纳，芳香醒豁。

方剂：自拟方。

药物：全当归四钱，川续断三钱，广木香一钱五分，杭白芍四钱，炒杜仲三钱，泽兰叶三钱，抱木神五钱，桑螵蛸三钱，炙甘草一钱五分，川黄柏三钱，肥知母三钱，侧柏炭三钱，软白薇三钱。水煎 2 次，分服。

二诊：1953 年 6 月 25 日。

主诉：经事琐琐，漏下不洁。

治法：固肾宁心，醒气透络，调护堵塞并进。

药物：抱木神五钱，乌贼骨四钱，山萸肉三钱，酸枣仁三钱，全当归三钱，赤石脂四钱，桑螵蛸三钱，杭白芍四钱，禹余粮三钱，川厚朴一钱五分，侧柏炭四钱，炒山栀一钱五分。水煎 2 次，分服。

按语： 阴血亏虚，内热迫血，以当归、白芍养血，川断、杜仲、桑螵蛸补肾固肾，知母、黄柏清下焦内热，茯神宁心，侧柏炭止血，白薇、泽兰降逆疏导气血。二诊仿《内经》四乌鲗骨一芦茹丸，用乌贼骨收涩止血；其余并加用赤石脂、禹余粮固涩，山茱萸固肾，枣仁安神，栀子清心。

（4）心肾不交，气血不调兼外感风暑案

严某，女，30 岁。

初诊：1953 年 7 月 22 日。

主诉：经事不调，琐琐漏下，兼夹时令风暑。

诊断：崩漏兼感冒。

辨证：心肾不交，气血不调兼外感风暑。

治法：清解其外，平调其内，标本兼治。

方剂：自拟方。

药物：当归尾三钱，炒杜仲三钱，泽兰叶三钱，杭白芍四钱，桑螵蛸三钱，软白薇三钱，抱木神五钱，广木香一钱五分，薄荷叶七分，炒薏苡仁五钱，鲜石斛四钱，炙甘草一钱五分，青龙齿三钱，侧柏炭三钱。水煎 2 次，分服。

二诊：1953 年 8 月 10 日。

主诉：经事不调，频频漏下，心肾不交，不能安寐。

治法：固肾宁心，醒气透络，甘平调养，镇摄固纳，芳香醒豁。

药物：抱木神五钱，桑螵蛸三钱，青龙齿三钱，酸枣仁三钱，青木香三钱，炒山栀二钱五分，生薏苡仁五钱，全当归三钱，地榆炭三钱，大象贝三钱，川厚朴二钱五分，炙甘草一钱五分，侧柏炭三钱。水煎 2 次，分服。

按语： 心肾不交，当归、白芍养血，杜仲、桑螵蛸固肾，白薇、泽兰导引气血，茯神、龙齿镇养结合宁心，木香、薄荷疏利气机，薏苡仁健脾，石斛益胃，侧柏炭止血。二诊方义未变，唯变药也。

2. 医话

审治崩漏，辨清虚实

女性不在行经期间阴道突然大量出血，或淋沥下血不断者，或经期延长超过10天以上者，称为"崩漏"。一般出血势急，血量多者，称为"崩"；来势缓慢，淋漓下血者，称为"漏"。

崩漏的病因病机主要有先天肾气不足，少女肾气稚弱，更年期肾气渐衰，或早婚多产，房事不节而损伤肾气。若耗伤精血，则肾阴虚损，阴虚内热，热伏冲任，迫血妄行，以致经血非时而下；或命门火衰，肾阳虚损，封藏失职，冲任不固，不能制约经血，亦致经血非时而下。忧思过度，饮食劳倦，损伤脾气，脾失健运，气血亏虚，中气下陷，冲任不固，血失统摄，非时而下。素体阳盛，或情志不遂，肝郁化火，或感受热邪，或过食辛辣助阳之品，火热内盛，热伤冲任，气火迫血妄行，非时而下。七情内伤，气滞血瘀，或热灼致瘀，瘀阻冲任，血不循经，非时而下。总之，冉老认为崩漏的主要病因病机为肾精亏损、气血亏虚、气火迫血、气滞血瘀等。

崩漏的治疗：肾精亏损者，宜重味填补，升固八脉；偏肾阴虚者，宜甘润涵濡、宁心固肾；脾虚、气血两虚者，宜甘平调养、调气养血、芳香醒豁；气火破血妄行者，宜镇摄固纳、养血清血、宁血安冲；气滞血瘀者，宜行气活血、通络导滞。

3. 用药规律及常用药物新解

（1）崩漏用药规律

收集《冉雪峰医著全集》所有崩漏医案19例，24诊，24条处方，统计分析发现共用药61味，使用频次超过3次者21味。使用频率由高到低依次为甘草（95.83%）、当归（95.83%）、桑螵蛸（83.33%）、茯神（75%）、白芍（70.83%）、木香（62.5%）、杜仲（54.17%）、侧柏炭（50%）、泽兰（45.83%）、蒲黄炭（41.67%）、龙齿（37.5%）、栀子（25%）、厚朴（20.83%）、升麻（20.83%）、竹茹（16.67%）、枳壳炭（16.67%）、浙贝（16.67%）、丹皮（16.67%）、酸枣仁（16.67%）、白薇（16.67%）、鹿角霜（16.67%）等。

当归配白芍，养血活络；桑螵蛸配杜仲，补肾固纳；茯神配龙齿，镇养结合，宁心安神；侧柏炭配蒲黄炭，凉血化瘀止血。木香、厚朴、升麻、竹茹升降、斡旋气机；泽兰活血利水调经；栀子、丹皮清血宁心。

重味填补，常选用鹿角霜；升举，常选用升麻；固肾，常选用桑螵蛸、杜仲、鹿角霜、覆盆子、枣皮等；养血，常选用当归、白芍；活血，常选用当归、丹皮、泽兰、蒲黄等；止血，常选用蒲黄炭、乌贼骨、侧柏炭、蕲艾炭、炮姜炭、枳壳炭、枳实炭、地榆炭等；镇摄，常选用赤石脂、龙齿、牡蛎等；调气，常选用厚朴、延胡索、木香、薄荷等；宁心，常选用茯神、栀子、枣仁等。

（2）常用药物新解

桑螵蛸

【功效主治】

填精补肾：本品为昆虫类螳螂在桑树上所产之卵子，既含螳螂先天之精气汁液，又有桑树后天滋养之清气，主治肾虚之阳痿、腰痛、不孕不育、胎动不安、小便不利、便秘等。

收敛固涩：桑螵蛸黏着于桑枝之上，风雨不落，且又补肾填精、培补中气，主治遗精、滑精、带下量多、小便频数。

濡润软坚：主治疝瘕、血虚燥结以及津枯窍闭之小便不畅等。

【冉按】

桑螵蛸味咸兼甘，可入肾入脾，补益脾肾。其特点为补中寓通，涩中寓润。因本品无毒，所以炮制没有必要，徒减其功用而已，临床以用生品为佳。

乌贼骨

【功效主治】

收敛固涩：乌贼骨为动物骨质，质地干燥，能凝固血液，减少液体分泌，沉静循环，安神宁志，故可收敛固涩，治疗各种出血、遗精、滑精、崩漏、带下等。因本品味咸入肾，在收敛固涩之外，还有养阴固肾之功，所以若有患者因赤白带下而致阴血枯竭，经水不通，瘀血化热而腐蚀外阴，导致癥瘕、外阴肿痛、寒恶发热等，不宜大补大攻，唯用此品方能起阴气、清虚热、止漏下、复生机。

软坚润下：本品咸能润下、能软坚，主治积聚、癥瘕、闭经、外阴肿痛等。

【冉按】

乌贼骨，是软体动物乌贼的脊柱，性味与桑螵蛸通，形态也近似，所以又名海螵蛸。临床桑螵蛸、海螵蛸常合用，但又不尽相同：桑螵蛸附木而生，乌贼骨生于海滨，故前者质清而后者质浊；桑螵蛸乃未孵化之虫卵、质地濡润，乌贼骨为动物之骨骼、质地干燥。若论补益，桑螵蛸不如乌贼骨；若论收敛，桑螵蛸也不如乌贼骨。

金樱子

【功效主治】

收敛固涩：本品可收缩血管黏膜，收缩微血管，调节脑神经，对于生殖神经系统的调节作用尤其明显。主治遗精、滑精、带下、遗尿、肺虚喘咳等。

健脾益气：本品既可收敛固涩，又可健脾，故主治脾虚泄痢。

清热：本品性凉，可治热迫血行的诸出血病证。

【冉按】

金樱子与诃子都是植物的种子，味皆酸涩，有收敛固涩的作用，且收敛固涩的作用不相上下。二者的不同之处在于，前者酸而兼甘，后者酸而兼苦。

阳起石

【功效主治】

升阳举陷：阳起石味咸而质重，为体阴用阳之品，其气清轻，质从气化，故可升阳举陷，主治崩漏。

温肾壮阳：其性温而味咸，温得咸助，故能温肾，主治阳痿、遗精、早泄等。

【冉按】

阳起石所生之山，冬日亦无积雪，因冰雪一遇阳起石即化，足见得其可起不能起之阳气，故名阳起石。

二十、肠痈

1. 医案

（1）瘀热互结案

成某。

初诊：腹部右下侧痛，在某医学院附属医院诊察，断为阑尾炎，须行手术，并云已化脓，此时行手术已嫌晚，尚带有几分危险。成惧，请冉老会诊。见其少腹右侧肿硬、拒按、疼痛殊甚，右腿屈不能伸，乍寒乍热，手足溅然汗出，已五日不安寐，不能食，神形俱困，脉滑数劲急。

诊断：肠痈。

辨证：瘀热互结，热盛肉腐。

治法：清热解毒，活血消瘀，软坚散结。

方剂：《千金》苇茎汤、金匮大黄牡丹皮汤合方加减。

药物：鲜苇茎半斤（煮水去滓煎药），薏苡仁五钱，瓜瓣六钱，桃仁、土贝母、丹皮各三钱，大黄一钱，蒲公英、土茯苓各四钱，没药一钱五分。服2剂后，痛略缓。

二诊：去土茯苓加郁李仁四钱，得大便2次，秽浊中微杂血液，痛锐减，身热退，足腿能自伸屈，勉进稀粥牛乳。

三诊：前方去大黄、郁李仁，仍加入土茯苓四钱，又三剂痛止，腰伸能起坐。后以养血调气，和中安中，半补半疏，缓调收功。

按语：冉老自按，初诊时，痛剧脉旺，知其化脓不甚，苟果化脓甚，则脉必反弱，痛必反缓，故注重活血消瘀、软坚散结。《千金》苇茎汤、《金匮》大黄牡丹皮汤合用活血消痈，通腑散结。蒲公英、土茯苓清热解毒力强，没药加强化瘀。

（2）肠痈兼外感案

汉口，夏某。

初诊：少腹右侧痛，羁滞多日，乍寒乍热，呕吐不食，两腿不能伸直，甚或难以转侧。经某医院诊断为阑尾炎，业已化脓。

诊断：肠痈。

辨证：外有寒热，瘀热内结。

治法：解毒消炎，彻热散结，排除脓血。

方剂：《千金》苇茎汤、金匮大黄牡丹皮汤合方加减。

药物：当归尾、牡丹皮各三钱，薏苡仁五钱，土贝母三钱，瓜瓣八钱，牛膝四钱，青木香、桃仁各三钱，三七末八分，甘松、大黄各一钱，鲜苇茎二两，煮水煎药。

一星期后肿痛渐减，寒热渐止（三剂后去大黄）；两星期后诸症大减，原方去瓜瓣加赤石脂、土茯苓各四钱；三星期后痊愈。

后记：越次年，患者将养失宜，感时邪如秋温，伏暑晚发，内外合邪，壮热烦渴，又牵动旧疾，患部肿痛如前，细审系由标证诱发。方用：香薷四钱，薏苡仁五钱，黄连一钱，厚朴一钱五分，滑石六钱，土贝母、土牛膝各三钱，白茅根、鲜芦根各四钱。三剂标证解三之二，原方去香薷、黄连，加归尾、地龙、青木香各三钱，一星期肿痛锐减；又一星期，内外皆解，标本全愈。

按语：冉老认为，此病前后同是外有寒热，治本治标，从少从多，责在权宜。设标本不分，内外混淆，必致并病合病，纠缠难解。唯其后次之病先标后本，所以后次病较前次病为复杂，而后次之愈较前次病为复杂，而后次之愈较前次却更迅速。冉老善用土贝母、土牛膝散结，青木香行气宽中，当归尾活血通络，大黄、牛膝通腑引热下行。

（3）肠痈初起案

胡某，男，42岁。

初诊：1953年4月2日。

主诉：腹部偏右近盲肠处疼痛，防诱起盲肠炎。

诊断：肠痈。

辨证：气滞血瘀。

治法：行气活血，通络散结，开其痹阻，畅其经隧。

方剂：自拟方。

处方：当归尾三钱，川厚朴二钱五分，牡丹皮三钱，杭白芍三钱，泽兰叶三钱，郁李仁（研）四钱，冬瓜仁五钱，大象贝三钱，莱菔子（研）四钱，川郁金三钱，制乳香（去油）三钱，生甘草一钱，白茅根三钱，青竹茹一钱。

按语：本例当归尾、丹皮、泽兰、郁金、乳香活血化瘀，厚朴、莱菔子行气宽中，郁李仁、白茅根通利二便，象贝重在散结，亦与竹茹、冬瓜仁等豁痰消痈，芍药甘草汤缓急止痉。

2. 医话

认为气滞血瘀，结滞痈脓是肠痈的关键病机

肠痈属内痈的一种，指痈肿发于肠腑之内，以少腹肿痛、按之反跳痛为主要

临床特点。

《素问·厥论》曰:"少阳厥逆,机关不利;机关不利者,腰不可以行,项不可以顾,发肠痈。"《外科正宗》卷三曰:"肠痈者,皆湿热瘀血流于小肠而成也。由来有三:男子暴急奔走,以致肠胃传送不能舒利,败血浊气壅遏而成者,一也;妇人产后,体虚多卧,未经起坐,又或坐草(胎产)艰难,用力太过,育后失逐败瘀,以致败血停积肠胃,结滞而成者,二也;饥饱劳伤,担负重物,致伤肠胃,又或醉饱房劳,过伤精力,或生冷并进……气血凝滞而成者,三也。"基于以上认识,冉老认为由于各种原因,导致脾胃受损,胃肠传化功能不利,气机壅塞;或导致肠腑血络损伤,瘀血凝滞,肠腑化热,瘀热互结,血败肉腐而成痈脓。其关键病机在于气滞血瘀,结滞痈脓。

治疗上六腑以通为用,通腑泻热是治疗肠痈的关键,清热解毒、活血化瘀法及早应用可以缩短疗程,此为常治。冉老治疗肠痈尤重梳理气滞,祛瘀化脓。总以"行气活血,通络散结,开其痹阻,畅其经隧""利肠宽中,通络导滞,甘润涵濡,苦辛开降,芳香醒豁""行气通络,散结开痹,滑利以泄之,芳香醒豁以利之"等。

3. 用药规律

在《冉雪峰医著全集》中,共收集 10 例肠痈的病例,共 20 诊。在这 20 条方药组成中统计发现,所用药物共 52 味,使用频次超过 4 次者共 20 味。这些药物使用频率较高者,依次为当归尾(28%)、冬瓜仁(24%)、甘草(22%)、薏苡仁(20%)、丹皮(20%)、白芍(20%)、厚朴(18%)、芦根(16%)、土贝母(16%)、延胡索(14%)、桃仁(12%)、牛膝(12%)、青木香(12%)、三七(12%)、泽兰(12%)、郁李仁(10%)、白茅根(8%)、火麻仁(8%)、竹茹(8%)、浙贝(8%)。因为记载复诊的只有 3 例,故又进行初诊药物统计,使用频率较高的依次为冬瓜仁(90%)、当归尾(80%)、厚朴(70%)、白芍(70%)、丹皮(60%)、泽兰(60%)、郁李仁(40%)、浙贝(40%)、青木香(40%)、薏苡仁(40%)、火麻仁(30%)等。可见,应用较多的主要为活血、行气、软坚散结、清热化痰、导滞等药和大黄丹皮汤、苇茎汤等方。

学术思想

川派中医药名家系列丛书

冉雪峰

冉雪峰学宗经典，遵古启今，历来主张不同学科之间的相互交流和渗透，"大同"二字蕴含其学术思想内容，熟读《神农本草经》《内经》《难经》，学贯仲景、叶桂、吴瑭，精通伤寒、温病、杂病、妇、儿各科。主张理论与实践相结合，既反对死啃书本，也反对没有理论指导的盲目实践。称脱离实践的空头理论家为"伪医"，没有理论基础的为"匠医"，只有能"坐而言，起而行"，有理论有实践的人才能称得上"医家"。强调医学一道，既不能离开书本，也不能专靠书本；既要凭些经验阅历，也要懂得经籍要义。建议后辈学习中医要读好四类书籍：其一，《神农本草经》和《名医别录》。其二，《内经》和《难经》。其三，《伤寒论》和《金匮要略》。其四，各个时代的精华之作。学习都要从基础上用功夫，大抵要懂得生理，方懂得病理，懂得治疗；懂得药物，方懂得方剂，以及将治疗配合起来，而为医学所实施。以学理证诸实验，以实验证明学理。

一、伤寒学学术思想发挥

1. 学术思想渊源

（1）以《内经》为指导

《内经·六微旨大论》云："少阳之上，火气治之，中见厥阴；阳明之上，燥气治之，中见太阴；太阳之上，寒气治之，中见少阴；厥阴之上，风气治之，中见少阳；少阴之上，热气治之，中见太阳；太阴之上，湿气治之，中见阳明，所谓本也。本之下，中之见也；见之下，气之标也。"《六微旨大论》指出了六气标本中见的气化组成，以及它的规律与程序，所以它是"气化"学说的核心与理论根据。首先指出了三阴三阳，是由六气所化而为之主。风化厥阴，热化少阴，湿化太阴，火化少阳，燥化阳明，寒化太阳。由六气所化，建立了三阴三阳。所以六气为气之本，而三阴三阳则为气之标。六气之本，乃是气化学说的基本原则。《内经》所说"气化"就是六气的变化万千。但是它有规律可寻，这就是后世"气化学说"的研究内容。其中以阴阳为标，它说明了六气必须分出阴阳，同时在六气之本，与阴阳之标，而兼见于标本之间的，则叫做"中气"。"中气"乃是阴阳表里相合的产物，因为它在表里之间存此一格，因此它有节制六气，平衡阴阳的作用。本气、标气、中气为气化的重要组成部分，它们是一个有机的整体，互相联系，互相配合，或互相支持，相互制约，使气达到化育万物，滋养万物。而人有脏腑阴阳、经络等，其中足太阳膀胱经与足少阴肾经互相络属、足少阳胆经与足厥阴肝经互相络属、足阳明胃经与足太阴脾经互相络属、手太阳小肠经与手少阴心经互相络属、手少阳三焦经与手厥阴心包经互相络属、手阳明大肠经与手太阴肺经互相络属。

（2）以"气化"为核心的学术渊源

张仲景在《原序》中写道："夫天布五行，以运万类。"揭示了《伤寒论》的内涵，而有气化之机；"经络府俞，阴阳会通"，说出了天人之间而有互相沟通之理。柯韵伯在《伤寒论翼》的序言中说："原夫仲景之六经，为百病立法，不专为伤寒一科。伤寒杂病治无二理，咸归六经之制节。"柯氏把六经辨证，视为百病而立，纠正了只治伤寒一病的俗见，扩大了辨证的范围。将《伤寒杂病论》分为两类疾患：一类是急性热病的伤寒，一类则是慢性疾患的杂病。两者发病虽异，而医理则通，都不能离开六经之制节，都离不开"气化"学术思想。而冉老在《冉注伤寒论》中，以仲景原义为基础，重点阐述了有关"气化"为核心的学术思想。

《黄帝内经》云："出入废则神机化灭，升降息则气立孤危。"究之气化为何物？冉先生曰："气水化，水不自化，得阳乃化，化之太过，则水热成温，正变为邪。常人水化气，气复水化，气之所至，水亦至焉，内濡脏腑，外泽皮毛者，皆此气化也。故从其论，可知气化有生理、病理之别。"又论："知正气之出入，即知邪气之出入，病则气化不能化，遏郁而为身热，甚则气化阻滞，肢厥体厥，一团邪气。由是内壅则气滞，内结则气塞，内干则气涸。滞者导之，塞者通之，涸者润之。凡所以求其化也。外化者，化其常；求外于内者，化之变。气化则化，邪化则病亦化，可知气化涉及正邪两方。"再论："如引内之热而解外之寒，药气与病气合化，即以辛温，是以病治病，法外寓法。引内之寒而解外之热，药气与病气合化，即以辛凉。人本身之气言之，气水化，水金生，肺气通调，下输膀胱，水精四布，五经并行，此金生水之实迹也；肺气引心火下交肾水，蒸动膀胱，复化为气，内濡脏腑，外泽皮毛，此水化气之功用也。化之太过，则水热成温；化之不及，金又生水，则水涸成燥。然水不济火，则为阳燥；火不蒸水，则为阴燥；火衰不交水固为阴燥，水凝自不与水交亦为阴燥。"故知气化体现在治疗和气机运行上。

而"气化"思想可以将其形象理解为有关气血津液的代谢过程，有关"气化"可以有这样几个特点：一者，无处不到。广泛参与了人体的所有生命活动，因此在人体的所有功能里都可以看到"气化"功能的参与。二者，气化运动的物质条件。人体的固定结构所构成的各种管道，这些管道只要有结构的地方就有气化，所以气、血、精、津、液才能无处不到。三者，气化运动是不应停留的，一旦停留即成为病态，气化运动是人体能够运动的基础。四者，气之所在，也有血、精、津、液，但各自的运行路径不一，各有循环，除了完成共同的功能外，还要分别完成各自特殊功能。五者，气化功能的发挥根源于固定的组织结构，没有固定的结构也就没有气、血、精、津、液。

中国哲学认为，神是气的一个方面，物是气的另一个方面，本来就是一个东西的两种不同表现形式。祖先们将气认定为世界的本源，任何物质都是由气组成的。广义的气是指构成世界一切事物的本源，这当然也包括人。因为气的无处不到，无处不有，所以气既是物，也是神。而在不同的事物中又有不同的气，这就是狭义的气，是指在某一事物或过程中发挥主要作用的因素。在人体内，气也一样，广泛参与人体的各种生命代谢过程，首先有构成生命的元气，接着有抗击外邪的卫气，又有推动血液的营气，还有宗气、五脏之气等。

气在人这一个整体内是无处不在的，发挥着五大作用：一是推动作用，如推动心血的运行。二是防御作用，要抗击对自身不利的因素，这就是防御。三是固摄作用，这个作用以固摄血液为主，为什么固摄血液？因为血液是一身的营养，是脾从水谷之中吸收的精华以及肺与外界交换的产物。四是温煦作用。五是气化作用。

冉老认识《伤寒论》以"气化"思想贯穿始终，具体在"六经"中的认识如下：

《伤寒论》中尤其重视《太阳病篇》，冉老曰："太阳为伤寒第一层，治之当后无余事，治之不当后变化难极。"《太阳病篇》也最能体现其气化思想。太阳为寒水之经，本寒而标热，中见少阴之热化。古人认为太阳标本气异，故有从本、从标两从之说。然而，寒水虽为太阳本气，但它能化生标阳之热，因为太阳的中气是少阴，古人只讲"表里相络者为中气"的形式和位置，而不谈中气与《本经》的生理、病理关系。少阴之气为热，而与太阳膀胱相通，它能温化寒水变为气。该气又能达于体表，布于全身，起到闭表抗邪的功能。可以说，"气"从水生，"水"则由气化。两者相互为用，达成阴阳表里之关系。为此，在太阳病中也出现较多的少阴寒证，例如第二十九条的四逆汤证、第六十一条的干姜附子汤证、第八十条的真武汤证等。

太阳为开，气化则能出焉。阳既称太，由阴出阳，其前身却是寒水，是太阳本身生理原有水热，故其为病，不化热即化水。如：大青龙汗不出烦躁，即表未解化热的渐端；小青龙心下有水气，即表未解化水的渐端；五苓散证，消渴小便不利，为汗下合水病；栀子豉证，心烦懊恼，不得眠为汗下合热；白虎汤证内外俱热，是热郁气分；抵当汤热入血室，是热结血分；十枣汤硬满痛呕，是水结于上。真武汤眩瞤擗地，是水结于下。大陷胸汤之短气烦躁，硬满剧痛，乃水热并结；诸痞濡而不硬，满而不坚，乃水热郁满，如诸泻心汤证。从气化总结：大青龙证的烦，属外；大承气证的烦，属内，栀子豉证的烦，属虚；大陷胸的烦，属实；四逆证的烦，属寒；泻心证的烦，属热。小便不利是水结，小便自利是血结。小柴胡的外枢，大柴胡的内枢，均在法中。三焦经络脏腑，三焦内的气化，则三焦外的气亦化，胃肠外的气通，则胃肠内的气亦通。

阳明气化不从标本，而从太阴中见之湿化。因为两阳合明，名曰阳明。阳气太盛，必用阴加以节制，方使气平而无病。为此，乃有随从"中见"之湿化颉颃其燥气。燥得湿，相济为美。若湿太盛，或燥太盛，则燥湿不得其平反而为病。阳明之中气为湿，若湿气不及，则不以从中而化，而反从本燥之化，抑或从标阳之热化。这样，就成为湿化不及，燥气太过，便可发生阳明病的燥热实证。阳明病的热证：在于上者，热与气郁，则见心中懊恼、胸中窒塞、舌上有苔；在于中者，则热伤气阴，而见渴欲饮水、口干舌燥；在于下者，则热与水结，而见脉浮发热、渴欲饮水、小便不利。阳明病的实证：潮热、腹满、手足濈然汗出，谵语、大便燥结，脉沉紧，舌燥苔黄。至于阳明而从"中见"之湿化，反映在阳明病中则非常突出，例如第187条的"伤寒脉浮而缓，手足自温者，是为系在太阴。太阴者，身当发黄，若小便自利者，不能发黄。至七八日大便坚者，为阳明病也。"陈修园注："阳明与太阴之气相为表里，邪气亦交相为系。伤寒阳明脉大，今浮而缓，阳明身热，今手足自温，是为病不在阳明而系在太阴。太阴者，湿土也，湿热相并，身当发黄。若小便自利者，湿热得以下泄，故不能发黄。至七八日已过，唯八日值阳明主气之期，遂移其所系，而系阳明。胃燥则肠干，其大便无有不坚者，以为阳明也。"他又说："此节合下节，明阳明与太阴相表里之义也。"

阳明为阖，以气化言，胃为阳明功用主宗策源地。如论诸承气证：便硬燥屎，同是胃实，燥由硬来，硬可化燥，不过燥较硬更进一层。硬则气机勉可微通，燥则呆钝死质，助益生理则不足，障碍生理有余，横梗堵塞，气化难通，所以必用下剂，以承此不能承之气。则大承气汤下之句，当属燥屎下，理甚明显。若但硬未燥，则小承气推动可下，调胃承气润沃亦可下，不必定用大承气。承气与白虎为一经一腑的对峙，白虎与栀子为一气一血的对峙。在府用承气，在经用白虎，在气分用白虎，在血分用栀子。论葛根证，今阳明为太阳所逼，本阖反开，开于下则下利，开于上则为呕，即以葛根加半主之。盖以半夏出结气，以遂其开之势，而利导之。葛根的转输，可以解表，可以开里，可以和里，可以同热药用，可以同寒药用，可以治寒变换治热。"太阳病，寸浮关浮尺弱，其人发热，汗出复恶寒，不呕，但心下痞者，此以医下之也。如其不下者，病人不恶寒而渴者，此转属阳明也。小便数者，大便必硬，不更衣十日无所苦也。渴欲饮水，少少与之，但以法救之，渴者宜五苓散。"指出阳明多热结，此无大热，不更衣无所苦，实为变例。阳明其气燥，即蓄水，利水兼育阴，有猪苓法在，不用猪苓而用五苓，水行热去，热去津回，又是另一番气象。

少阳为枢，本火而际阳，中见厥阴风木。因少阳标本同气，故从本气之火以概其标。然少阳为始生之阳，其气萌芽，向上向外，生长不息，最畏抑郁气机，而为发病之原。另外，少阳之气初出于地上，虽然生机盎然，稚阳犹柔，必须借赖中见之厥阴风阳温煦，以助少阳生升之气。少阳病的口苦、咽干、心烦等热证，是从少阳之本，火气之所化也，其胸胁苦满、默默不欲饮食乃是少阳甲木气机郁勃不舒之象；至于头目眩晕，又是中见风木之气的病机反映。最有意思的是，少阳与厥阴两经在发病时的证候不即不离，颇多近似，反映了两经的内在联系，如少阳病的咽干与厥阴病的消渴、少阳病的心烦与厥阴病的心中疼热、少阳病的默默不欲饮食与厥阴病的饥不欲食、少阳病的喜呕与厥阴病的吐蛔、少阳病的往来寒热与厥阴病的燥热气化问题。何为少阳、为火气，《素问·六微旨大论》中明谓："少阳之上，火气从之。河图地二生火，天七成之，阴阳互为生成，故名少阳。"少阳的提纲，唯在气出入，邪热上走空窍，故六气之火为气。具体气化学说在其注解中可体现。

太阴为开，本湿而标阴，中见阳明燥化。因其标本气同不悖，故太阴从本湿之化以概其标。太阴既从本气之湿寒，中阳不运，则中焦清浊失判。正如第273条所说："太阴之为病，腹满而吐，食不下，自利益甚，时腹自痛，若下之，必胸下结硬。"脾主腹，太阴为病，无论来自传经，或因寒湿直中，或寒凉损伤脾阳，而使脾阳不运，寒湿内阻，表现为腹胀满；在腹满的同时，还常见腹痛，因属虚寒，故喜温喜按。脾与胃互为中气，寒湿困脾，清阳不升，水谷不化，故见下利；寒湿犯胃，浊阴不降，胃气上逆，故而作吐；脾运不健，胃气中滞，所以饮食不下；下利本属虚寒，下利甚，则虚寒越甚，上述诸症也就越重。病属虚寒，法当温补。若疑其胀满为实而用攻下，则脾阳受创；寒湿更加凝结，病热上移，则见胸下结硬。如用气化等说分析，太阴湿寒邪气得以猖獗无制，亦必是中见阳明燥化之气不及，阳不胜阴，故有脾家寒湿之病变化生。《太阴病篇》第278条云："伤寒，脉浮而缓，手足自温者，系在太阴。太阴当发身黄，若小便自利者，不能发黄。至七八日，虽暴烦下利日十余行，必自止。以脾家实，腐秽当去故也。"钱璜注："缓，为脾之本脉也。手足温者，不至如少阴、厥阴之四肢厥冷，故曰系在太阴。然太阴湿土之邪郁蒸，当发身黄，若小便自利者，其湿热之邪气已从下泄，故不能发黄也。如此而至七八日，虽发暴烦，乃阳气流动，肠胃通行之征也。下利虽一日十余行，必下尽而自止。脾家之正气实，故肠胃中有形之秽腐去。秽腐去，则脾家无形之湿热亦去故也。此条当与《阳明篇》中伤寒脉浮而缓……至八九日，大便坚者，此为转属阳明对比互看。"它最深刻，最明确证实了气化学说中阳明与太阴的"中气"为病的关系，燥湿转化的微妙之理，阴阳彼此往来之变。如识气化之理则言下即悟，不识其理则寸步难行。谁云《伤寒论》而无气化学说也？太阴之上，湿气从之，在天为湿，在地为土。太阳为开，阳明为阖，少阳为枢；太阴为开，厥阴为阖，少阴为枢。论脉，脉阳微阴涩。就正气而言，唯恐其微；就邪气而言，唯恐其不微；涩比微坏，微只稀薄欠浓郁，涩则滞涩近停顿，微涩有连带关系。气不到水不到，阳既微则阴不得不涩，水不化气无由化，阴既涩，则阳不得不微，既微且涩，两不营周，四肢安得不烦疼。

厥阴为阖，本气为风，标气则属于阴，中见之气则为少阳火。古人认为厥阴不从标本而从中见之少阳火气，这因为两阴交尽，名曰厥阴，阴气到此已极，极则尽，阴极则阳生，故从中见少阳之火。此时由阴变阳，阴退阳进，则保持了生气的继续存在。第326条曰："厥阴之为病，消渴，气上撞心，心中疼热，饥而不欲食，食则吐蛔，下之利不止。"厥阴病，是六经为病的最后阶段，为三阴经之末，病至厥阴，则阴寒极盛。但是事物的规律，物有必反，物穷则变。故阴寒盛极，则有阳热来复，也就是阴尽而阳生，寒极则生热。厥阴与少阳为表里，从中见少阳之火化。少阳为一阳之气，乃是阳气萌芽，奠定了阴尽阳生的条件。所以厥阴病的特点是阴中有阳，常以寒热错杂的姿态出现。又由于阴阳有消长，寒热有胜复，故厥阴病又可表现为寒证、热证以及阴盛亡阳的死证。厥阴病从本气之风化者，如气上撞心、心中疼热；从标阴寒化证者，如干呕、吐涎沫、头痛；从中见少阳火化者，如呕而发热。厥阴病以阴阳错杂为病机，以阴阳不相顺接论厥逆、以厥热多少论阴阳进退。太阳的底面即是少阴，少阴的底面即是少阳，少阳的底面即是厥阴。厥为病进，热为病退，辨太阳的少阳，不得太阳的开则少阳不解，不得太阳的枢则少阳亦不解。

少阴为枢，本热而标阴，中见太阳寒水之气化。因其标、本之气寒热迥异，故少阴气化应本、标兼顾，寒、热两从为难。所以，后世注家反映少阴之为病，总不外乎寒化与热化两类。第282条曰少阴寒证："少阴病，欲吐不吐，心烦但欲寐，五六日自利而渴者，属少阴也。虑故引水自救，若小便色白者，少阴病形悉具，小便白者，以下焦虚有寒，不能制水，故令色白也。"程应旄注："少阴病，治之不急，延至五六日，下寒甚，而闭藏彻矣，故下利……虚故引水自救，非徒释'渴'字，指出一'虚'字来，明其别于三阳证实邪作渴也。然而此证也，自利为本病。溺白，正以征其寒，故不但烦与渴以寒断，即从烦渴，而涉及少阴之热证，非戴阳即格阳，无不可以寒断，而从温治，肾水欠温，则不能纳气，气不归心，逆于膈上故欲吐不吐，肾气动膈故心烦也。"第303条曰少阴热证："少阴病，得之二三日以上，心中烦、不得卧，黄连阿胶汤主之。"少阴病得之二三日以上，若属阳虚阴盛的则以但欲寐、寤少寐多为主，若属阴虚阳亢的必见心烦、不能卧寐。因为在正常的生理情况下，心火要不断下降以温肾水，肾水不断上承以济心火，少阴心肾水火能以交通既济，才能达到阴平阳秘、阴阳相对平衡状态，从而维持人体正常的活动。而今少阴病肾水亏虚，心火无制而上炎，阳不入阴而躁扰，就要发生心烦，甚则不能卧寐之证。其证既属阴虚火旺，必见舌质红绛、苔净而光，甚则鲜艳如草莓，脉数而细，小便必黄。少阴之上，君火主之。本热而标阴，火上而水下，火之精为神，水之精为精。水上滋，取坎填离，火下降，起亟藏阴，天地交成泰，不交成否，水火交成既济，不交成未济。上滋之水，气为用，实际是阳；下济之火，血为体，实际是阴。阴中之阳，安得不热；阳中之阴，安得不少。论少阴咽痛为阴阳隔绝，水火不交，水自水而火自火，既冲激外逼而汗出，既冲激上逼而咽痛，其机如此，经论既在气化上斡旋，吾人自当在气化上体会。

2.《伤寒论》的其他独特认识

冉老对《伤寒杂病论》理论的注解及临床活用仲景的思想和方剂，彰显了他对伤寒的精通和独特认识。如认为"气随汗泄，阴液既夺，阳气亦泻"。汗漏不止，本阴液受伤，而握其要曰阳之。四肢微急，本阳气不实，而探其本，曰液脱。阴阳互换互根，关系密切；阴平阳秘，精神乃治；阴阳离决，精气乃绝。其论述附子："附子鼓舞细胞，奋起机能，气到水到，水到气到，究之附子阳刚，津竭火烈禁用。"柯韵伯曰："照桂枝汤后大烦渴，是阳陷于里，急当滋阴，故用白虎加人参汤以和之。用麻黄汤遂漏不止，是阳亡于外，急当扶阳，故用桂枝加附子以固之。"总结伤寒脉促者有四：一者，伤寒脉促，手足厥逆者，可灸之。二者，太阳病，下之，其脉促，不结胸者，此为欲解也。三者，太阳病桂枝证，医反下之，利遂不止，脉促者，表未解，喘而汗出者，葛根黄连黄芩甘草汤主之。四者，太阳病，下之后，脉促，胸满者，桂枝去芍药汤主之。又论道，"病经病气，所着不同，所治各异，邪入经输普泛之深处则用葛根引之使出，邪入经输孔穴要处则须先刺泻之使泻。区分大青龙汤的烦与桂枝汤的烦，大青龙的烦是表闭，而桂枝的烦是里闭；所谓表闭当开表，里闭当开里。开表用大青龙，开里宜刺经穴。又论：桂枝本不是发汗之剂，但气化能出，可以发汗，气摄能收，并可止汗。昔谓外证得之为解肌，内证得之为补虚，体会颇较深刻。认识白虎汤，根据太阳、阳明、厥阴各篇所见，认为各篇有各自的白虎汤。大青龙为化热的见端，小青龙为化水的见端。"水气"二字，外廓闭塞，气不外达，在空处化热，在实处化水，水而曰气，说明为气为水，半水半气，尚未全化水质，只是初遏水气。病机在这个阶段，使之化气外达，比较容易，要用小青龙发汗。发汗利小便，均可去水；发汗是行水化气，利小便是化气行水。小青龙麻、桂、姜、辛并用，温气较浓，亦是诸有水者，当以温药化之。即重辛温复传酸苦，一阖一闭，一屈一伸，表气化则里气化，里气化则表气化，化机鼓荡，通体活泼，这个治疗精神颇显变化如龙的景致。就经验而言：凡外证而兼里水气，或水气而兼寒邪，用之均可。至水气内泽，病变多端，泛滥三焦，去表已远，里急救里。认识五苓散用白术，白术为补脾正药，汗伤中气，不能斡运，此时即用桂苓化气于下而脾不转运，将何以上输，为水精四布，同转枢纽。二是用桂枝独少，桂枝汤中桂枝三两，五苓散中桂枝为半两，此是化气通里，而不是化气通表。用泽泻独多，泽泻既能气化水，使水下得，又能水化气，使气上达，曰泽曰泻。其认识栀子豉汤证，查胸中为大气所居，大气即宗气，为上气海，所以司呼吸而得血脉，最为重要。《素问·六微旨大论》："出入废则神机化灭，升降息则气立孤危。"果真窒息，顷刻即死。幸室交媾坎离，即济水火，和其上下，即所以和其内外。其论脉：大、浮、数、动、滑为五阳；沉、涩、弱、弦、微为五阴。如亡气中之阳，用四逆汤；亡血中之阳，用芍药甘草附子汤；恶寒而厥，用四逆汤；恶寒而不厥，用芍药甘草附子汤。总结烦：大青龙的烦，属外；大承气证的烦，属内；栀子汤的烦，属虚；大陷胸汤的烦，属实；四逆汤的烦，属寒；泻心汤的烦，属热。

3. 伤寒临证精要

（1）寒温统一的观点

冉老师在中医学术上主张融汇张仲景《伤寒论》和后世温病学说，认为"伤寒原理可用于温病，温病治疗可通于伤寒"。其"温病治疗可通于伤寒"的认识可窥见于《冉雪峰医案》中的以下两则医案：

在战汗案中：汉口吕某之长子，已成年。患温病，延汉上名医范某诊治，多日热不退、至第十四日忽烦乱如狂状，随即大汗淋沥，肢厥肤冷，昏顿不知人。延胡某会诊，方为理中地黄汤加减，温补脾肾，防其暴脱。范与吕商，谓此病已是生死关头，明系热证何以突变寒证，明系邪实何以突变正虚，疑窦至大，因亲至予处，邀往诊视一决。诊毕，吕问将脱乎，予称不会脱。范问尚可救乎？予曰可救。又问此病究为何患？予曰乃战汗。温邪久羁，与气血混为一家，清之不去，透之不出，七日来复，现十四日，为二七日，邪衰正复，邪正并争，方有此番遽变。唯此系病机转好而非转坏，若不战则邪终不除，病终不愈，战者正气伸张，体工抵御力强，祛邪外出。必前此于病程中方药治疗斡旋如法，乃有此最后转关之一着，否则内陷内攻，求其一战而不可得。古人云：正战时不必服药，则肢厥亦勿须讶矣。今病者脉重按不绝，出入息匀，绝不至脱，如必防脱，备独参汤以待，然非至吸短呼长，汗出如油勿用。至夜半，得阴气之助，厥当回，汗出当止，再观邪去尽否商议治法。范击节称是，吕则犹半信半疑，但胡医方药不敢服，姑观其变。至夜半汗止，手足温，神识渐清，热退病除。后以竹叶石膏汤、《外台》十味煎等清养清补收功。此病我断为战汗，由温病战汗条得来，断为夜半厥回，由伤寒征象阳旦，夜半手足当温，查脉息呼吸，知其非脱，由临证经验得来，于此可见伤寒原理可用于温病，温病治疗可通于伤寒，要在辨之明、处之当尔。

　　在此案中冉老据温病中关于战汗的论述及《伤寒论》第三十条原文："问曰：征象阳旦，按法治之而增剧，厥逆，咽中干，两胫拘急而谵语。师曰：言夜半手足当温，两脚当伸，后如师言。何以知此？答曰：寸口脉浮而大，浮为风，大为虚，风则生微热，虚则两胫挛。病证像桂枝，因加附子参其间，增桂令汗出，附子温经，亡阳故也。厥逆咽中干，烦躁，阳明内结，谵语，烦乱，更饮甘草干姜汤，夜半阳气还，两足当热，胫尚微拘急，重与芍药甘草汤，尔乃胫伸，以承气汤微溏，则止其谵语，故知病可愈。"判断疾病所处的阶段，对症状的转归了然于胸，因此在治疗疾病上游刃有余。

　　在秋温案中：邓茹香秋月病温，外感触动伏邪，初起外寒尚未化热，口不渴，发热兼恶寒，伏邪未溃，脉亦不显洪数。医者死守仲景太阳病"发热不恶寒而口渴者，名曰温病"，见恶寒口不渴，即认为伤寒；又死守"少阴之为病，脉微细"，见微细之脉即认为少阴病，麻桂姜附恣投，服后大烦渴，谵语神昏，显出温病本象。更医，从湿温救治，用清解法，但不免杂入苍、芷、苓、半，重耗津液，两经十余日，液涸神昏，舌上津少，内窍闭塞，逆传厥阴。事急，乃延余诊。方用大剂犀角地黄汤及清宫汤合方加减，兼服至宝丹，因病者知觉全失，渴不知饮，并嘱以梨汁代茶，频频灌润，半日一夜，服至宝丹二粒，生地二两，犀角二钱，梨汁半斤许，得微似汗，身热渐去，神识渐清，危而复安者一。越日，日晡所复热，神识复昏，又加呃逆，液枯便结，内有燥屎，邪实不可不下，而液枯又在禁下之列，用时贤黄龙汤以意消息，得燥屎数枚及如败酱色之稠粪，呃逆止，神志大清，危而复安者二。再二日，呃逆又作，神志欲昏，复微热，前病在厥阴，用芳香清透而愈；嗣病在阳明，用润下存阴而愈，现病经三变，颇难用药。予曰：此病现注重呃逆，如呃逆属虚，下之不应得燥屎；如实中夹虚，得燥屎后，应呃逆不止，诸症加剧，何以下后诸症渐愈，呃逆全止，又经日始复发耶？但因呃逆而用下，下后仍复呃逆，是否燥屎未尽，仍当用下；抑或余邪由膜原透出胸膈，前者去而后者来，阻塞营卫道路，当清透余邪，俾由膜原出胸膈者，复由胸膈出腠理，因定清解少阳一法，服之余邪透，诸症悉去，危而复安者三。后以清养肺胃，甘润滋培，缓调收功。此病随逆救治，三危三安，颇非寻常。柴胡证下之后，柴胡证不罢者仍用柴胡，见伤寒里而再表，前者去而后者来，见温疫论，两两可以印证。

此案强调学伤寒需活，死守则成刻舟求剑，使用错误的治疗对策，让本病未治又变生他病。此条批评不明伤寒、温病内含的医生错误诊断疾病，死守伤寒条文，误投他药，病情加重。延至冉老处，经过正确的诊断治疗，病情好转。后病情反复，因联系到《伤寒论》第101条"伤寒中风，有柴胡证，但见一证便是，不必悉具。凡柴胡汤病证而下之；若柴胡证不罢者，复与柴胡汤，必蒸蒸而振，却复发热汗出而解"，便考虑是邪气未尽而采取清透之法，遂于医案最后说明"见温疫论，两两可以印证"。

（2）活用伤寒方治尸厥证

冉老治疗厥证颇有特色，医案中记载有热厥、晕厥、气厥、惊厥、薄厥、尸厥等，其中一例尸厥颇耐玩味。《素问·缪刺论》中谓："邪客于手足少阴、太阴、足阳明之络，此五络皆会于耳中，上络左角，五络俱竭，令人身脉皆动，而形无知也，其状若尸，或曰尸厥。"简单地讲，尸厥就是指深度昏迷、四肢厥逆的晕厥证。具体案例如下：

武昌周某室，年三十八，体质素弱，曾患血崩，平日常至予处治疗。此次腹部不舒，就近请某医诊治，服药腹泻，病即陡变，晕厥瞑若已死，如是者半日许，其家已备后事。因族人以身尚微温，拒入殓，且争执不休，周不获已，托其邻居来我处婉商，请往视以解纠纷，当偕往。病人目瞑齿露，死气沉沉，但以手触体，身冷未僵，扪其胸膈，心下微温，恍惚有跳动意，按其寸口，在若有若无间，此为心体未全静止，脉息未全厥绝之症。族人苦求处方，姑拟参附汤：人参一钱，附子一钱，煎浓汁，以小匙微微灌之，并嘱就榻上加被。越二时许，复来邀诊，见其眼半睁，扪其体微温，按其心部，跳跃较明晰，诊其寸口，脉虽极弱极微，亦较先时明晰。予曰：真怪事，此病可救乎？及予扶其手部自肩部向上诊察时，见其欲以手扪头而不能，因问：病人未昏厥时曾云头痛否？家人曰：痛甚。因思仲景云："头痛欲绝者，吴茱萸汤主之。"又思前曾患血崩，此次又腹泻，气血不能上达颠顶，宜温宣冲动，因拟吴茱萸汤一方：吴茱萸三钱，人参一钱五分，生姜三钱，大枣四枚。越日复诊，神识渐清，于前方减吴茱萸之半，加人参至三钱。一周后病大减，用当归内补建中汤，炙甘草汤等收功。予滥芋医界有年，对气厥、血厥、风厥、痰厥屡见不鲜，真正尸厥，尚属少见，幸而治愈，因录之，以供研究。

此案实属《伤寒论》少阴阳衰，真气外脱之证。初仿四逆加人参汤之意，回阳固脱，自为正法。出彩之处尤在二诊，冉老考虑患者平素体虚，曾患血崩，此次又加腹泻，气机随下而脱，气血不能上达于颠顶而致厥，当在阳气回逆后，使阳气上行达脑，方可真正使外脱真气回归本位。参《伤寒论》第378条"干呕吐涎沫，头痛者，吴茱萸汤主之"，以吴茱萸汤为主方治疗该病。冉老在《冉雪峰全集·方药》篇分析道此案用吴茱萸汤而不用其他方的原理：吴茱萸汤乃温暖厥阴，振起东方颓阳之要剂，与四逆、通脉四逆，鼎足而三。附子温肾，干姜温脾，吴茱萸温肝，各有专长。但姜附均守而不走，其能通脉宣阳，鼓舞一身之生气者，乃温以化气，温而行之，从功用推出。唯吴茱萸气味俱厚，有具特殊臭气，冲动力大，另成一格。桂为浊中之清，本品为清中之浊，故宣心阳，桂较超越，而开浊阴，则吴茱萸实为优异也。是寒凝血分，郁滞不通，用桂姜附犹隔一层。唯本品开通经遂，深入浊阴，而冲动开发之。准上以观则寒邪凝滞，血不上达之脑贫血，以及血塞血栓等病，则本品有特长。本方又益之以人参扶正，姜枣调营卫，冲动而不破裂，调护而不凝滞，实为温剂中不可少之要方。由此足以见冉老对《伤寒论》条文与方剂理解之深。此外，其重视辨病势，逆势救治的思维，堪为"逆流挽舟"开辟了创新运用。

（3）痰饮水气病

《素问》中关于水饮代谢有文曰："饮入于胃，游溢精气，上输于脾，脾气散精，上归于肺，通调水道，水精四布，五精并行。"在痰饮水气杂病，水邪阻碍，水不到，气不到；气不到，水不到；逆于下则脐下悸；逆于中，则吐涎沫；逆于上，则癫痫。冉老在治疗痰饮水气病喜用方剂为五苓散、十枣汤、苓桂术甘汤、肾气丸、小青龙汤等，现列举医案如下：

冯姓小孩，年十二，患水气病，住某医院治疗四月，曾放腹水二次，病机日趋严重，延予商诊。近察腹大如鼓，腹和腿、脚肿带光亮，若有大量水汁流出者然。阴囊似水球，阴茎变形，小便点滴旁流，膝位遮蔽，隐晦难察，两鼻孔赤，时涕中和唾中微杂血液，因水道阻碍气道，气道阻碍血道故也。拟方：薏苡仁四钱，茯苓六钱，猪苓三钱，蒜条桂四分（冲服），大腹皮三钱，厚朴一钱五分，蒲黄三钱，白茅根四钱，莱菔子八钱（研）。三剂平平。又三剂，小便略利，肿不为衰，前方或加葶苈、椒目，或加海藻、昆布。十日，且进且却，效力不大。因思仲景疗水，不稍姑息，胸满惊骇不得卧，不卒死，一百日或一岁仍主十枣汤。可见有是病用是药，用是药方能治是病。因于原方（无复加葶苈、椒目、昆布、海藻）加黑白牵牛（头末）七分至一钱，腹泻减去，不泻续服，或改加《千金》水道散（甘遂、葶苈、白芷三药），服如前法。二加药前后轮换，屈伸相成而利之，往来相摩而荡之，两星期，肿胀消十之七八；以五苓散减桂加蒲黄、茅根、泽兰、青木香之属，又两星期，痊愈。愈后形态，前后判若两人。此病得愈，经验在于治疗之部署，前后之瞻顾，主药之轮换出入。

此案中先以行气化湿利尿治疗，效果欠佳后选择十枣汤为主方治疗水鼓。《伤寒论》第152条云："太阳中风，下利、呕逆，表解者，乃可攻之。其人汗出，发作有时，头痛，心下痞硬满，引胁下痛，干呕短气，汗出不恶寒者，此表解里未和也，十枣汤主之。"冉老注解："水邪泛滥，真阳泪没，不至构成纯阴脏结死证不止。防微杜渐，识在机先。此仲景之所以为仲景，观《金匮》支饮烦，不卒死。至一百日或一岁，十枣汤主之。"病去十之七八，再以五苓散化气行水为主方治疗，使病得愈。

又有医案：万县夏某之爱人，分娩后小便不利，秘涩若淋状，助产士为之导尿，唯屡导屡胀，不导即不小便，状若癃闭，所导小便中，时杂血液，自觉少腹坠胀，内中消息停顿，服药不效，时未弥月即来我处就诊，脉弱而数，舌绛津少，烦扰不安。予思此证膀胱气滞不化，类似胞系了戾，但彼在胎前，此在产后，彼为虚中夹实，此为实中夹虚。所以然者，产后空虚，客邪乘之，查阅前所服方药，为肾气丸加减，肾气丸鼓荡肾气，以补为通，虽似相宜，但能化气而不能消炎，未尽合拍，且秘涩若淋，脉带数象，桂、附似当慎投。拟方：当归、白芍各四钱，黄柏、知母各三钱，升麻一钱五分，苏条桂五分，研末冲服。二剂，少腹坠闷若缓，但仍须导尿。复诊，原方加青木香、蒲黄各三钱。又二剂，少腹渐舒，曾自小便一次，量虽少，但启闭有节，因劝其可忍耐则忍耐之，停止管导，气机转动，得以恢复，病可向愈。改方用：当归、白芍各三钱，黄柏、知母各二钱，苏条桂四分，以上同煎，琥珀散八分，用前药汁吞服。越后三日，小便渐次畅利，已无不适感觉，与常人无异。

　　此案与前案病人均有小便不利，但此病人用肾气丸则不能收功，实乃证有所不同，此案中有秘涩若淋，脉带数象的热证，桂、附用之欠当，故转他方以治疗，此为深谙仲景每方的适应证，不妄遵古。

　　（4）擅用伤寒方治痢疾、霍乱

　　在《冉雪峰医案》中记载痢疾及霍乱的医案各有四则，其治疗痢疾多取仲景之白头翁汤合桃花汤加减，治疗霍乱多借仲景四逆汤、理中丸、五苓散，分寒热而治之，逾数百人。

　　痢疾是一种传染性强的疾病，泻下赤白相间。在病理上，冉老认为"痢无论菌性虫性，其病区均在大肠行部，轻者红肿，肠壁加厚，孔眼束小；重者肠壁溃烂穿孔，肠外油膜亦溃烂，或烂成一串。故疗法轻者彻热消炎，重者排脓生肌"。《伤寒论》第306条和第307条均关于桃花汤，分别是"少阴病，下利便脓血者，桃花汤主之""少阴病，二三日至四五日，腹痛，小便不利，下利不止，便脓血者，桃花汤主之"。第371条与第372条均是白头翁汤，分别是"热利下重者，白头翁汤主之""下利欲饮水者，以有热故也，白头翁汤主之"。具体治疗上，冉老认为"下痢，后重，为痢之轻者，故用白头翁汤，清热消炎，调气升陷……痢之重者，又延末期，肠穿膜烂，脉微肤冷，证已造极，此际清无可清，补不可补，唯本方（桃花汤）重用石脂质黏涩，排脓血，疗溃伤，弥补破损，填固脂膏，药汁借其沉着，澄留肠的凹曲部，缓缓斡旋。然痢为热证，用干姜何也？

曰：肠既化脓穿孔，热势已杀。而脉微欲绝，肤冷似厥，非干姜安能鼓既败之中气而续将绝之微阳？且微量干姜和于大剂量石脂中，并不为害。"在痢疾的疗程上他认为"痢虽重，颇有阶段次序……轻者两星期内可愈，较重四星期可愈，更重须月余方愈"，此乃熟读伤寒，活用于临床，对疾病的转归成竹于胸，故治疗疾病有条不紊，有效者良多。

　　如：武胜门外夏姓，因街市流行霍乱，夫妇均受传染，同日发病，均大吐大泻大汗出，肢厥脉厥，腹痛筋转；目陷皮瘪，证象颇同。但男则舌苔白，津满，渴不欲饮，喜热，吐泻清冷，不大臭，其筋转强直拘挛，是为寒多，女则舌苔黄，中心灰黑，津少，口大渴，饮冷不休，吐泻甚臭，其筋转抽掣急剧，是为热多。同居一室，同一样生活，又同日发病，满以为一病传化蔓延，细审病象，寒多热多各歧，疗法也不能不有所区别。是年疫证有用大热药愈者，有用大凉药愈者，此一夫一妇，一寒一热，一用四逆汤，甘草、干姜、附子，加萸肉、木瓜；一用甘露饮，白术、茯苓、猪苓、泽泻、条桂、滑石、石膏、寒水石，加蚕砂、省头草，均续续频进如前法，结果三剂后，夫妇均吐泻止，厥回脉出而愈。设互易其药，则后果何堪设想；或同用一法，则必有一方损害。仲景寒多不欲用水者理中丸，热多欲饮水者五苓散，此案前之通脉加减，后之甘露加减，不过就仲景法再进一步，病势较重，故药力较加，各随其病机而归于至当。所以寒剂热剂，大胆频频续进者，一则苔白、津满、不多饮、喜热，一则苔黄、津涸、大渴、饮冷不休、寒多热多。寒多不是无热，特寒为多；热多不是无寒，特热为多。病既复杂，治易犹疑，因疑生悟则可，因疑致误则不可。

　　中医的霍乱是以起病急骤，猝然发作，上吐下泻，腹痛或不痛的疾病。因病变起于顷刻之间，挥霍撩乱而命名的。冉老认为霍乱的病机是"人身肝脾左升，肺胃右降，霍乱中土逆乱，升降失职"，诊察时应分寒热，即"霍乱分寒热两大纲，所有大吐大泻大汗，转筋、厥逆、肉脱、目陷、声小、皮瘪等，要皆寒热俱有共同征象，病已造极，无论为寒为热，均无脉可察，全重看法"。治疗上取仲景理中丸、五苓散之义，多用四逆散、桂苓甘露饮，他认为"霍乱至大吐大泻，不唯中焦脾气坏，下焦之肾气亦坏，此时参术之缓，何以济事，故去之而加附子，以启下焦生阳而为输灌四末之本，方名即将四逆标出，最是眼目""桂苓甘露饮即五苓加三石，清热之功较大，亦犹理中加附子温寒之功较大也。热炽及暑热夹湿者可用。人参益胃，白术实脾，不曰补中，而曰理中者，盖霍乱阴阳杂错，中气败坏，因而挥霍撩乱，无以理之，病将焉治？故以干姜之辛温，鼓舞参术之健运，行甘草之迂缓，奠定中土，恢复机能……侣山堂类辨，谓次方大生津液，大抵即从方注，渴欲饮水者加术悟出，颇能证入治疗法理深层。不宁中焦虚寒，气不化津为适应，而中气颓废，扶其中气，即所以救其津液，但绝不宜于阳明燥化太过，胃阴已竭反助之焰而促其亡。"方药是死的，人的思维是活的，冉老熟识伤寒方，才能如此圆机活法，用来得心应手。

（5）其他

胡姓妇女，年七旬晋四，体瘦神健，年高液衰，大便坚，夏月伤暑，兼感凉，医者满纸参、芪、术、苓，内外合邪，搏于少阳如疟状。更医，不知邪在腠理膈间属少阳，误为入府属阳明，迎合病者意旨，下之，邪热内陷，胸胁痞满，气逆撞痛，液枯神怵，循衣摸床，势急矣，已集家族备后事。闻名延余诊，脉数劲急，又叁伍不调，七八至或十余至一止，疑其亡阴，查其舌，果如去油猪腰，无津，症属不治，静思，得其可治数端：伤寒，若已吐下、发汗、温针、谵语，柴胡证罢，此为坏症，此病虽误下，无谵语，午后发热，柴胡证未罢，可治者一；又阳明病，心下硬满者，不可攻之，攻之利遂不止者死，此病虽误攻下，利数次即止，无一泻不止现象，可治者二；一部《伤寒论》，纯为救津液，审察津液存亡之法，尤注意小便，小便利者，其人可治，此病尚有小便，内液未尽夺，可治者三。盖亡阴固在不治，而阴未尽亡则尚在可治之列。救治奈何？凡柴胡证下之，若柴胡证不罢者，复与柴胡汤，此病大好在柴胡证未罢，但单热不寒，与柴胡证治有别。用后贤清解少阳，兼清热保津法，热去，转用大剂甘寒润沃之剂，二剂津回舌润，自大便一次，神志清楚，唯胸膈痞痛，气逆上冲残在，仿泻心汤，去其大苦，一剂气稍下，膈稍舒，然舌上津液复去，急改清润养液，津液既足，则大便自然通畅，正气既充，余邪自不容留，劝安服清养肺胃之剂收功。此病虽获痊愈，然已大费周折矣。

《伤寒论》第267条："若已吐、下、发汗、温针，谵语，柴胡汤证罢，此为坏病。知犯何逆，以法治之。"第101条："伤寒中风，有柴胡证，但见一证便是，不必悉具。凡柴胡汤病证而下之；若柴胡证不罢者，复与柴胡汤，必蒸蒸而振，却复发热汗出而解。"治疗疾病时不仅是方剂的活用，条文之间医理的结合，指导疾病的治疗，足可见冉老对伤寒的熟稔。

汉口宝善里陈女之子，年十岁，体质素弱，瘦骨珊珊。重感于寒，久热不退，辛温辛凉均不得汗，诸药不疗已十余日。其舅父邓氏邀余诊治，见其唇口干燥，舌上少津，颊赤舌绛，躁烦，小便难，其脉数虚以涩，扪之皮肤炕极，热蒸蒸自里出。因拟生地一两，沙参、麦冬、葳蕤、知母、瓜蒌根各三钱，薄荷梗三分，外用鲜荷梗四两煮水煎药。邓曰：发热无表药，可退热不？予曰，先煎服那表药，何以热不退？邓默然，一剂而安，二剂而缓，三剂遍身微微有汗而热退。此为涸者以润之，强培汗源，即上所谓不发之发，不汗之汗的明证。

太阳为伤寒第一层，治之当后无余事，治之不当后变化难及。可汗不可汗，须视其病的生理关系，和身体素质关系密切。吃紧既由正法，求到变法，更由变法求到活法。此案可见冉老治病，求其变，求其本也。

陈某，万县人，半业医，半开药铺，有女年十七，患干血痨。经停逾年，潮热，盗汗，咳逆，不安寐，皮肉消脱，肌肤甲错，腹皮急，唇舌过赤，津少，自医无效，住医院亦无效，抬至我处，闷憋不能下轿，因就轿边诊视。脉躁急不宁，虚弦虚数，予曰：脉数、身热、不寐，为痨病大忌，今三者俱全，又加肉脱皮瘪，几如风消，精华消磨殆尽，殊难着手。渠乃为敷陈古今治痨方治，略以《金匮》以虚劳与血痹合为一篇颇有深意，仲景主小建中汤阴阳形气俱不足者调以甘药，唐代孙氏又从小建中汤悟出复脉汤，仲景用刚中之柔，孙氏用柔中之刚，功力悉敌，究之死血不去，好血无由营周，干血不除，新血无由灌溉，观大黄䗪虫丸，多攻破逐瘀之品，自注缓中补虚，主虚痨百不足。乃拟方：白芍六钱，当归四钱，生地四钱，鳖甲五钱，白薇三钱，紫菀、百部各三钱，甘草一钱，大黄䗪虫丸十粒，煎剂分服，丸药即两次用药汁吞下。又十日后复诊，咳逆略缓，潮热盗汗渐减，原方去紫菀、百部加藏红花、琥珀末各八分，丸药米酒下。又十日复诊，腹皮急日渐宽舒，潮热盗汗止，能安寐，食思渐佳，改用复脉汤，嘱守服久服。越三月，予在高笋塘闲步，在某药店门首见一女，酷似陈女，询之果然，系在渠家作容，已面有色泽，体态丰腴，不似从前尪羸。虚劳素称难治，然亦有短期治愈者。

对于虚劳一证，冉老认为"虚劳至阴趋于下，阳浮于上，阴阳气并竭，扶阳则阴灭，益阴则阳绝，无可着手，而主小建中一法调以甘药，以听阴阳气血之自为资始资生……仲景《金匮》虚劳与血痹合篇，虚劳缘于血痹，血痹重者用大黄䗪虫丸，血痹轻者用小建中汤温润温宣，盖润沃枯朽而氤氲以鼓汤之也，发陈蕃秀，此为正轨。若纯阴涸液，则生气或真机息矣。"此案中先与大黄䗪虫丸，后与复脉汤，复脉汤虽不是仲景方，但其法源于仲景，这便为师其法而不拘泥于其方。

二、《内经》学术思想发挥

1. 经典与西学结合，探索中医之路

冉老所处时代，社会各界都在研究西学，以西方的科学与哲学解决中国的实际问题。因而，中医界多数主张中医发展当中西汇通，冉老亦不例外，在用西学研究《内经》的这条道路上做出了许多尝试。他认为，虽然《内经》博大精深，为中医古籍之"最"，摘得只言片语，也可成就大家。但由于其成书的时代因素，难免详于理论阐释，略于方法手段，与西学中的哲学相似，故稍显空虚。冉老熟习西方科学，将其与《内经》哲学相融合，用科学补充哲学，阐发了自己对《内经》的独特见解。

在冉老看来，中医之"生化承制"，并非抽象空洞，而是"有质量的东西"。"生化承制"源于气的运动，"积阳为天，积阴为地""阳化气，阴成形"，亦当为"有质量的东西"。这同科学中之物理概念同一，"物质是不断运动的"，其有光效应、热效应、吸引排斥等作用。

《素问·上古天真论》曰："二七而天癸至，任脉通，太冲脉盛，月事以时下，故有子。"又曰："二八，肾气盛，天癸至，精气溢泻，阴阳和，故能有子。"《灵枢·本神》亦曰："故生之来者谓之精，两精相搏谓之神。"《经脉篇》也谓："人始生，先成精。""天癸"者，何为？乃肾中所藏之精气，盛者泻，为生命之基。冉老认为，此与科学理论中的生命存在初始高度类似。生命之所以形成，皆源于精子与卵细胞的融合，而精子和卵细胞分别来源男女肾中所藏之精；"融合"，即"两精相搏"也。

从中西医学的贯通而言，冉老对《内经》亦有不少理解与发挥。如其所著的《冉氏内经举要》，已将其"中西贯通"的思想展示得淋漓尽致。该书的《下

编·本论》分为"理气""形身""经络""运气""标本""病机""色脉""治疗"等共八章，阐明所谓"理气"不过是生理之别名，"形身"不过是解剖之别名，"病机"不过是病理之别名，而"色脉"亦不过是诊断之别名。

总之，冉老从西学角度对《内经》理论的阐发，虽然不免有一定的局限性，但不可否认的是，这些探索与尝试客观上促进了中医的发展，也为后世的《内经》研究者提供了新思路和新方法。

2. 义理与实践结合，拓展脑府理论

冉老重视理论，但不拘泥于理论，特别重视将《内经》义理与自身医疗实践相结合以发扬经义。

《素问·灵兰秘典论》论述了十二脏腑各自主要的生理功能及相互关系，但冉老认为本篇并没有宏观地阐述整个机体的控制中心——脑。现代实验已经证明，位于大脑皮质的各种中枢能控制机体的感觉和运动，它们通过神经与脏腑相通，使脏腑的作用能输送于脑，脑能支配调节于脏腑。由此而看，脑更是与十二官"不得相失也"。

在补充《内经》有关脑府理论之不足外，冉老还根据经文阐释了中风与脑府的关系。他认为，中风是脑病而有风状，与《素问·调经论》中"血之与气并走于上，则为大厥，厥则暴死，气复反则生，不反则死"所述病状暗合。认为不管内风还是外风，都是脑病因素之一，内风、外风均能犯脑，脑病不仅为外风，亦不仅为内风。卒仆歪斜、寒邪热邪等征象均在脑及神经本体自病，其主因不在内外寒热，而在犯脑不犯脑。人身气血营周要保持平衡，若严重失衡则身中气机突然变化，可上冲脑部，表现所谓中风等征象。故而冉老认为，中风既不是外有暴戾贼风，也不是内有横绝肝风，只是气血自生之病，并认为《内经》已明言血气并走于上是血气对举，不但脑部充血，而且充气。又因气无血则散，血无气则凝，气血可离，离则形气绝，"血与气交失，故为虚汤"。因此，脑病有虚有实，有气血俱虚，有气血俱实，有脑充血，有脑充气，有脑贫血，有脑贫气等。

3. 继承与创新结合，深研温病学术

冉老重视继承《内经》的理论，认为其乃中医界最古之典，医家之宗，但其并不拘泥于经典，大胆创新，从中悟出了温病的深意。

冉老认为，人身最紧要者为气化关系，水气互化，气至水亦至，内濡脏

腑，外泽皮毛，但水不能自化，必得阳乃化。若化之太过，水热即成温，正气即成邪，发为温病。《内经》曰"冬伤于寒，春必病温""人之伤于寒也，则为病热""热病者，伤寒之类也"。对此，冉老剖析道："经文非谓寒即是温，乃寒邪外廓，气化不出，内郁则成温邪。可知温虽属热，却源于寒，不得与一般性热相混，关键在温邪乃气化不出所致。"他指出：三焦为水谷之道路，气化之总司，可知三焦既然是正气出入气化之所，亦必是邪气出入转化之处。三焦病则气不能化，内壅则气滞，内结则气塞，内干则气涸，郁遏而为身热，则显见温病。治疗当然还应求之于化：滞者导之，塞者通之，涸者润之。正如冉老所谓"知其常通其变，明其所以不化，以深求其所以化，化机活泼，无物不化矣"。由此可见，气化失常是致"温"之基，气化则邪化，邪化则病亦化，如此则温病不作，温病之各种变证亦随之而解。

三、温病学术思想发挥

1. 源于《内经》，发于仲景

《内经》乃中医界最古之典，医家之宗，冉老很是重视，深受其益，并从中悟出了温病的深意。《内经》曰"冬伤于寒，春必病温"，世人多以伏气学说加以解释；在《素问·热论》曰："人之伤于寒也，则为病热。"又曰："热病者，伤寒之类也。"对此，冉老阐释为"经文非谓寒即是温，乃寒邪外廓，气化不出，内郁则成温邪。可知温虽属热，却源于寒，不得与一般性热相混，关键在温邪乃气化不出所致"。

汉代张仲景"勤求古训，博采众方"，继承《内经》思想，撰写了《伤寒论》。仲景之"伤寒"有广义、狭义之分，《难经·五十八难》："伤寒有五，有中风，有伤寒，有湿温，有热病，有温病。"而冉老认为狭义伤寒与温病同为外感之病，怎可说"伤寒从皮毛入，温病从口鼻入"。冉老谓"伤寒原理可用于温病，温病治疗可通于伤寒"，融伤寒、温病于一家，阐仲景之阳明病实为温病，在治法上喜寒温并举，经验独到。冉老认为温病与阳明病有相似之处，会有身热、目痛等热象，但"阳明之上，燥气治之，胃家之实，其病源皆在一燥字"，而温病在于气化；"太阳伤寒必恶寒，不恶寒的，厥唯温病。温病的不恶寒，在客邪之为温；阳明病之不恶寒，在本气之为燥"。

2. 气化失常是"温"之基

冉老认为，人身最紧要者为气化关系，水气互化，气至水亦至，内濡脏腑，外泽皮毛，但水不能自化，必得阳乃化。若化之太过，水热即成温，正气即成邪，发为温病。《内经》曰"冬伤于寒，春必病温""人之伤于寒也，则为病热""热病者，伤寒之类也"。对此，冉老剖析道："经文非谓寒即是温，乃寒邪外廓，气化不出，内郁则成温邪。可知温虽属热，却源于寒，不得与一般性热相混，关键在温邪乃气化不出所致。"冉老指出：三焦为水谷之道路，气化之总司，可知三焦既然是正气出入气化之所，亦必是邪气出入转化之处。三焦病则气不能化，内壅则气滞，内结则气塞，内干则气涸，郁遏而为身热，则显见温病。治疗当然还应求之于化：滞者导之，塞者通之，涸者润之。正如冉老所谓"知其常，通其变，明其所以不化，以深求其所以化，化机活泼，无物不化矣"。由此可见，气化失常是致"温"之基，气化则邪化，邪化则病亦化，如此则温病不作，温病之各种变证亦随之而解。

3. 三焦水热是"温"之源

冉老指出，温与热同类，热从火，温从水，所以热为火之热，而温为水之热。温既为水热，当责之于水。而依训诂分析，主司人身之水者为三焦，"三焦者，决渎之官，水道出焉"，所以冉老认为温病之根源在于三焦之水热。冉老结合人体解剖学知识，指出三焦发源于肾系，上生油网，再上生膈膜，内连脏腑，外通皮毛，为"皮里肉外之膜"。如果温邪佛郁，三焦不解，三焦通调水道功能失常，邪气内郁日久可酿为疠毒，外传皮肤肌肉可发为斑、疹、痘；上窜可为喉证。

4. 临证数脉是"温"之本脉

冉老认为，温邪既为热类，其脉当数，无论浮数、沉数、洪数、细数，或滑急兼数，滞涩带数，以总不离数者为是。因此，数脉为温之本脉。温为伏邪，由内出外，由阴出阳，故其相应脉象变化亦是先沉后浮，尺强寸弱，左小右大。以上皆是温病常脉，知其长可通其变，如兼紧脉是内有温邪，复感寒邪；假若阳气欲出而搏邪于内，脉可见弦象，又当与寒闭于外之紧脉体察区别；温为有余之证，病情初起，脉当强而反弱者，可知是正气已先伤于内。总之，善为脉者，"合本末常变而通之"。

5. 闭者开之治温病

冉老治疗温病大法为闭者开之，透邪外出。认为既然温由内发，发病时必兼有内脏损伤。若脏腑功能受损，郁结于内，气化不利，则解外亦难。而且，温邪变幻最速，若留一分即受一分之祸。故治法"时时当求外，着着当顾内"，其主张可谓一针见血。正如《素问·热论》篇所言："治之各通其脏脉，病日衰已矣。"与此同时，冉老指出，虽然闭者开之是治"温"之大法，但随临证的变化，应灵活运用"闭者开之"治法。若病乃纯入于里无表证者，则不必解表；纯出于表无里证者，亦不必清里；或者病起即里急，则用釜底抽薪法泄热于内；若表证始终不解者，亦可用逆流挽舟法表里双解；若兼外感寒邪，可不必顾忌以寒犯寒之弊，仍可径用辛凉解表，以引内之热解外之寒，药气与病气合化即为辛温，此为以病治病，法外寓法。

6. 鼠疫之机燥甚化毒

冉老于温病有独特之见，尤于鼠疫。鼠疫为温病之一种，早在《内经》中已经提及。《灵枢·寒热》："寒热瘰疬在于颈腋之间者，皆何气使生？岐伯曰：此皆鼠瘘寒热之毒气也，留于脉而不去者也。"时人并不知鼠疫发病与鼠有关，为何却名之曰"鼠瘘"？后世张志聪注解本句曰："天开于子，子属鼠，天一生水，故先天肾脏之水毒名之曰鼠毒"。冉老据此主张鼠疫发病与肾脏关系密切，认为温病与机体气化失常息息相关，而鼠疫归属于温病范畴，同样与人体气化不利有关。正常时肺气引心火下交肾水，蒸动膀胱化水为气，内濡脏腑，外泽皮毛；鼠疫多发于冬季寒冷之时、北方寒冷之地，此时若机体气化不及，肺气被郁，郁而失于通调，水生不足，阴凝成燥，燥甚化热为毒则为鼠疫。所以，冉老明确指出，燥甚化毒是鼠疫基本病机，治疗上必须选用甘而不苦、凉而不滞之品以清透肺郁，辛凉透邪。

四、方剂学学术思想发挥

1. 以方剂为中医学核心内容之一

冉老之子冉先德在《冉氏方剂学·导读》言："方者，法也。上承理，下及药，实为中医学之核心。"从冉老留世著作可见，方剂学是冉老尤为重视的中医学术体系的重要组成部分之一。

1952 年，冉老即在重庆完成其第一部方剂学专著，原名《方剂学》，列入《冉氏医学丛书》。全书分为 6 卷，共 20 章，约 394 方，皆为冉老临床之常用者。《冉氏方剂学》虽篇幅不大，收方亦不多，但冉老每方皆对其理、法、方、药及组成、变化、鉴别等方面阐发心得，许多认识别开生面，颇有新见，对临证运用有关方剂甚有启发。作为 1959 年元旦献礼，冉老以 80 高龄之际，尽一月之力，完成《八法效方举隅》一书。该书以冉老提出的方剂"八法"——汗、吐、下、和、温、清、宣、补为纲。每法之下，以八个方剂作为代表，阐述其八法的分类和相关方剂的运用。诚如冉老在该书《绪论》中言："本编由博返约……义唯求精，不唯其广；事唯求济，不唯其繁……法计八类，类各八方，八八六十四方，举隅示例，聊作楷范。"该书中，冉老更从"方剂的组织和蜕化""方剂的嬗变和互通""方剂的运用和加减"三个方面，深入浅出、言简意赅，以方剂例证论述了方剂在组织、变化、运用中的一些要点。在"方剂的运用和加减"文末，更明确指出："方剂为疗疾实施工具，为医学踏实紧要部分……予往岁已编有方剂学，卷帖浩繁，且系文言，不便普泛短期卒读，因病假休养之便，检箧出旧稿，穷一月之力，撮其要者……毕生为学经验，已流露在这个小册子字里行间，盖并巧而欲传之。"是的，从冉老的字里行间中，我们看到了其对中医方剂学的重视，我们更感动于其无私地倾其毕生中医素养以期冀后辈继承并发扬中医学以造福人类的伟大精神！

2. 经方时方，兼收并蓄，尤重临证实效

冉老治病，经验丰富，善用经方，认为经方为群方之祖。并认为学习中医、精通中医，应当取《内经》《伤寒论》《金匮要略》等书，潜心体会，而后再将后世诸家流派的学术，穷源竟委，撷取精华，认为"心有所获"，则临证时就"变化在我"。所以他既善用经方，又擅用古方、时方，临证效果显著。冉氏方剂学亦经方时方兼收并蓄。《冉氏方剂学》录方 394 首，其中经方 116 首；《八法效方举隅》录方 64 首，其中经方 25 首。无论经方、古方、时方，其录入之方剂皆以"法度森严、临床效著"为入选标准。尤其是《八法效方举隅》精选的 64 首方，用八法统概各法，八方统括各方，"苟得其要，可以究于无极，通于无穷。"（冉

先德《冉氏八法效方举隅》导读语）

3. 方剂"八法"的创新

清代程钟龄《医学心悟》以汗、吐、下、和、温、清、消、补"八法"概括中医诸多治法。冉老在《八法效方举隅》中去掉程氏的"消"法，而增入"宣"法，对方剂的"八法"分类进行创新。冉老在《宣方》总论下言："宣方与各方，相关密切。如病窍在表，则外发以宣之；病窍在里，则下夺以宣之；病窍在寒，则温煦以宣之；病窍在热，则清释以宣之。与和剂相关尤切，人体一部分郁滞，则他部分牵制不舒，宣然后能和；一组织缺乏，则全组织影响不进，和然后能宣。究之宣可使之和，和不仅用宣，仍有界畔。或有以吐属宣者，究之此特宣之一种。宣之范围较广，内外寒热，气血虚实咸赖，讵宁限于吐类。宣可去壅，六郁各有微甚，各有忌宜，病变纷纭，统括于一宣剂之内。宣剂应用，广袤如此，做宣方解。"宣方八首包括"通表通里，和气和血，通利二便，疏利三焦"的防风通圣散，"解毒通络，透表外出"的局方消毒犀角饮方，"利湿清热、和中渗利、下泄"的中焦宣痹汤，"养血清血，解郁宣气，半调半疏"的宣郁通经汤（傅青主方），"解毒彻热，消炎杀菌，药均精华，简捷了当，为口腔吭嗓咽喉切要之方"的清上丸（尊生方），"治温邪从口鼻入，初起邪伏募原，以透达外出"的达原饮，"清头面最上之方"的普济消毒饮，"治湿热郁蒸，夹秽浊博于气分"的甘露消毒丹。观此八首"宣方"，虽均为"清宣"之方，体现了冉老以"清宣"方为代表，启示后学者触类旁通，活用宣法。

除提出"宣法"外，冉老《八法效方举隅》中一些方的"八法"分类，也体现了其方剂学思想的创新。如将桂枝汤列于"和方"之下，并有精彩论述："桂枝刚中寓柔，芍药柔中寓刚，加甘草以和中，姜枣以和营卫，啜粥升发以和胃气，不仅和表里，和气血，并和诸药。又以各药之和者，各个化合而大合之，善用者应用无穷。"又如将四神丸亦列于"和方"之下，并言"故脂……其性温涩，其脂柔润，为刚中之柔。豆蔻……芳香醒豁，开胃健脾。二药合用，温而不烈，香而不破，不仅宣利中焦，而且固涩下焦。再加五味子酸以益肝之体，加吴茱萸，辛以振肝之用。五味子收坎宫耗散之火，吴茱萸启东土颓废之阳，一阖一闭，鼓之舞之。"

4. 中西"大同"的方剂学新论

冉老生活的时期，是东西方文化和中西医学激烈碰撞的时期。在这样的社会背景下，北有著名医学家张锡纯结合中医的情况，认真学习和研究西医新说，沟通融会中西医，"汇集十余年经验之方""又兼采西人之说与方中义理相发明，辑为八卷，名之曰《医学衷中参西录》。而冉雪峰亦具有中西医结合的学术思想，冉老谓之曰"大同"。"大同者，乃中西结合，世界大同之义。"在冉老方剂学中亦常常在大量中医理论阐发的基础上配以西医的认识，体现其"撷中西之长，会古今之通（《冉氏本草·自序》中语）"的中西"大同"的学术思想。

如在麻黄汤中论麻黄："其作用类似副肾素，能刺激交感神经，促进血液循环，发汗功能，优越确实，为中外学者所共认，故仲景用为太阳病发汗专剂麻黄汤之主药。"又如在论治疗"温病热炽伤阴，津液损劫"的五汁饮时言："五药用汁，取清轻之气，清凉之质，类西说败血病之用维生素 C，故能疗炕煤而起枯朽。此说叶香岩已露其机，叶云：'液伤热炽，徒用煎剂无益。'此为叶氏疗温特出，诸家多未悟及。准以新说，煎则维生素 C 就被破坏……"再如冉老杀虫经验方，用苦楝根"一味为细末，制片，熏二分，乳糖为衣"，乃"剂型改从西式"更加简便易行。诸如上述方剂学中西"大同"的学术思想在冉老的《冉氏方剂学》《八法效方举隅》等方剂学专著中不胜枚举。这些学术"曲绘古今奥折，打破中西牢笼"，为中医方药学理论和学术的创新开辟了新的视野。

5. 方剂论述，细致入微

冉老对于方剂学的论述不仅理、法、方、药、君、臣、佐、使常有新见，别开生面。而且从方剂的鉴别、煎煮方法、服法、药后反应等环节，均体现了冉老方剂学思想的面面俱到，细致入微。

在方剂鉴别方面，冉老之语常常文笔犀利，精彩之至。如《八法效方举隅·汗方》在论葳蕤汤下将该方与麻杏石甘汤进行了精彩鉴别："本方仍由麻黄汤脱化而出，乃麻杏石甘汤之变相，前贤谓为麻杏升麻汤之变相者，似欠体会。方中原有麻杏石甘四药，加白薇以清上，加独活以启下，皆所以助麻黄以解表。葳蕤合石膏，则清而能润，川芎伍木香，则疏而能清。是本方之比麻杏石甘汤，又多一层润液醒气，散结透络。"又如《八法效方举隅·和方》论小柴胡汤与大柴胡汤："小柴胡用参草，扶正托邪外枢；此方（大柴胡汤）用芍药、枳实，破滞散结内枢。一主三焦表层，一主三焦里层；一补一攻，一内一外，即一大一小之区分。有须加大黄者，有无须加大黄者，所以大黄可加，大黄不必定加，正不必拘泥于以大黄分方之大小。"

另外，方剂的煎煮方法、服法、药后反应等环节也为冉老所重视。如《八法效方举隅·和方》"桂枝加芍药生姜人参新加汤"下言该方何以久煎："并与小柴胡汤煎法同例，久煮以浑融之，深得和法三昧，学者所当处处领会其所以然之故。"《八法效方举隅·汗方》"愈风散"下强调该方服法的重要性："本方直截了当，单用一味。大抵用以发表出汗，则宜以豆淋酒下；用以治血证通里，则宜童便下。一升一降，一出阳分，一入阴分，服法颇关重要。"《八法效方举隅·和方》"小柴胡汤"下特别阐述了服小柴胡汤后的药后反应："所以服此方后，有必蒸蒸而振。却者，有发热汗出而解的景象。蒸蒸而振者，人参兴奋正气之力；却者，邪与正争，俨有顽抗阻遏趋势；发热汗出而解者，卒之正伸热发，热发汗出，汗出邪解。此数语，将病之进退，药之功能，曲曲绘出。"

可见，细节决定成败，冉氏方剂学的论述做到了细致入微，细细领悟，对临床使用相关方剂定有所启迪。

6. 冉氏经验效方

除《冉氏方剂学》394 首方、《八法效方举隅》录方 64 首外，冉氏经验效方亦是冉氏方剂学极为重要的组成部分。

《冉氏伤科效方》原书名为《新定方药注释》，1938 年初版。全书分"新定伤科药方注释十则""选定伤科药方注释十则""选定伤科备用药方注释十则""新定内科药方注释二十则""选定内科备用药方注释二十则"，共 5 篇。全书冉氏内科方药 40 则，所占比例较大。何以名为"伤科"？冉先德在《冉氏伤科效方》导读中言："新书名《伤科》云云，作者之所重，不言而喻。伤科方药中吸收了不少曾国藩爱将鲍超军藏单秘验方，是时为不传之秘，因爷辈一度掌管鲍军医务，先父秉承家传，故有此获。"《新定伤科药方注释十则》下载有消毒类、止血类、止痛类、排脓生肌类，四大类共 10 首伤科经验效方、秘方。数量虽不多，但皆为临床实用性很强的经验效方、秘方。如硼砂、蒸馏水按 1:10 配制成的"简易消毒液"：硼砂功能防腐杀菌……其性纯和，入眼而不刺激，入创口而不疼痛。但只能制细菌之发育，消毒功用不全，须多用，令浓厚饱和，方可有效……本方为消毒良剂，虽曰简易，即良法也。再如朱砂、麝香、冰片、乳香、没药、红花、儿茶、血竭配制而成的"神效止痛散"，内服、外掺均可：行气活血以止痛，又兼具止血消毒之用。此类冉氏伤科效方配制简便、疗效颇佳。

冉氏内科方药40则中介绍的冉氏经验效方亦有很高的临床使用价值。如"表剂退热灵"。由麻黄二两，杏仁一两，甘草一两组成。制法：用甘草研细末，杏仁煎浓汁，麻黄半研细末，半煎浓汁，将汁拌入末，烘干再拌，以汁尽为度，制为散。服法：每服一钱至三钱，白饮下，不汗再服。该方看似与三拗汤组成相同，但药物剂量和煎制方法别出心裁，颇值得体味。冉老又言其化裁之法："寒加桂枝、干姜，寒甚再加细辛、附子，即麻黄汤、附子细辛干姜汤之意。热加石膏，或知母、栀子，即麻杏石甘汤、麻黄知母汤、麻黄栀子汤之意。甚或加理肺药以治咳，加利水药以消肿，通于无穷，在学之自为领会耳"。又如"新胃活"方，以半夏一两，生姜一两，蔻仁五钱，茯苓一钱组成。制法：半夏、生姜煎浓汁，蔻仁、茯苓研细末，将汁拌入末内烘干，再拌，以汁尽为度，制为散。服法：每服一钱至三钱，白饮下，日二服三服均可。冉老言此方："简洁灵活，功在平胃、越鞠、纯阳正气、藿香正气各方之上。寒加干姜，热加黄连，或两者并用而互加之，借苦辛以资开降，头头是道，诚和中之良剂也。"此类冉氏内科经验效方需细细领悟，值得临床推广应用和研究。

五、医案学术特色

1. 医案概况

冉老行医五十余载，诊治病患不计其数。冉老技艺高超，临床诊务极为繁忙，早期加之教学及社会事务，难得暇时，未有医案记载。冉老在《冉雪峰医案》自序中言："下走年逾八旬，何幸天假之年，逢此盛时嘉会，故不揣固陋，欲将滥竽医界五十余年之经验交给下一代。惜予前二十年所编健忘斋医案散失，原稿无存，今就所记忆者笔之于书，得七十一篇。此唯历年经历中千百之一，案虽旧案，编乃新编，生平毅力，可窥涯略。"《冉雪峰医案》包含医案71则，涉及外感、温病、内、外、妇、儿各科，其中内科和温热病所占比例逾2/3。医案数量虽少，医案记载亦较为简略、真实淳朴，但医案过程时而扣人心弦，时而发人深省。实为领略冉老临证风采、管窥冉老学术特色的精彩部分。

值得注意的是，由于冉老主要是在武汉、万县和重庆行医，从地域上讲是典型的南方。南方气候和人们体质皆与北方有异，故冉雪峰医案总体上使用寒凉药更多。

2. 屡起沉疴，德艺双馨

《冉雪峰医案》中的 71 则医案，大多数为急重疑难医案。但冉老记载绝无刻意渲染，一些医案冉老亦非首诊即有疗效，常需反复琢磨、研究方能得出诊治之法。这些精彩、真实的医案，反映了冉老高超的临证技艺。如《冉雪峰医案》中有七则治疗"厥证"的医案，占全书总案例的十分之一。"厥证"与热证、痛证、血证、中风并列为五大中医危急证。厥者乃因"阴阳之气不相顺接"，且"气之与血，并走于上，则为大厥，厥则暴死，气复还则生，不返则死矣"，故厥证在临床尤为险重。冉老七则厥证医案，或以参附汤、吴茱萸汤回阳救逆治疗尸厥，或用清宫汤治疗热厥，或遣许叔微白薇汤调理气血以治气厥。或大剂治大病，或善用中药鲜品以开窍醒豁。仅仅七则厥证医案，却对认识和辨治厥证启发很大。

冉老平生治学，以《内经》《难经》《神农本草经》《伤寒论》《金匮要略》《肘后方》《巢氏病源》《备急千金要方》《外台秘要》等古典医籍为基础，参以《圣惠方》《本事方》《济生方》《局方》以及金、元、明、清诸医学著作为辅，并吸取现代医学来证实和补充中医学的内容，以提高医疗质量。他勤学苦研，由博而约，由约而精，由精而用，长期坚持不懈，其医学功夫达到了炉火纯青之候。冉老每诊治一病，则大量搜罗文献，并参以宋、元、明、清资料，再结合自己的见解，加减配伍处方，尊古而不泥古，重今而不非今，古今相结合而创制新方。1987 年，陈可冀院士在《四川中医》第 8 期《怀念一代名医冉雪峰》之文首说："冉雪峰先生是当代著名的中医学家，他学识渊博，临床经验丰富，相传有'南冉（雪峰）北张（锡纯）'之称，是名不虚传的。"

冉老行医五十余年，以普济利人为怀，对请诊病人，不分富贵贫贱，愚智妍媸，同等看待（见《樊川医话》）。他常教诲自己的学生说："士先器识而后文章，医先品德而后学问，若夹一技，乘人之危，索取重资，高车驷马，抬高身价，不能悯恤同胞疾苦，失掉民胞物与之心；况'医'仁术也，不能行仁，何用为医。古人曰：熟品方能励学，修德才可行仁，汝曹识之。"其高尚的医德在冉老医案中亦常可彰显。

3. 临证以辨证为核心，重视细微证候

冉老临证，很赞成清代名医徐灵胎《兰台轨范》的论点："一病必有主方，一方必有主药；或病名同而病因异，或病因同而病证异；则又各有主方，各有主药，千变万化之中，实有一定不移之法，即或加减出入，而规律井然。"（见陈可冀《怀念一代名医冉雪峰》）细察冉老医案，辨证是其临证的核心。如其治疗霍乱医案四则、痢疾医案四则、厥证医案七则、中风医案四则、痘案三则，皆体现了其临证时对于病名同而病因异或病因同而病证异者能够析入微茫，以辨证为核心的临证思路。其治疗霍乱的一则医案尤为典型。某年，武昌流行霍乱症，武胜门外的夏姓夫妇均受感染，同一天起病，都是大吐、大泻，出大汗，四肢厥逆，六脉全无，目陷皮瘪，腹痛筋转。如果是一般医生诊断，必定认为这两人既是同居一室，同吃一锅饭，又是同日发病，症状又相同，当然会用同样的药。但是冉老精心诊视，并向其家人询问，发现夫妇两人一个苔白、津满、不多饮、喜热、吐泻不大臭；另一个苔黄、津少、大渴、饮冷不休、吐泻甚臭。因而考虑到霍乱分寒热两大纲。这一夫一妻，一为寒多，一为热多。然而寒多不是无热，热多亦非无寒。由此及彼，由表及里，进一步看出同中有异，异中有同。于是一用四逆汤，一用甘露饮，三剂以后，夫妻吐泻均止，四肢活而六脉出。但假若二人同用一方，必有一人受害，甚至断送性命。1959 年，冉雪峰忆及此事说："霍乱到垂危时，无论为寒为热，均无脉可察，全重看法。古人曾说脉微欲绝不可治，但我所治愈的 300 多例中，十之八九已无脉。"可见冉老医道之高，临证辨识之准。

4. 深得仲景思想，善用活用经方

纵观冉老医案，由于地域原因，虽使用寒凉方药比例较大，但细读其医案，反映出冉老深得仲景思想，善用活用经方的医案特点。此篇录冉老经方医案两则如下，以飨读者。

案一：湖北王某，素弱多病，频年患遗精，时愈时发，工作如常，不以为意。初每三五日一遗，继则每日必遗，最后不敢寐，寐而眼闭即遗，虽欲制止而不能。色夭不泽，困惫不支，甚至不能步履。经月不出卧室，即在室内起立，亦须靠桌靠椅，延予商治。诊其脉微细小弱而兼虚弦虚数，皮肉消脱，眼胞微肿、指头冷，少腹急结，恶寒甚，躁烦。予曰：下损及中，阴竭阳厥，下元败坏，真机

几息，诚难为力。观前此历年所服方药，均系遵照古法，固肾宁心，滋培秘摄并进，原无不合，乃似效不效，终至危急若斯。无已，唯贞下起元，大力冲动，拟借用桂枝乌头煎，彼为大气一转，其结乃散；此为大气一转，厥阳斯敷。方用：乌头一两，水二杯半，煮取半杯，去滓，纳白蜜二两，再煮，令水尽，以桂枝汤一杯溶解之，初服半剂，越六时不知，余剂尽服。讵夜半三时许，吐两次，面如妆朱，昏顿不语，予曰：勿讶，《金匮》乌头煎方注云："其知者，如醉状，得吐为中病，若药不瞑眩，厥疾弗廖。"稍待俟清醒再诊。明晨往诊，厥回神清，手足温，自觉两臂两胯较有力，有能起坐意，病即从此转关，续以二加龙骨牡蛎汤、炙甘草汤等加桑螵蛸、覆盆子、菟丝子、补骨脂，随病机出入调摄痊愈。

此案为冉老用《金匮》乌头桂枝汤治疗精痿的一则甚为精彩的医案。乌头桂枝汤原为仲景治疗内外皆寒的寒疝而立。此案何以用之治疗精痿？究遗精之因，多由劳神过度，或房劳不节，或醇酒厚味、湿热下注所致。遗精病初起多以滋阴清火为主治之。但此案精液久泄，已至阴虚及阳，阴阳两虚，下元虚惫，精关不固。冉老言"下损及中，阴竭阳厥，下元败坏，真机几息"，亦即脾肾两亏，阴阳俱损，有阴阳离决之虞。患者之前已多番以常法治之，但效不佳。冉老不落窠臼，出人意料地使用乌头桂枝汤。取方中乌头大辛大热，温阳逐寒，与桂枝汤配伍，不仅可回阳散寒，更有斡旋、振奋脾肾阳气之力，桂枝汤更具调和阴阳之妙，配合起阳力峻之乌头，才可使此"阴竭阳厥"的重症得以"大气一转，厥阳斯敷"。药后，患者出现"吐两次，面如妆朱，昏顿不语"的反应，冉老言："勿讶，《金匮》乌头煎方注云：其知者，如醉状，得吐为中病，若药不瞑眩，厥疾弗廖。"寥寥数语，表现出冉老深谙仲景思想，运用经方的游刃有余。

案二：武昌宋某，患胸膺痛数年，延予诊治。六脉沉弱，两尺尤甚。予曰：此为虚痛，胸中为阳气所居。经云上焦如雾，然上天之源在于地下，今下焦虚寒，两尺沉弱而迟，在若有若无之间，生阳不振，不能化水为气，是以上焦失其如雾之常，虚滞作痛。治此病，宜摆脱气病套方，破气之药，固在所禁，顺导之品，亦非所宜。盖导气始服似效，久服愈导愈虚，多服一剂，即多加虚痛。胸膺为阳位，胸痛多属心阳不宣，阴邪上犯。脉弦，气上抢心，胸中痛，仲景用栝楼薤白汤泄其痞满，降其喘逆，以治阴邪有余之证。此证六脉沉弱，无阴邪盛之弦脉，胸膺作痛，却非气上撞心，胸中痛之剧烈，与寻常膺痛迥别。病在上焦，病源在下焦，治法宜求之中焦。盖执中可以运两头，且得谷者为后天之谷气充，斯先天之精气足，而化源有所资生。拟理中汤加附子，一启下焦生气；加吴茱萸，一振东土颓阳。服 10 剂后，脉渐敦厚，痛渐止，去吴萸，减附子，又服 20 余剂痊愈，数月不发。次年春赴乡扫墓，因外感牵动又作，体质素弱，真气未能内充，扶之不定，而况加以外邪，嗣后再发，再治再愈。治如前法，与时消息。或温下以启化源，或温上以宣化机，或温中以培生生之本，又或引申宣发，合上下而进退之，究之时仍微发，未能除根。盖年逾八八，肾气就衰，未能直养无害。经进一步筹划，觉理中加附子虽曰对证，而参术呆钝，徒滞中焦；桂附刚烈，反伤阴液。因借镜虚劳而悟到仲景小建中汤刚中之柔，孙处士复脉汤柔中之刚，纯在凌空处斡旋，不以阳求阳，而以阴求阳，直于阴中生出阳来。丸剂常饵，带病延年，克享遐龄，于此盖不无帮助。

　　读此案分两部分领会。前半部分以理中汤加附子、吴茱萸 20 余剂治疗病属"虚痛"的胸痹。仲景言胸痹之因乃"太过不及""阳微阴弦"，即胸阳不振，中下焦阴寒邪盛上乘阳位，痹阻胸阳为胸痹发生的病机。仲景《金匮·胸痹心痛短气病》篇第五条论胸痹之虚实异治："胸痹心中痞，留气结在胸，胸满，胁下逆抢心，枳实薤白桂枝汤主之，人参汤亦主之。"即因实——痰饮停滞，气机郁滞者用枳实薤白桂枝汤宣痹通阳，泄满降逆；因虚——中阳虚衰，寒凝气滞者以人参汤补中助阳，振奋阳气。从方剂药味和剂量来看，人参汤实与《伤寒论》理中汤相同，只是彼为炙甘草，此为甘草。究其本案，胸膺痛数年，六脉沉弱，两尺尤甚。冉老深得仲景治胸痹之法，针对本案虚痛之病机，当"塞因塞用"为治。诚如吴瑭在《温病条辨》中提到的："盖胸痹因寒湿痰饮之实证，则宜通阳，补之不唯不愈，人参争气且至喘满；若无风寒痰饮之外因、不内外因，但系胸中清阳日薄者，若再以薤白、瓜蒌、枳实，滑之、泻之、通之，是速之成劳也，断非人参汤不可。"故而本案冉老用理中汤治疗。本案加味，亦颇值得学习。盖本案胸痹日久，可谓三焦阳气皆虚，单用理中汤恐其力不及。冉老言"病在上焦，病源在下焦，治法宜求之中焦，盖执中可以运两头。"故加味附子既补脾阳、启下焦生气，又逐上焦虚寒以散滞；吴茱萸温中、散寒、下气、开郁。如此服 20 余剂后，患者胸痛"数月不发"。本案后半部分，冉老真实记录了患者或因外感，或因正虚难培而病情反复。患者虽为"虚痛"胸痹，法当以理中汤为主治之，但始终"时仍微发，未能除根"。后冉老反复推敲，"觉理中加附子虽曰对证，而参术呆钝，徒滞中焦；桂附刚烈，反伤阴液"，并从小建中汤、复脉汤受到启发，于阴中求阳而获良效。可惜本案中冉老并未详细记载"阴中求阳"的具体方药。但本案仍然鲜活地体现了冉老对仲景学术的精通，反映了冉老严谨的治学态度和不断精进的治学精神，实为后学者效法之楷模。

5. 临证有勇有谋，胆识过人，突破常规

冉老临证经验十分丰富，《冉雪峰医案》记载了不少有勇有谋、胆识过人治疗疑难急重症的医案。"识"是冉老临证成功的基础，反映其极具深厚的中医功底和十分丰富的临证经验；"胆"是"识"的升华、突破，且录医案两则共赏。

案一：武昌望山门街，程姓少妇，新产方七日，时方炎暑，蜷于小卧室内，窗棂门帘均紧紧遮蔽，循俗例头包布帕，衣着布衣，因之为暑所伤。身大热，汗出不干，开口齿燥，舌上津少，心愦愦，口渴郁闷，烦躁莫可名状，脉浮而芤，与阳明"浮芤相搏，胃气生热，其阳则绝"类似。予曰：新产阴伤，受暑较重，不宜闭置小房内。倘汗出再多，津液内竭，必有亡阴痉厥，昏迷谵妄之虞。宜破除俗例，移居宽阔通风较凉之处，以布质屏风遮拦足矣。药用六一、白虎、生脉三方合方加减：滑石一两，甘草一钱，生石膏八钱，知母、沙参各二钱，麦冬四钱，鲜石斛六钱，同煎，分服。病人问可吃西瓜否？予曰：可，欲吃则吃之。徐灵胎云：西瓜为天然白虎汤，大能涤暑。予回后约二时许，病家着人来问，病人已吃西瓜四块，约重二斤，现坚欲再吃。予曰：多吃无妨，可随病人之便。于是一日一夜吃尽十八斤半，半夜后身热退，烦躁俱平，已能安寐。翌日复诊，脉静身凉，烦闷躁急顿除，拟六味地黄汤合六一散清其余焰，复以四物加丹皮、地骨皮，归地养营，人参归脾各方，调理收功。此病新产七日，迁出密室，移居敞地。滑石、石膏非一两，即八钱，大队甘凉甘寒为剂，产后不宜凉，非复寻常蹊径。时方新产，即吃西瓜，且一日一夜吃十八斤半，诚属异事。然暑重若斯（观吃西瓜之多可知），所拟方剂虽重，尚尔嫌轻，苟非迁地为良及吃西瓜之多，即今方药有效，未必痊可如此之速。此亦饮食消息一端，可为同仁临床参考之助。

依照俗例，新产后当避风避寒凉为宜。但此案为新产后伤暑重症，"倘汗出再多，津液内竭，必有亡阴痉厥，昏迷谵妄之虞"。故冉老不仅以六一散、白虎汤、生脉饮三方合裁，清热涤暑，补益气阴，更破除俗例，让患者"移居宽阔通

风较凉之处"，还准许病人吃西瓜解暑。病人"一日一夜吃尽十八斤半"。"有是证即用是方"本为中医辨证论治的基本原则，但具体临证中或因俗例禁锢，或受能力限制，真正贯彻并把握好尺度，做到胸有成竹者如凤毛麟角。品读本案，反映出冉老临证不仅辨证准确，更是胆识过人，敢于突破常规。

冉老的医案，除《冉雪峰医案》中的 71 则医案和《冉雪峰医著全集·下篇临证》以病例形式简略所载的数百则医案外，还有一些冉老临证的精彩医案在其学生或后人的论著中得以记载和流传，如下案。

案二：1920 年，安徽省政府主席的老母高烧不退，请了许多名医诊治都不见效，甚至请了日本大夫、德国医学博士施治也不见好。后闻冉雪峰是六代祖传世医，有"起死回生"之神功，遂来求治。冉老诊察病情后开的处方是：北柴胡、丹皮、鲜生地、玄参、花粉、知母等，均为极普通而廉价的药物。但在处方上注明：上好野山参一两，瓦上煅为白灰，煎汤作药引。这一处方不仅一般中医不解，连当时的一位名医也觉得莫名其妙，遂向冉老请教："伤阴用参出自哪本典籍？剂量高达一两与病证如何结合？人参烤灰是遵哪宗古法炮制？"冉老笑而答曰："这一处方药引并不稀奇，病是害在人身上，不光要医病，还要医人嘛。"

原来，这位老太平日养尊处优，感冒发烧本非大病，可是中医、西医请了不少，然而中西药物杂投齐下，造成阴伤热炽，久治不愈。冉老之方虽切中病机，但"极普通而廉价"，需知这位省长母亲吃惯了贵重药品，怎会相信这几味便宜中药呢？于是加上一大剂量之野山参以安其心，但其症又不能用参，故将其"烧"成灰让其有名无实，结果药到病除。冉老善于"治病"，更善于"治人"的此则医案反映了其临证不仅有勇，更有谋，传为佳话。

6. 医案中常有点睛之处

《冉雪峰医案》为冉老晚年所作，诚如其在自序中所言："案虽旧案，编乃新编，生平毅力，可窥涯略。"故医案中常有结合医案进行阐发的点睛之处，值得仔细研读。

如《冉雪峰医案》治热痹案：友人何镜澄之爱人，体弱瘦小，气血不充，又加操劳过度，风湿乘虚侵入经隧，关节强直麻痹。窃风湿成痹，证属常有，但脉象乖异，叁伍不调，十余至二十余至一止，数急兼涩，在似促似结之间，诊察多次，脉均如是。曰：痹证羁延，久而不愈，皮肉消脱，肌肤少泽，肘腕胫膝和手足指关节硬肿突起，隐约显红色，疼痛不能按摩。盖寒已化热，湿已化燥，风燥风热相搏。拟方养血润液，沃燥彻热，柔筋通络，侧重清通而不用温通，甚至加用苦寒。方用：当归须、桑寄生各三钱，牛膝四钱，地龙三钱，青木香三钱，鲜石菖蒲一钱，山茱萸、地骨皮各三钱，鳖甲四钱（代犀羚角用），胡黄连八分。一星期小效，两星期痹痛显著解缓，四星期已愈其半，两月痊愈。

案后冉老云："或问：风寒湿合而成痹，他医多用温药，今为何反用清药？予曰：风寒湿是言之因，久之寒化热，温化燥，病机既为风寒湿，则古人祛风、温寒、除湿原为不错，但郁久变热，不为风寒而为风热，不为风湿而为风燥。证既变，疗法安容不变。喻嘉言、徐灵胎已悟到甘寒亦可通经除痹，但甘寒犹未适量，必加苦寒方能与现实吻合。盖热痹病理详于《素问》，《素问·痹论》明言热痹、热痹疗法首详于《本经》，《本经》有多条论及苦寒主开痹。"冉老结合热痹医案指出临床痹证虽多风寒湿所致者，但亦有热痹。治疗热痹，当甘寒与苦寒相合，方可通经除痹。

又有治崩漏一案：宦某之爱人，体素薄弱，经事不调，赤白带下，饮食精汁不变气血而化秽浊，由来者久，近年加剧。崩漏频频，暴下如注，色黑成块。肌肉瘦削，皮肤反浮肿，足腿面部肿尤甚，色夭不泽，唇口惨白，喘气矢气，四末清冷，脊脊腰髀酸楚，俨近下痨……带下崩漏乃妇科常有病，不过此病延久，病重，渐近痨瘵。五液俱涸，八脉不固，精竭髓枯，下元败坏，阴病及阳，气不统血，不仅虚证，且为虚证之甚者，中法当可治愈。诊脉沉迟细弱，血脱气泄，阴阳俱竭，诸虚百不足，拟方重味填补，升固八脉，不刚不腻，半调半摄。方用：当归四钱，杭芍四钱，茯神五钱，杜仲三钱，鹿角霜三钱，桑螵蛸三钱，蒲黄（炒半黑）三钱，广木香一钱，升麻一钱五分，甘草一钱。三剂略安，精神较好。二诊：去蒲黄加蕲艾炭三钱。又三剂，崩减，气渐平调。三诊：加炮姜炭一钱，侧柏炭三钱，四剂崩止。四诊：去姜炭、艾炭、鹿角霜、升麻，加枸杞子、覆盆子、女贞子各三钱，守服两星期，漏下亦愈。治疗历程共计不过一月，后以复脉汤加桑螵蛸、龟胶、鹿胶、紫河车，膏剂收功。

冉老在该案后言："此病养血不用芎、地；补气不用参、术；温下不用桂、附；

固涩不用赤石脂、禹余粮，均值得探索。盖参、术呆滞；萸、地滋腻；桂、附刚烈，二石顽钝；要非奇经之妥善治法。妇科此证甚多，学者注意。"此句点出本案关键，更提示临床辨治崩漏的注意事项。盖崩漏切忌"见血止血"，否则瘀血不除，新血难生；虚者亦不可用呆滞滋腻之味，"不刚不腻，半调半摄"才为"中法"。

　　综上，医案是冉老著作中极为重要的部分，不仅栩栩如生地记录了冉老精彩的临证过程，更展现了其主要的学术思想，值得全面、仔细地研读和学习。

学术传承

川派中医药名家系列丛书

冉雪峰

2008 年，北京市发起抢救京城名老中医学术经验活动，为建立传承、学术交流、人才培养、医疗服务和文化展示五大平台，启动"薪火传承 3+3 工程"。"冉雪峰名家研究室"即是建设项目之一，设在冉雪峰之子冉先德教授所在单位北京广安门医院。据冉先德主持的"冉雪峰中医名家研究室介绍"视频的介绍，"冉氏医学流派"传承有序，每代传承代表依次为冉天星（1680—1760）、冉泰丰（1730—1818）、冉佑祖（1765—1850）、冉启新（1793—1879）、冉作楫（1823—1910）、冉雪峰（1879—1963）及冉先德。

1986 年，冉雪峰家乡巫山县中医院曾组织成立"冉雪峰研究会（筹）"，内部印刷了一小本《冉雪峰研究》。经其研究成员考证，冉雪峰父冉作楫出身书香门第，但家道中落，仅能维持温饱。冉雪峰父是前清秀才，秉承家学，业医兼教私塾，医术尤精，在当地声誉颇隆，惜在冉雪峰 12 岁时（与冉先德所述年代不符），因采祖传秘方所需之草药"飞天蜈蚣"不幸于瞿塘峡跌死仙逝。冉雪峰自幼即秉承家学从医，后任湖北武昌医馆教员，继任馆长。1917 年起专研医学，始悬壶武昌中和里。自此后，冉雪峰在中医的学术之路上孜孜以求，苦心经营，终成一代大家，与河北盐山张锡纯并称"南冉北张"，亦为北京四大名医（蒲辅周、岳美中、赵锡武、冉雪峰）之一。冉雪峰一生，精究医理，救死扶伤，开办学校，传道解惑，育杏林人，铸杏林魂，形成了独具风格的"冉氏医学流派"，正由于其学验俱丰，声名远扬，所从弟子众多，桃李满天下，且多为显赫名医，将"冉氏医学流派"发扬到前所未有的高度。

一、行医授徒

1. 武昌行医阶段——熊济川、宦世安

在武昌行医阶段，冉雪峰创办的湖北中医专门学校培养了一大批中医人才，如湖北应城的陈择江、河北的邵雨亭和郭焕章、天津的卢抑甫等，而尤为突出者则是被列入门墙的名医熊济川和宦世安。

（1）熊济川

熊济川（1906—1973），湖北黄陂人。少年学医，从业于冉雪峰，乃优秀门徒，深得冉老赏识。熊氏熟谙中医内、外、妇、儿、针灸各科，擅长儿科，造诣深邃，经验丰富。1952年任武汉市中医药学会副主任委员，1957年任武汉市中医院第二副院长兼门诊部主任，1958年任武汉中医学院教务主任。曾亲自撰写《中医儿科学讲义》，为培养湖北武汉地区中医人才做出了贡献。他先后被选为武汉市一至三届人大代表，逝世后，武汉市卫生局刊印了由其门人整理的《熊济川医案》，系统地总结了其临床经验。

①传承发展

据1976年武汉市革命委员会卫生局编写的《老中医经验学术选编（第一辑·下）》介绍，熊氏的学术思想，主要体现在儿科方面。他继承了冉雪峰学术思想，认为小儿的生理特点之一是脾胃柔弱，易于虚损，脾胃虚损的主要表现为舌苔白滑、面色白、精神倦怠、食少纳呆等。在患儿长期高烧，潮热不退的复杂情况下，见到上述脾虚现象，熊氏每每以坚持益气健脾而获得异常效果。

小儿疾病，以外感急性病居大多数，如麻疹、感冒、风热壅肺、湿热发黄、阳水、痢疾等。初起时，脾虚症状不明显，或仅居非常次要地位。因此，只要以解外热为主，如辛凉解表、清热利湿、清热燥湿、清热利水等治疗方法即可收效。但是，当病程发展到一定阶段，邪热留恋，脾胃明显受伤，形成一种明显的热伤元气的局面，此时的治疗方法，一方面要求清热祛邪，另一方面则要求健脾益胃，两方面的药物必须同时使用。看来二者是矛盾的，因为苦寒清热则伤脾，甘温健脾则助热，但二者又是统一在邪热伤脾这一病理之中。因此，两方面的药物必须同时使用，这种情况屡见不鲜。不过，熊氏用药，也不是同时并重的，总有一方较为主要，另一方则为次要。或以清热祛邪为主，或以甘温健脾为主。

在外感热性疾病中，识得脾虚有寒，就从疾病的寒热性质上掌握了疾病的主要矛盾，分清疾病寒热主次而大胆用药。熊氏对麻疹患儿，有用寒凉之石膏量达五两者，用辛温之白术量达八钱者，均收良效。

熊氏治疗小儿疾病随时紧紧掌握的又一重点，是善于处理与脾胃虚损紧密相关的食滞。症见舌苔白滑或腻，脉见滑象，食少或腹泻稀溏及不消化食物。每以建曲、谷麦芽、鸡内金、厚朴、陈皮、藿香等以消食导滞，化气和胃，效果明显。

治疗表邪用药方面，麻疹、感冒、风热壅肺、暑热、阳水、阳黄、痢疾等多种疾病，都善于用自制解热合剂，此法源于其先师冉雪峰。对于成人肝胆湿热，木郁乘脾，以及肝阳上亢，熊氏善于运用苦寒清热燥湿，佐以甘温扶脾不伤胃，解木郁不忘舒胃脘。镇肝阳主甘寒加潜降。开方不泥古，随证组成。

②承病案举隅

黄某，女，13岁，1970年11月3日入院。昨天开始头晕恶寒，自服退热药片未出汗，仍发烧，咽干痛，口渴喜饮。体温40.2℃，颜面潮红，咽充血，白细胞计数17.5×10⁹/L，中性粒细胞83%，淋巴细胞17%。舌红苔薄，脉浮数。此为感冒夹暑，治以表里双解。予"解热合剂"50mL，每日3次口服；"六神丸"15粒，每日2次口服。

11月4日：发热咽红略减，内热犹炽，加"穿心莲注射液"2mL，每6小时1次，肌注。

11月5日：体温39.6℃，大便四次，先干后稀，口渴喜饮，汗出不彻，左眼充血，咽仍红肿，苔滑微黄，脉浮弦数。此风热引动肝胆之火上炎，治以平肝清热，仿龙胆泻肝汤加减。处方：胆草三钱，山栀三钱，生地六钱，菊花四钱，泽泻四钱，柴胡三钱，蝉蜕三钱，赤芍三钱，桑叶四钱，车前四钱。10%葡萄糖盐水500mL，维生素C500mg，静脉滴注。

11月9日：从6日起，体温已降至正常，3天来未上升，诸症悉除，精神食欲均佳，血象恢复正常，痊愈出院。

按：熊氏在治疗表邪善于运用自制寒温并用解热合剂以攻表邪。解热合剂由薄荷、青蒿、荆芥三味组成，薄荷、青蒿二味辛凉芳透，荆芥一味辛温，寒热共存，以清为主，此"辛温复辛凉之法"。此法渊源于其先师冉雪峰。冉老意欲融伤寒与温病为一家，故有此辛凉中兼有辛温之法。实际上，就整个方剂性质而言，仍就是辛凉芳透为主。在实践中证明，的确有很好的和比较稳定的解表退热作用。

（2）宦世安

宦世安（1908—1986），贵州遵义人，冉雪峰弟子、门婿（冉珩卿丈夫）。据其重庆市中医院的女儿宦红介绍，宦世安出生于中医世家，从小受家庭熏陶，自幼随父宦应清学医。14岁拜名医冉雪峰为师，16岁考入湖北省中医专门学校学习5年，毕业后悬壶武汉。由于医术精湛，疗效显著，门庭若市，远近闻名，誉满江汉。抗日战争爆发后，他怀着"从医救国"思想，于1938年迁重庆行医，热情为《新华日报》社、八路军办事处同志看病，资助东北逃难儿童团，对贫苦病人看病不收诊费，常送医送药上门。其医术高明，常挽垂危于将绝，起沉疴于一旦，医德高尚，不慕名利，济贫问苦，更为人敬重，深受爱戴，曾受到郭沫若同志和冯玉祥将军赞扬。冯将军亲笔题词赠诗曰："宦先生，印世安，救人苦，济人难，为大众把病看，对贫苦不要礼，还赠买药钱，爱人如己，好行慈善，手到病除，活人无算，这都是有目共睹，不是我故造诔言。"从医60余年，历任重庆市卫生局副局长，市中医学会会长，四川省中医学会副会长，中华全国中医学会理事，《四川中医》杂志编委会主任，重庆市武术协会主席，省、市人民代表，市政协副主席等职。去世时，时任全国政协主席的邓颖超曾敬献花圈。

①传承发展

据其女儿宦红总结，宦世安在临床上十分重视病因辨证，认为"治病虽重证候，而病因至为重要，当因其因而治，这就是治病必求其本的精神"。对疾病仔细诊查，既重视辨病，又审明病因，如对胃溃疡治疗，指出："凡此等证过用香燥刺激之品，未有不误事者。因这类药物易耗伤胃阴，且导致出血，故不可不慎。"常用凤凰衣、乌贼骨、生地黄滋阴止血，用炒白术、茯苓生肌，用火麻仁、苦杏仁等缓解疼痛。对病因进行针对性治疗，并创治疗胃溃疡验方（凤凰衣、瓦楞壳、锻牡蛎、乌贼骨、生地黄、建神曲、南沙参、炒白术、云茯苓、火麻仁、生甘草）。

凡人病重而元气不损者可治，元气既伤，虽病轻亦难愈。宦世安认为："在用药时要避免取快一时，而重用攻逐，即使必用，剂量宜小不可久用，更应重视攻补兼施，以扶正达邪。"这对病体虚弱者尤为必要。

宦世安广泛地吸取了古代医家的有益经验，用药稳健持重，不冒奇险，以求侥幸，处方不落俗套，别有风韵。就药物性味言，在解表时主张施用荆芥、防风、薄荷、桑叶、菊花等轻清升散之品，不用桂枝、麻黄重浊厚味之属，这正是渊源于冉雪峰"轻可去实"的学术思想；湿浊中阻时施用茯苓、薏苡仁淡渗之品，不用苍术、厚朴等厚味燥湿之属。就药物用途言，常曰："药对如开锁，用药如用兵，对危急病出现七八天不大便，果敢采用泄热闭，启开降，和阴阳的方法，用泻药为釜底抽薪之计，使邪热顿挫而病可向愈。反之，若秘结不通，延误病机，致毒邪内陷，则后患严重。"就时令气候言，不同时令气候，对疾病亦有影响。宦世安认为春天为风木之令，万物升发，肝阳易动，用药宜避免升提动火之品，夏令避用辛热之类，暑必夹湿，须用藿香、佩兰等芳香化浊之品；秋燥季节，避用香燥之品，以养阴为要；冬令藏精之季，护其根本，及时进补。就药疗之外言，除必要的药物治疗外，还应重视精神治疗，给予一定的譬解、安慰和诱导启发。

②传承病案举隅

甘某，男，49岁，1979年6月15日初诊。尿血涩痛持续2个月，加重1周，曾肌注链霉素后症状好转，半月后又复发，消瘦，腰痛，易倦，夜间微热，舌淡苔薄白，脉虚弱。尿检蛋白（++），红细胞（+++），白细胞（+++），脓细胞（++）。诊为湿热蕴结下焦，拟清热利湿，调气升陷。药用萆薢12g，黄柏12g，炒栀子9g，升麻9g，茵陈15g，旱莲草12g，生地12g，侧柏炭12g，棕榈炭12g，覆盆子12g，忍冬藤18g，茅根18g，甘草梢6g。5剂，每日1剂，煎服3次。

7月6日二诊：尿血虽止，但疲劳后偶发，少腹感灼热，小便黄赤，舌质红，脉虚弱。拟清热利湿，滋养肝肾。药用生地12g，银花18g，炒栀子9g，茵陈12g，旱莲草12g，茅根15g，土茯苓12g，升麻9g，乌贼骨18g，甘草6g。6剂，煎服法同上。

8月10日三诊：尿血，小便刺痛均减，舌质胖嫩苔白，舌边有齿印。前方去乌贼骨，加黄柏12g，煎服法同上。服药后尿血消失，腰痛亦愈，后经多次追访，未见复发。

按：温热陷于下焦血分，导致尿痛尿血，宦世安于清解湿热品中，加入升麻"火郁发之"，复以凉血，尤加敛血宁络之品，双管齐下得效。此处升麻的应用正是继承于冉雪峰的认识，升麻"罗纹空通，俨以人体经脉互络，既借其苦降以下行，又借其周转以上行，彻上彻下，环周不息。消解麻疹痘疮伤寒之热及诸疮之毒，镇静前额之头痛，又能消散咽喉之肿痛及疼痛。升麻本苦寒，而非辛温。升麻之升，实源于降。升为升清气，非升清阳。其清散正是治火，即内经火郁发之。其内周上升外达，即是内经由阴出阳者生"。

2. 万县行医阶段——龚去非

龚去非（1903—1993），湖北黄陂县人。龚幼时读私塾，13 岁时跟随胞叔龚厚塾学医，悬壶汉口。抗日战争时期入川到万县定居，拜名师冉雪峰学医 8 年，受益殊深。1951 年与中医学家李重人合作，创办万县第一联合诊所，并兼任所长。1956 年调入万县人民医院工作，任主治中医师。1958 年调入万县地区人民医院任中医科主任、副主任中医师、主任中医师，直至 1973 年退休。退休后，受聘于万县中医学校及万县市中医院等单位做学术顾问，并先后带徒 10 余人。历任万县市人民代表、市政协常委、市农工民主党顾问、四川省中医药学会理事、市书法协会名誉理事等职。

龚终身以医为己任，孜孜不倦 70 余载，经验丰富，学识渊博，长于内妇儿科，尤擅疑难杂病和脾胃病的治疗，对温病亦有独到见解。一贯本着求实精神，严谨行医治学。八旬高龄时，将《慢性咳喘》研制成电脑软件。2003 年，由重庆市万县中医药学校牵头，将他毕生的临床经验及医学思想重新整理，列入《中国百年百名中医临床家丛书》系列，并于 2004 年 8 月由中国中医药出版社公开出版发行。1990 年，被人事部、卫生部、国家中医药管理局确定为全国首批老中医药专家学术经验继承指导老师，并享受政府专家津贴。

龚去非的中医学术思想形成受冉雪峰的影响极大，现将他回忆接受传承经历的几个片段摘录如下（保留原文的第一人称）。

他在《深切怀念冉雪峰业师》一文中记述：1934 年春，族弟龚家鳌在湖南长沙坡子街"同德泰"著名中药店，由学徒至店员。某日，由人力车夫背负到我的诊所。见其双下肢自膝以下枯瘦如柴，双下肢感觉运动完全丧失，无诸关节痛病史，无关节肿胀，无疼痛，大小便均正常，上半身活动正常，但神色惨淡，诉述病情声与泪俱。据云"起病已五月（开始症状我已遗忘不能回忆），曾住长沙湘雅医院（当时的教会大医院）四月余，无明确诊断，无疗效，医院嘱令出院，因而只好回家乡等死。"当时我对此病无认识，请我叔父（业师）及当地老中医齐尧臣医生会诊。一致均认为是"虚寒痿证"，处黄芪桂枝五物原方。我内心认为，病重药轻难能奏效，遂专诚拜谒先生（此为我第二次在汉口市拜谒先生）请教。先生当时尚能认识我，于百忙中和我接谈。我备述病情和会诊经过，先生对诊断无异议，亦同意用此方，但云"黄芪桂枝五物汤《金匮》治血痹重症之'身体不仁，如风痹状'，后四字是说明有风痹疼痛症状，故倍用生姜辛散，通阳散寒，益气行痹，以祛邪外出。今患者无疼痛，但不仁不用，无邪可祛，不宜侧重辛散，应侧重温养卫气、元气，寓通于补"。遂将原方黄芪增至一两五钱（当时是库伦箭芪，如今此等道地良药未见过，当时分量不用"克"），并加入部分平养精血之品。一再叮嘱"树信心，注意营养，保暖，守方久服，三月后定好转。由于病程不算过长，患者年轻未婚，全身情况尚佳，一定能痊愈"。后来此方一直连用，果然三月后病情减半，半年恢复行动自如。新中国成立后在武汉中药材公司任职30余年，儿孙满堂。先生仅抓住"无疼痛，但不仁不用"这一辨证关键，而力主变辛散为温养。又分析其能治愈，其临床思路与方法，足资启发后人多矣！余从此案吸收较多营养。例如习用黄芪治慢性心功能不全之倦怠、乏力、气短、水肿；黄芪合麻附辛加桂枝、白芍、知母，治妊娠转胞小便不利合并导尿感染；黄芪合麻附辛治窦性心律过缓；黄芪合附子理中治慢性腹泻、治妇女功能性子宫出血；黄芪合麻附辛防己芩连红桃等治一侧下肢丹毒久病，患区乌红水肿疼痛等偏于虚寒证或寒热夹杂证，均效果良好，多数根治，少数近期控制症状。

抗日战争期间开办"救护诊疗训练班"，先生主讲新成品药功效与用法，西医讲救护技术。当时我参加训练班学习，听先生讲课，声音洪亮，深入浅出，简明扼要，令人感到易听、易学、易记、易懂、易用。结业后，我被分发到街道门诊工作，工作为义务，轮流值班。各街道门诊，就诊病号多，既有难民，也有本市贫民和非贫民。新成品药疗效显著，当时疟疾、痢疾均较多，西药既缺且贵，先生方"截疟丸"为常山、草果、柴胡、甘草四药组成；"止疟丸"由黄连、干姜、苦参、芍药、甘草五药组成，如法服用，均有立竿见影良效。后来我流浪到万县市开业，遇疟、痢散在发生，我学先生方，治疟用常山、草果、槟榔合小柴胡；治痢急性用黄连、黄柏、芍药、甘草、木香、槟榔。并且有时小儿久热不退，不明原因，用治疟方亦良效。

先生健谈，有时约我晚间谈心。记得有一次先生讲在武汉治一肺脓疡故事。病者原住汉口协和医院，西医诊断肺脓疡，久治无效，病家要求先生装着病人亲属去看病，先生不悦，曰："我到医院去会诊则可，偷着看病人我不能干。"当时洋人不答应中医会诊，而病情又日益险恶，病家托某名人和洋人说通，该院不出会诊通知，中医自来诊疗。先生乘出诊车到该院，见病人为男性中年，振寒发热，咳吐脓血，脓如米粥而腥臭，并胸闷疼痛。先生拟三物白散（当时有此成药为桔梗、贝母、巴豆霜三药组成为末），每次服三至四分，日三四次，另煎服《千金》苇茎汤、葶苈大枣泻肺汤加败酱草、芩、连、天冬，而葶苈用一两五钱，苇茎用武汉水产鲜芦根一斤煎水，以此水熬药。药后每日吐脓性痰甚多，几日后脓吐完，即热退身凉，咳少能食，后用调理药治疗。并说："近世医者畏葶苈如虎，每次不敢用钱，只用几分。在仲景尚时用葶苈是鸡子大一枚，鸡子不可能小于现在一个鸡蛋，至少应有一两，今病重，故用一两半，而且此药泻壅祛邪，邪去正通，何伤之有。"又一次讨论中医言病情，不如西医论局部病损描述清晰，先生曰："此诚为历史条件所限制，但庄子云'眸子明察秋毫而不能自见其睫毛'，学问是无止境的，今日之是安知明日之非，今日之非安知明日之是，而且事物多有长于彼而短于此，反之长于此者又短于彼。"

1983年底，由万县地区卫生局印刷出版，龚去非所著的《医笔谈》中回忆：1945年春，我的两个小孩同时患麻疹。初，出疹顺利。现疹的第三天，病情突变，壮热，剧咳气喘，鼻扇肩摇，鼻衄咯血，烦躁便结，鼻干唇焦，舌绛而干，脉洪数。邻居一小孩亦同时患麻疹，病前即腹泻，出疹仅一天即回收，亦咳喘鼻扇，且腹泻水样便，一日数次。头胸灼热，四肢末端冰凉。面灰露睛唇紫，舌质青滑。雪师诊后曰："皆逆证也。"指着我的小孩说："二位令郎是肺胃热炽阴伤，共处方一张，增液白虎沃焚为主，兼以化痰肃肺。"处方：生石膏、知母、甘草、鲜生地、玄参、天冬、连翘、黄芩、天竺黄、葶苈子、藏红花。余问："可用黄连、熟军否？"师曰："少量用不算错。然阴伤较重，不宜过用苦燥。且出疹方三日，不宜复用苦寒阻遏正气向外斡旋之机。便结，增液足矣。"又指邻居小孩曰："脾肾阳气已虚，麻毒内陷。治当温中发表，兼化痰肃肺。"余问："肢厥身热，是否热深厥深？"师曰："不然。病前即泻，舌质青滑，此属元气内虚，不能托邪外出。如不发热，则阳气竭矣。"处方：附片、砂仁、参须、甘草、麻黄、连翘、天竺黄、藏红花。方毕，雪师曰："估计二令郎服药3~4剂当愈。邻居病孩肢转温，疹点现，去附片，余药不改。热高加粉葛、花粉，花粉、葛根且治泻。"三个病孩均一一如师言病愈。师四川口音，声洪亮，至今仿佛言犹在耳。旧中国麻疹每年大流行，中医药治疗良效。余谨遵师训亦多获效。

①传承发展

龚去非在向病人、同行、典籍学习的同时，更加潜心研究方药的临床效应，药物的选择配伍。善用经方，活用时方，用药精专，每有药到病除，屡起沉疴之效，蔚成独具特色的学术思想和医疗风格。所著《医笔谈》，记载80余种病证，9篇医论处处体现了"疾病无绝对的表里寒热虚实"的基本学术思想，而这种学术思想是深受冉雪峰学术传承影响而形成的。龚去非曾深情回忆：先生对我多方教诲，使我逐渐从实践中对中医学有肤浅理解。中西医由于历史条件不同，因而学术体系不同，但有不少可相通的精神，中医学是把疾病、病人、周围环境、药物四者合一的高度概括。其说理多用古代朴素唯物观点，认为疾病是人体由于内外致病因素导致人体内外环境相对平衡的失调。治病着重内在因素调节和恢复人体内外环境相对平衡，病因病机中的"六淫""五邪"说明致病因素引起人体寒热两方面不同层次的反应，虚实是说明致病因素与抗力互相斗争力量的转变。又认为这些都存在互相联系和不断变化，如六淫、五邪的热，多伤津化燥，寒多生湿，反之又可化热，湿又可郁热化燥，实可致虚，虚可形成部分实邪，而"七情"又常在其中推波助澜，在人身表里脉络相通，表中有里，里中有表，在疾病过程中可以表里寒热虚实并存，因而临床多无绝对的表里寒热虚实。这些复杂理论，都需要通过医生的思路在辨证中起桥梁作用。因而病人是活书本，病人是检验真理的唯一标准，病人是医生的老师。辨证必先辨病，辨病是辨证的基础；辨证要抓关键，抓住了关键，宜守法守方，慢性病如此，急性病亦如此；治疗是着重内因，因势利导，伏其所主，表证之病在里，里气通则表气通。里证之病在表，表气通则里气亦通。辛温发表药，用之当亦治里病。治里、清里，补益药不仅治里，用之当亦可治表。升可助降，温可助清，通可助涩，行可助补，补可助行，治气可治血，治血兼理气，因而组方选药，务求刚柔互济，相须相反均可相成。方成无药，药随方转，方随病转，病理又常与心理并存，治病勿忘解除病人顾虑，有些情志因素之病，不在药石，而在说服与调护。以上理论的举例，治愈现代医学所不能治的大病，实不在少数。但时至今日，迫切需要借助最新科学研究成果，阐明真理，刮垢磨光，尤须引入最新诊疗手段，来发扬光大，使之为全人类造福，是先生一生奋斗的目的。

②传承病案举隅

龚去非三子龚本敬，时年22岁，1966年深秋回家探亲，因下黑大便入地区医院，诊断"上消化道出血"，出血停止后出院。见其面容苍白，体质颇弱，其发病过程中均无疼痛，不泛酸，唯有时感觉腹内难受，喝红糖水即能缓解，病后饮食尚好，大便正常，于是以饮食调养为主，未再予中药。不料返回工作单位后，每年冬季均有大量下血或吐血发生，每次住院输血约1000mL，曾摄片七八次，确诊为十二指肠球部溃疡。1970年专程回家医治，见其形体消瘦、腹部如舟状，但精神尚好，饮食二便如常，仍喜喝红糖开水。龚去非为其制订治疗方案：鸡汤培补，同时予少量预防出血的中药煎剂，制为干浸膏，便于较长时间服用。方为：旱莲草、天冬、甘草、槐米、地榆、白及、栀子、乌贼骨、枯矾、延胡索。诸药共研细末，另将蜂蜜煮沸离火，将药粉倾入拌匀即成。每次服半食匙，一日3次。上法治疗后至冬季未再出血，嘱其每年入秋即开始服用，连服数年。后未复发。

按：龚去非制干浸膏方首先考虑的是如何控制出血复发。考虑吐血便血的原因自是溃疡侵蚀血络，但每次出血必得大量输血方能止血者，可能与自身止血机制不足有关，或兼有痈肿败肌等妨碍凝血机制。选用旱莲草、天冬、栀子等养阴清虚热；地榆、槐米凉血止血；白及、甘草散痈肿败肌；乌贼骨、枯矾、延胡索收敛并顺气活血。龚去非自己曾患溃疡病20年，先以疏肝理气四年，后冉雪峰指示："目前此病不宜过用疏利，应重用白芍、甘草，前者柔肝解挛护营阴，后者补虚且疗痈疡肿毒。佐半夏、黄连辛开苦降，茯苓淡渗利湿，乌贼敛疡制酸，三七末消瘀止痛，服之甚效，间日一剂不发疼痛。"正是受此启示，龚去非接受"调以甘药"的理念而改用鸡汤长服食疗调补，父子的溃疡病均得以缓解。

3. 北京行医阶段——陈可冀、郭士魁

（1）陈可冀

陈可冀（1930— ），著名中医及中西医结合专家，中国科学院院士。长期从事中医、中西医结合治疗心血管病及老年医学的研究。在活血化瘀及芳香温通方药治疗冠心病的理论及疗效研究、补益脾肾方药延缓衰老理论及临床研究、清代宫廷医疗经验的整理研究等方面均取得丰硕成果。培养了一批中西医结合临床研究人才，著述甚丰。1991年当选为中国科学院学部委员，为我国中西医结合的奠基者及开拓者。

1955年年底，陈可冀被推荐到北京学习和研究中医。到中医研究院后，首先

他随彼时已 78 岁高龄的著名老中医冉雪峰学习中医随诊抄方，历时两年半。临诊之余，在老师指导下，系统地学习了《内经》《伤寒论》《金匮要略》等古典著作。著名中医老前辈的实践经验，使他眼界大开，获益良多。1957 年，他获北京市在职西医学习中医一等奖。1960 年，又随著名老中医岳美中临诊一年有余，学习岳美中的中医理论学识及临床胆识，成为日后他从事中医、中西医结合医疗科研之良好技术储备。

1958 年起，陈可冀专研心脑血管疾病，他和著名老中医赵锡武、郭士魁等与中国医学科学院心脏血管疾病研究所（阜外医院）协作研究中医药治疗高血压病和冠状动脉硬化性心脏病。1960 年后，他一直潜心于中医、中西医结合防治心血管疾病的研究。自 1978 年始，他与郭士魁、赵锡武共同负责西苑医院心血管病研究室工作，合作共事直到他们二位谢世，带领全室同志对活血化瘀冠心 II 号方及芳香温通宽胸气雾剂等进行了大量的中医、中西医结合防治心血管疾病的研究工作。首先倡导活血化瘀为主治疗冠心病，并进行冠心 II 号等复方的系统临床和基础研究，得到国内外认同和推广应用；其基础研究与心血管科和有关科室从整体、细胞和基因蛋白表达分子水平科学阐释了活血化瘀治疗冠心病的作用机理，阐明血瘀证实质。针对冠心病介入治疗（PCI）后再狭窄这一冠心病防治领域的国际难点，他首先运用活血化瘀中药进行多中心干预研究，临床和实验皆证实疗效，为再狭窄药物预防提供了新的有效途径。他首先用活血中药川芎的有效成分川芎嗪治疗缺血性脑血管病，获得显效，现为常用药物之一。他还首先倡导用温阳益气活血法和附子活性成分去甲乌药碱治疗病态窦房结综合征，证实有显著提高心率作用。组织全国制定血瘀证诊断标准、冠心病辨证标准及临床疗效评价标准，并被广泛应用，其研究成果辐射全国。其"血瘀证与活血化瘀研究"荣获"国家科技进步一等奖"，"证效动力学研究"荣获"国家科技进步二等奖"。

1980 年，西苑医院成立了清宫医疗经验研究室，当时已是西苑医院副院长的陈可冀亲自兼任了该研究室的主任。在他的主持领导下，10 年来的大量研究工作填补了中国传统医学在这一领域学术继承与研究工作的空白。

我国老年人口增多，而我国传统医学有着极丰富的老年医学理论与临床治疗经验，在他的倡议下，中医研究院西苑医院先后成立了老年医学研究室和老年医学研究所。他兼任了老年医学研究室主任，带领其他同志一起，从中医老年医学文献的整理到老年病的临床、基础研究均做了大量开拓性的研究工作，处于国内领先地位。

1981 年，陈可冀又开始从事《中西医结合杂志》的创办工作。于 1978 年、1980 年先后担任硕士及博士研究生导师，为中医、中西医结合事业培养了多名专业技术骨干。

陈可冀跟随冉雪峰临证两年半，对他的学术生涯影响巨大。陈可冀常说，领他进入中医殿堂的老师非先生不可，他随先生就诊，听他讲对中医理论和实践相结合的思路。他在应巫山县冉雪峰研究会之约所作《一代名医冉雪峰》中深情回忆了这段跟师学习的经历。现摘录他们师徒学术传承的几个片段如下（保留原文的第一人称）：

几年相处的时间里，我随同冉老诊治了数以百计的外国友人，取得很好的疗效，其中有些验案载于《冉雪峰医案》一书中，是十分有力的见证。冉老很谦虚，在出版《冉雪峰医案》以前，还将书稿让我最后再看一遍，以核验是否符合实际，启迪良多。例如苏联一位专家患糖尿病，当时由北京医院内科主任吴洁教授陪同来诊，冉老根据征象认为属"下消"，燥气较盛，认为宜用育阴清热法治疗，仿《备急千金要方》"黄连丸治渴方"进退用药，清养清疏，清敛清摄，清补兼施，取得很好的疗效。他说：黄连丸原方系生地、黄连各一斤，等分，但因病属"消渴"，应侧重"增液"，故主张用量上生地应为十之九或二十之十九，而黄连为十之一或二十之一。并认为地黄得黄连则能守，若无黄连苦坚，则水津随至随消，无从增液止渴；黄连得地黄则燥性大减，但因味苦，易从燥化，故用量宜小。并认为应用此方时，对热炽甚者可加大黄，正虚甚可加人参，也可与生脉饮和大补阴丸合用，很有见地。又如《冉雪峰医案》中有以许叔微《本事方》白薇汤加减治疗高血压病"肝阳上越"的苏联女教授，也有很好效果。冉老很欣赏此方组成初衷，认为此方由白薇、当归、人参、甘草等配伍，对妇人"郁冒""血厥""眩冒"等常有显效，故喜欢应用，且善于应用。

治疗心绞痛，认为属"卒心痛"范畴，为本虚标实，先治标定痛为上，然后治本顾虚，常用仲景医方小陷胸汤合活血通脉剂治疗，如以全瓜蒌、京半夏、川黄连、枳实、制没药、当归须、川郁金、石菖蒲、琥珀末为方治疗，确实有效。以后我以小胸汤合四妙勇安汤治疗，也收到效果，就是仿效冉老的经验。按：小陷胸汤由瓜蒌、半夏及黄连组成，具"宽胸散结，清热化痰"功效，去黄连加薤白，为瓜蒌薤白半夏汤，也是治疗心绞痛的通用医方。

最使我毕生难忘的是 1958 年我随同冉老给华侨领袖陈嘉庚先生诊病的一段经历。1958 年，陈嘉庚先生因"头风痼疾"，自服《验方新编》中的"治诸般头风"的乌头验方（白芷二两半、真川芎、甘草、川乌头半生半熟、明天麻各一两），共购得二剂，原书载本方共为末，每服一钱，然病者家属误作煎剂，二剂同煮送服，乌头量达二两，遂致中毒。冉老与我赴马匹厂陈嘉庚先生二楼卧室时，见其俨然酩酊大醉，如坐舟中。陈嘉庚先生不会说普通话，用闽南话说些感觉，诊脉为涩象。冉老云：宜以扶正解毒法治之。方用西洋参、云茯神、软白薇、生甘草、川橘络、淡竹叶、炒山栀、鲜石斛，水煎冲服犀角尖，外以绿豆煎水频频送服。翌日复诊，神识渐清，脉转弦劲，血压 160/100mmHg。冉老认为，高年阴伤，阴虚阳浮，于前方加鲜生地、桑螵蛸、怀牛膝以益肝肾而摄治。此案例一方一药加减进退，我始终不忘。我随冉老诊治的验案中，尚存以化裁葳蕤汤（滋阴解表法）治疗陈毅元帅的外感病及以补气而不壅中、理气而不伤正之四磨饮治疗陈毅元帅父亲之食滞，均获显效。

冉老在中医学术上主张融汇张仲景《伤寒论》和后世的温病学说，认为"伤寒原理可用于温病，温病治疗可通于伤寒"，所以既能遵古法用经方和古方，又能灵活运用时方，效果卓著。他常用的医方包括：通用的黄芪建中汤、炙甘草汤、八味地黄丸、竹叶石膏汤、保元汤、生脉饮、虎潜丸、三才封髓丹、天王补心丹、七宝美髯丹、当归补血汤、导赤散、玉屏风散、五苓散、越鞠丸、藿香正气丸、凉膈散、左金丸、指迷茯苓丸、大活络丹、至宝丹、紫雪丹等；风病的风引汤、越婢汤、《外台》竹沥汤、宣明地黄饮子等；历节病的黄芪桂枝五物汤、桂枝芍药知母汤和蕲蛇汤等；厥证的白薇汤、通脉四逆汤和当归四逆汤等；虚劳的桂枝加龙骨牡蛎汤、大黄䗪虫丸、人参蛤蚧散及琼玉膏等；百合病的百合知母汤、百合地黄汤、参苏饮等；癃闭的石韦散、八正散等；湿病的甘草附子汤、麻黄加术汤及二妙散等；痢证的白头翁汤、干姜黄连黄芩人参汤及葛根黄芩黄连汤等；痰饮的苓桂术甘汤、十枣汤、小青龙汤及苓甘五味姜辛夏仁汤等；咳嗽的射干麻黄汤、《外台》杏仁煎、麦冬汤及局方苏子降气汤等；喘证的麻杏甘石汤、定喘汤及清燥救肺汤等；水肿的防己茯苓汤、己椒苈黄丸、《千金》大腹水肿方、《局方》五皮饮等。由于我和他相处都是在高干外宾治疗室中度过的，接触高血压病和脑血管病及其后遗症较多。他很欣赏张山雷所著的《中风斠诠》一书，认为很有参考价值。张山雷明确指出中风病位在脑，所列方剂除有开关、固脱方外，并有潜阳摄纳方、化痰方、顺气方、清热方、滋养方及通络方等十分全面，有些方剂如珍珠母丸等更是冉老所习用的。

①传承发展

陈可冀自述在治疗冠心病、心绞痛方面颇受冉老的影响，实际上还有颇多的开拓发展。如冉老重视脑和全身脏腑功能的协调，擅长治疗高血压、中风、厥证等脑病。对于脑病喜用白薇汤加减。在冉老带领下，陈可冀、郭士魁等一起研究了50例原发性高血压病的治疗，主要的方剂就是白薇汤和加味百合地黄汤，前者主要用于血虚气盛之人患高血压，后者主要用于阴虚阳亢之人患高血压，经治疗后，无一例无效，26位下降到了正常值内。胸痹心痛多属本虚标实，如冉老认为本虚多以心脾气血、气阴不足为主，而陈可冀认为又当兼顾到肾虚。以"心本乎肾"立论，益肾法的应用当属切合实际。尤其是在活血化瘀方药基础上加用补益药物，以补肾活血为治则，可取得满意的疗效。这类病人多年事较高，常伴见腰酸、足跟痛等肾虚征象。中医学认为，人到中年，肾气日衰，脏腑精气渐减，可导致气血不畅，血瘀心脉，从而可现胸痹之证。陈可冀认为，近年所提出的早发冠心病的概念，其发病也与不慎养生、过食肥甘、劳逸过度、不注意保肾精有关。此类病人似更应注意运用补肾活血治法，以切中病机。

冠心病多并发高脂血症、痛风、糖尿病等病史，多属中医学之湿浊偏盛型体质。通过临床观察发现，这类病人冠状动脉病变特点表现为多支病变，即使接受冠脉介入术后亦容易出现再狭窄。湿浊久之变生痰浊，留滞经络，血流受阻，而致痰瘀互结。中医认为，冠心病多为肥胖痰湿偏重之人，痰湿阻于脉络，致气血运行失畅，血液瘀滞，痰瘀互阻致心脉不畅，发为"胸痹"。活血化瘀药物具有改善血液循环、微循环及血液流变性的作用，而化痰降浊的药物亦具有降低血液黏稠度及改善血液流变性的功效，故而化痰与活血可起到异曲同工之妙。陈可冀常用的痰瘀并治的药物为大黄、胆南星、石菖蒲、郁金、香附、川芎、蒲黄、水蛭、益母草、泽兰、薤白、旋覆花、海风藤、王不留行等。这类病患形体肥胖，表现为阵作胸闷疼、舌暗、苔腻、脉弦等一派痰瘀互阻之象，常用方剂为血府逐瘀汤与瓜蒌薤白汤系列。瓜蒌薤白汤系列主要包括瓜蒌薤白半夏汤、枳实薤白桂枝汤、瓜蒌薤白白酒汤三方：瓜蒌薤白白酒汤通阳散结，祛痰宽胸，为治疗胸阳不振、痰阻气滞之胸痹痰浊较轻者；瓜蒌薤白半夏汤则在上方的基础上加用半夏以图加强祛痰散结之功，用于治疗胸痹痰浊较重者；枳实薤白桂枝汤为瓜蒌薤白白酒汤减白酒，加枳实、厚朴、桂枝等以通阳散结、化痰降逆，用于治疗胸痹痰气交滞、气结较甚者。临诊时，陈可冀常喜加用藿香、佩兰化浊祛湿，藿香配佩兰均可醒脾快胃、理气祛浊，用于治疗冠心病，亦寓心胃同治之功。

②传承病案举隅

患者华某，男，40 岁，北京某电脑开发公司副总裁，主诉头晕耳鸣半年余，于 2004 年 4 月 14 日来诊。患者半年前因胃出血住院时发现血压偶有升高。两个月后复查发现血压持续升高，最高时 165/100mmHg，口服洛丁新、倍他乐克后改为代文、达力全，血压基本维持在（110～130）/（75～85）mmHg 水平。现头晕，耳鸣如蝉，心烦，失眠，常服安定维持睡眠，食纳、二便可。既往有先天性心脏病史。查体：舌暗，苔白微腻，脉沉弦。血压 110/85mmHg，心率 72 次 / 分。中医诊断：眩晕，肝阳上亢；西医诊断：高血压病，胃十二指肠溃疡。治疗原则：平肝清热，潜阳息风。方选清眩降压汤加减，处方：天麻 30g，钩藤 20g，苦丁茶 30g，夏枯草 20g，杭菊花 20g，杜仲 30g，莲子心 10g，黄芩 12g，蝉衣 12g，冬桑叶 30g，白蒺藜 20g，生石决明 30g，珍珠母 20g。并处方代茶饮，酌量频服，处方：杭菊花 20g，冬桑叶 30g，莲子心 10g。

4 月 21 日二诊：自觉耳鸣、夜眠均有好转，查舌红较前变浅。加葛根 30g 以加强镇静降压之功。

4 月 28 日三诊：耳鸣只在用力发声时较为明显，查舌略红，苔薄，脉弦细。前方加白僵蚕 12g，炒枣仁 30g。

5 月 17 日四诊：基本无不适主诉，予前方继用 7 剂以调理使用。

按： 本例为肝阳上亢化风，选用天麻钩藤饮及降压清眩汤加减，在此基础上加用莲子心清心除烦，夏枯草清肝泄热。本例还选用白蒺藜、蝉衣、白僵蚕平肝息风治疗耳鸣。酸枣仁炒用酸甘入心肝以养心安神，益肝壮胆；珍珠母咸寒入心肝，平肝镇心安神，用于高血压耳鸣。二药相配，养心重镇安神，并用以治疗失眠心悸耳鸣。冉老治疗心系病证属肝阳上亢，尤其是有风证者，最喜用白薇、石决明、牛膝、龙齿、滑石、代赭石、紫石英、牡蛎、赤石脂、珍珠母等药物，以矿石及鳞介类为主，此类重镇药的药力最强。陈可冀回忆冉老喜用张山雷的珍珠母丸即是证明。本例也可见冉老的学术思想对他传承的影响。

（2）郭士魁

郭士魁（1915—1981），北京人。早年在仁和堂、太和堂药店学徒，后又随名中医赵树屏学习。参加过北平国医学院、北京中医讲习会。1941年毕业后在京行医。1953年调至中医研究院筹备处。1955年，在中医研究院内外科研究所工作，师从冉雪峰学习。1961年，调到中医研究院西苑医院心血管病研究室。主张依靠中医理论研究发展中医，提倡中西医结合。毕生致力于中医药防治冠心病的研究，发展了活血化瘀、芳香温通的理论，创制了冠心Ⅰ号方、冠心Ⅱ号方、宽胸丸和宽胸气雾剂等名方。

①传承发展

郭士魁主张依靠中医理论研究发展中医，提倡中西医结合。他认为，真心痛以气分虚损为主，因气虚而致血脉瘀阻；胸痹心痛乃本虚标实，不仅正气虚，而且血瘀、痰浊盛。故治疗真心痛重在益气，以参芪为主，佐以活血。治疗胸痹心痛，务必区分虚实标本缓急，以通为补。常选用活血化瘀、芳香温通、宣痹通阳等治则。以通为补、以通为主，这是他治疗冠心病、心绞痛的主导思想。心绞痛主要表现为痛，痛因不通，不通主要因为气滞血瘀和胸阳不振，故主要治则是活血化瘀与芳香温通。

为了改变中药在治疗冠心病中起效慢、服法繁、价钱贵的缺点，郭士魁与制药专家冉小峰（冉雪峰之子）合作，将心痛丸改制成心痛乳剂，用于治疗心绞痛病人，2～3分钟就产生止痛效果。郭士魁观察到冠心病人常有舌质紫暗，有瘀点或瘀斑等症状，中医辨证当为气滞血瘀。因此，对于重度心绞痛用中医常规治法疗效不佳的患者，他试用活血化瘀法治疗，效果明显。他与北京地区冠心病协作组的有关专家共同研制了"冠心Ⅰ号""冠心Ⅱ号"，经过临床600多例验证，疗效满意。为了深入研究"冠心Ⅱ号"作用机理，他采用现代药理、生化、病理的方法来进行研究。研究结果表明，"冠心Ⅱ号"具有良好的扩张血管、改善冠脉循环、降低心肌耗氧量、预防心肌梗死、抗血栓形成和改善血液流变性等多方面的作用。20世纪60年代初，研究并取得了应用活血化瘀方法治疗冠心病及运用芳香温通药物速效缓解心绞痛的科研成果，对中医药治疗冠心病是一个重大的突破，在国内外产生了深远的影响。

②传承病案举隅

康某，男，61岁。1979年1月9日初诊。有高血压病病史20余年，胸痛史8年。近来胸闷痛频发，活动、焦急、冷水洗手均可诱发或加重，每日含服硝酸甘油5～10片。刻诊：舌质紫暗，舌尖赤，苔白，舌根白腻，脉沉弦细。血压150/90mmHg。中医诊断：胸痹（气阴两虚兼痰浊血瘀）。治宜益气养阴，活血化浊。药物组成：党参20g，丹参30g，北沙参20g，川芎10g，桃仁10g，川红花10g，瓜蒌20g，薤白15g，郁金15g，荜茇12g，高良姜10g，乳香3g，没药3g，珍珠母（冲服）30g，三七粉（冲服）1g。日1剂，水煎服。

1月16日二诊：服药后胸闷痛减轻，每日发作5～6次，有时不含硝酸甘油可自行缓解，每日仍用硝酸甘油3～4片。睡眠可，舌质紫暗、边尖赤，苔白，脉沉细弦。血压135/80mmHg。上方加减继用。药物组成：党参20g，丹参30g，川芎15g，北沙参20g，桃仁10g，川红花10g，瓜蒌30g，薤白15g，郁金15g，荜茇12g，高良姜10g，细辛（后下）3g，乳香3g，没药3g，香附15g，珍珠母30g。日1剂，水煎服。并用三七粉2g，沉香粉2g，延胡索粉2g，分4次冲服。

1月30日三诊：近1周未发生胸闷胸痛，睡眠好，二便调，舌质暗红，苔白，脉沉细弦，血压130/80mmHg。药物组成：党参20g，丹参30g，北沙参20g，川芎15g，川红花10g，桃仁10g，瓜蒌20g，薤白15g，荜茇12g，郁金15g，高良姜10g，赤芍药20g，香附12g，珍珠母30g。日1剂，水煎服，并予宽胸丸（荜茇、高良姜、延胡索、檀香、细辛、冰片），每次1丸，每日2～3次口服，以巩固疗效。服药数周，病情稳定。

按：劳则耗气，易致气虚，并且年老久病，阳损及阴，故可出现气阴两虚之证；患者焦急，情志不畅，易致肝气不疏，气机郁滞；冷水洗手，易致寒凝经脉。因气为推动血液运行的动力，气虚、气滞则无以行血，寒主收引，寒凝血脉，则脉道不利，故这些均可致血液瘀滞，瘀血内生，并成为发病的关键。同时，气虚、气滞、寒凝还可致津液运行不利，痰浊内生，痰瘀互结，阻于脉道，不通则痛。舌质紫暗、苔白、舌根白腻及脉沉弦细即为气阴两虚，痰浊血瘀互阻之征，故采用益气养阴、活血化浊法取得良效。冉老曰："高良姜浑朴不雕，将天独厚，老而愈辣，如果沉寒痼冷、阴凝寒毒大证，神经性卒中、阴寒凝泣而气不上达者，用干姜不用良姜。""桔梗开气分，紫菀开血分，而细辛气血并入，宣气分之阴结，通血分之阳结，走雷霆于精锐，寓剽悍于轻扬，其功效优越，驾桔菀而上之。""行气破气药可治痛，行血破血药亦可治痛。乳香二者兼得，又醒豁神经，为双料之止痛药。没药无毒，冲动性缓，然不仅主活血，而曰主破血。"本例将荜茇、高良姜、细辛、乳香、没药一齐用上，温通行气活血止痛力大效佳。

二、"南冉""北张"联合授徒——孙静明、张方舆

冉雪峰与张锡纯为"忘年交"之挚友，并称"南冉北张"。冉老在创办湖北中医专门学校时，曾虚心请教张锡纯如何办学，《医学衷中参西录·复冉雪峰问创建医学堂规则书》中记载了当年的回信。张锡纯去世之前，嘱咐自己未完成学业的弟子去拜冉雪峰为师。这几位弟子就是后面名重一方的深县中医张方舆、天津中医李宝龢和孙静明，他们在"抗日战争"期间拜师，以通信的形式接受冉老的传道授业解惑，直至冉老去世，他们的交往近30年。而今，有关李宝龢的资料已无从查阅，孙静明和张方舆曾在《医学衷中参西录》中作序，尚有迹可循。

1. 孙静明

孙静明，生卒无可考，为天津市河东区大王庄卫生院名老中医。其子孙学先亦从医，兄弟二人将父亲多年的藏书和资料捐献给了天津市中医学校，其著作唯可找到1977年《天津医药》第7期上发表的《中西医结合抢救胎盘早期剥离》一文，所述为应用其先师张锡纯经验，故此不摘录。笔者有幸收集到孙静明弟子奇惠先生保留下来，当年孙静明、张方舆与冉老之间的拜师及函授请教的通信复印件，奇惠先生命名为"冉雪峰函授医稿"。现摘冉老批阅孙静明之喉症医案及中风医案各一则如下，以飨读者。

案一：1941年11月4日诊。萧先生，48岁。喉头连及蒂丁均已腐烂肿痛，饮食下咽即觉有动气上冲，仍频吐出少许，舌根肿痛，苔黄厚，脉弦紧。法宜养阴柔肝，消肿止痛为方。唯病期已久，须徐徐图治。处方：鲜生地三钱，净连壳三钱，紫地丁二钱，二门冬四钱，大玄参四钱，旋覆花二钱（包），蒲公英三钱，甜桔梗二钱，金银花二钱，夏枯草二钱，炒射干二钱，鲜杷叶三钱（包），牛蒡

子三钱，粉丹皮二钱，青竹茹二钱，粉甘草一钱，川贝母三钱，板蓝根三钱。冉老批改：去紫地丁、旋覆花、甜桔梗、夏枯草、炒射干、牛蒡子，加怀牛膝三钱，五味子一钱。此等病脉应不紧，当系小数为热。勿须桔梗、射干等，须加牛膝、五味方能降逆降动。

11 月 5 日再诊：呛喉痛经月，饮食下咽即呛出，幸而音尚未哑。总因阴虚，肝失水涵，是以肝中之动气上冲，胃气亦随之上逆，舌根肿硬，舌苔黄厚，脉象弦紧兼滑。法宜养阴柔肝，消肿化毒，开胃润肺，降逆化痰，缓缓图效。处方：鲜生地三钱，大玄参三钱，旋覆花（包）二钱，炒银花三钱，鲜菖蒲四钱，肥玉竹三钱，粉丹皮二钱，净连壳三钱，鲜杷叶三钱，姜竹茹三钱，炒广皮二钱，茯苓片一钱，川贝母三钱，夏枯草二钱，牛蒡三钱，公英三钱，炒射干二钱，二门冬四钱，粉甘草一钱，地丁一钱，人中白八分，甜桔梗二钱为引。冉老批改：去旋覆花、玉竹、广皮、茯苓、夏枯草、牛蒡子、射干、地丁、人中白、桔梗；改生地为六钱，菖蒲为一钱；加怀牛膝三钱，青木香三钱，生大黄二钱五分，泡汁冲服。加大黄汁、青木香煮川贝母等较前方进一步。

11 月 6 日三诊：呛喉经久（冉改为"喉痛日久"），喉头因肿窍小，是以咽物困难，加以动气上冲，食物下咽，即须（冉改为"频频欲呕"）吐出少许。经昨药治疗，诸症稍瘥，舌根软化，白沫减少，唯大便数溏，脉滑已退，弦仍半留。法宜养阴开胃，润肺化痰，降逆安动，兼以消炎。三四五次依前方以贡阿胶二钱，炙紫菀二钱，款冬花二钱，炒苏子八分，炒黄芩一钱，北沙参二钱，杏仁泥三钱，炒杭芍三钱，当归尾一钱，化橘红一钱，生芡实二钱，炒楝子加减为方。

又诊：咽喉舌根诸症均见减轻，唯动气上冲时，饮食不得下咽，有似噎（冉加"嗝"）症。仍拟降逆安动，开胃止噎，兼以化痰（冉加"养阴"），消炎为方：旋覆花（包）三钱，生赭石三钱，炒广皮二钱，桔梗二钱，生山药四钱，北沙参三钱，炒苏子八分，竹茹二钱，茯苓片二钱，生麦芽三钱，炒牛子二钱，阿胶二钱，生芡实三钱，石菖蒲三钱，炙远志八分，粉草一钱，柿蒂三钱，炒黄芩三钱，玄参三钱，射干三钱，人中白六分为引。孙静明另记：噎症因有咽喉关系，始终未敢用丰下之润燥，恐于咽喉不利，是以掣肘，只能小愈。踌躇数日，始于上方加生赭石三钱。又恐其质重体弱致大便滑泻，故用山药助脾胃之阴，芡实固摄肾气。又恐赭石夹苏子之力过于降气，故酌加生麦芽，借其升发之气，不使过降，免生枝节。不知当否，希请斧正。此症吾少用竹沥下或法半夏下（一面化痰，一面降逆），是否合适？唯闻自津市喉科老医治喉症最忌半夏。喉痹或可借其破络之力也，不能久用，究竟嫌其温燥。仲师《伤寒论》中病咽生疮不能言语、声不出者有苦酒汤，又少阴病咽中痛有半夏散俱用半夏，何也？乞师指正。

冉老批改：去广皮、苏子、桔梗、茯苓、牛子、菖蒲、人中白；加鲜生地六钱，川厚朴三钱，五味子一钱，肉玉竹三钱。此病治疗终不宜升提，宜降泻。阴液大衰，加甘润滋养之品可也。

　　冉老按：按仲景伤寒明，用半夏散治少阴咽痛，是半夏并非喉证禁药。寒郁于中，阳格于上，正当用之。喉痹甚者，亦暂借以开头法，用之妥当，可达出神入化之境。但喉证多燥火，半夏辛温燥烈，与其误用，毋宁不用。某治喉证老所言，乃中人以下知识也。且方或者药对仲景火热证亦有用之者，如半夏泻心汤非泻邪热者耶，麦门冬汤非平火气者耶。一则中有黄连、黄芩，故不嫌于半夏之辛温，一则中有石膏、麦门冬之寒润，故不嫌于半夏之燥烈，故用之者何如耳。本案萧君阴气既伤，吃嗓及蒂丁已腐，半夏似不必再用，即日降动，用五味以引之，牛膝以引之可也。未可冒为高古而反遗伤阴之害也。予见一班俗医以干姜细辛半夏生姜三辛热，治阴伤热炽之肺病，本不喉痛而转败喉痛者多矣，可毋惧哉。

　　喉证除有外邪当固表外，余则均宜从内设法。只宜清降，不宜升提，在喉痧或表或里，尤须恰当为可，用药必须专精，转调不可呆钝。本案则只是阴虚于下，阳治于上。养阴以治乱阳，益水以制火，即是正治。病重则重为制，再重则甘苦并用，润而兼泻，故谓急则治标也。或戢引以纳之，或镇降堵塞以安之，养阴是治本，戢引镇纳下泻之治标，最后则甘润以调之（仍归到治本）。或加豁痰，或加醒气，或加清涩，大端不外乎是。前方就原案原药，而稍加增减，即此物此志也（指各层次说）。

　　小小一则医案的批阅，足见冉老高尚而敬业的师德师风、精深的中医理论修养和卓越的临证辨治水平。冉老治疗喉症尤其善辨病证之表里、缓急与进程之层次，论治尤重药物升降、攻补与治疗层次。引火下行、以泻代清、甘润养阴、攻补兼施与灵动加减等，是冉老治疗喉症的学术精华所在。

案二：梁先生，50岁，1942年10月22日。半身不遂，言语謇涩，步履不稳，因肝肾两虚，虚则生风，风夹痰火上走灵窍，压迫脑部神经，峻致诸不遂症，脉象沉细，舌根黄厚。拟以透络化痰，镇摄息风为方（为法）。嫩桑枝三钱，全当归三钱，净钩藤二钱，怀牛膝三钱，化橘红三钱，龟板三钱，石决明三钱，胆南星三钱，炒赤芍二钱，明天麻一钱，灵磁石三钱，宣木瓜二钱，半夏曲三钱，炙僵蚕一钱，丝瓜络二钱，广橘络二钱。

冉老按：镇摄后加"清脑"二字。怀牛膝、广橘络太少。肝肾两虚，虚则生风，即古人所谓虚风，亦即时贤所谓内风。风夹痰火，正是灵窍，激荡脑部神经，因而半身不遂，言语謇涩，此在西说为脑膜炎、脑充血，在中医就说为中风，为风中经络，即《内经》所谓"血之与气并达于上，为大厥"。血菀于上，使人薄厥是也。下焦虚而上为有余，脉当浮数躁盛而反沉细，有一犯再犯之路径曲折，机括欠灵，而气机阻碍也。治本宜益水以敛阳，治标宜潜阳以息风。拟方并蓄兼收，侧重敛摄方面，盖急则治标也。拟方：软白薇三钱，紫石英三钱，灵磁石三钱，石决明八钱（生研），嫩桑枝三钱，赤石脂四钱，元精石三钱，山萸肉三钱（去核），苦百合三钱，代赭石三钱，败龟板四钱，鲜生地六钱，怀牛膝四钱，天竺黄（片）三钱，生甘草一钱，鲜竹沥一两（冲服）。正15味以水四杯煎取二杯去渣滤净，加入竹沥，分温二服，一日夜可服二剂。方注：白薇、百合宁脑，桑枝、牛膝通络，竺黄、竹沥豁痰，萸肉、生地滋肝肾。而又加五石药，两鳞介药，沉潜戢敛镇纳吸引，务期上菀之血清以下，上扬之风清以息。如不效，再加铁锈三钱，大黄一钱五分，尤为力大。若加生地四钱，合前为一两，或用生地汁一两，则又沉静循环，益水敛阳，本末兼备矣。

10月25日：右半身不遂，经服前药稍见轻松（冉：快），以前之麻木不仁（冉：皆）至今稍（渐）有知觉。仍宜活血脉，息肝风，通经活络，镇摄化痰为方（冉：主）。嫩桂枝八分，嫩桑枝三钱，明天麻一钱，杜仲二钱，石决明四钱，全当归三钱，威灵仙一钱，牛膝二钱，灵磁石四钱，竹沥水三钱，丝瓜络三钱，橘络二钱，胆南星三钱，败龟板三钱，伸筋草二钱，木瓜三钱，贡阿胶二钱，炙僵蚕三钱，杭白芍三钱，姜汁三滴为引。五六次原方以鲜菖蒲三钱，黄芪皮八分、熟地三钱，茯苓片三钱，紫丹参二钱，甘枸杞三钱加减为方。

10月27日：中风经久，经前药手足均觉有力，纳谷觉香，诸症均见好转。

唯病期经久，仍须徐徐图治，治宜和血息风，灌养肝肾为方。鲜菖蒲二钱，败龟板三钱，川杜仲二钱，嫩桑枝三钱，嫩桂枝一钱，全当归四钱，女贞子二钱，怀牛膝二钱，宣木瓜三钱，黄芪皮三钱，贡阿胶二钱，灵磁石四钱，丝瓜络三钱，甘枸杞三钱，威灵仙二钱，石决明四钱，伸筋草二钱，竹沥二钱，熟地黄二钱，制红藤三钱，杭白芍三钱，地龙肉三钱，明天麻三钱，姜汁三滴为引。

冉批：黄芪、枸杞、桂枝、姜汁使气上升非所宜，阿胶、熟地黏滞亦不宜。

冉按：再按中风病，病之区域在脑。并非有何风物，亦非有何样中。只缘名义乖错，遂令事实混淆，数千年来纠缠不清，诚为中医学理正一大污点。故与其谓为风，统纳入外风固非，近人统纳入内风亦非是。故予著辨证中风问题之解决，反复以明其义。大抵气升则平气，痰升则化痰，火升则降火，内有瘀血，隧道痹阻，成血塞血栓，则消瘀。生理变态，动脉硬化，动脉瘤形成则通络，其他脑膜炎、脑水肿、脑底梅毒等不可胜举。且实证之外尚有虚证，又有伪实而真虚，下虚而上实，水不涵木，风阳上冒，正合叶香岩所谓柔润息风，暨时贤所谓镇重潜阳。古人防己地黄汤、六石风引汤已开其先。予在审病之轻重缓急，加减以为治尔。观所拟方案，得失参半。案语曰水不涵木，而方药则用黄芪桂枝枸杞以助阳。案语曰虚风夹痰火升浮，而方药则用升麻、钩藤、僵蚕以治外。案语曰房劳阴伤，而方药则半曲、橘红、南星以劫液，其小效而不能大效，迟效而不能速效也。观代拟方，大半仍是原有诸药，不过应用者扩充加重，禁用者去之，而加金石鳞介堕降潜载，镇纳吸引，多方以求之，复味累进以制之，以期速效。方中牛膝引血下行，山茱萸含草宁酸，生地含铁质，石决明、龟板含磷酸钙，代赭石含氧化铁，竹沥涤荡开通而下泻之，对本病均有特殊效用。至益水莫大于生地，阴平则阳秘，水足则火敛，病机稍缓，即当加重此味。阴伤太过，舌上津少，或如去油猪腰，即当重用此味者（此理张山雷未提到）。单味捣汁，每剂可用二两或三两，日夜续用两剂或三剂，或与大黄末同用，或与铁锈末同用，或与珍珠粉同用，或与犀角汁、羚羊汁同用，或与竹沥、荆沥同用。用之得当，左宜右有，可以起死回生，则于下虚上实，水不涵木，阳化为风，夹痰、夹气、夹火等治疗，思过半矣。

2. 张方舆

张方舆（1906—1962），字坤，河北深县人。据《河北历代名医学术思想研究》介绍，张方舆1906年生于原籍，高小毕业。17岁时，长子患病，无处求医，其父便购得医书，观书中所言，对照病儿症状，摸索着为孙调治，数日病愈，方舆欣喜，由此受到启示，便开始自学中医。由其生性聪明，所读医籍背诵不忘，为人治病也每每取效。此时虽是自学，技艺却长进不少。20岁到津入商界，先后在至诚钱庄等三家银号司账房、营业员和副经理等职。在原籍小学任教和在津从商期间，攻读中医从未间断，并在工作之余为亲友诊病，一次被经理发现，险些被革职。此后在津访得名医张锡纯，读其大作《医学衷中参西录》后，因"受益甚多，非常崇敬，便拜为师"，后经张锡纯先生举荐，以通信方式拜汉口名医冉雪峰为师，学习了"南冉北张"的学术思想。张方舆好学钻研，遇其不懂之处，并反复推敲，问其师，以求解惑。他"个人的写作常寄给冉师改正，亲受指点，更有不少进步。"中华人民共和国成立前夕，又在北京拜90高龄邹趾痕老中医门下为徒。1936年年底结束津门商界业务，当年冬天参加天津市中医考试及格。1940年在天津新中医学社任教，从此正式步入中医门径。1949—1952年在津个体行医，1952—1958年先后在联合诊所、天津市中医医院诊病。1958—1962年病逝前，分别在天津中医学院和卫生部委托天津市卫生局举办的西医离职学习中医班（亦称研究班）教授《金匮要略》。其著作有：《医言就正录》《温病述义》《三顾庐医案》《三顾庐医话》《删定医林改错》《钱国宽医案补注》《肠道病的中医认识及治疗》《肺结核的中医认识及治疗》《原发性再生性障碍性贫血中医治疗初步总结》《再生障碍性贫血的中医综合治疗》《金匮要略讲义》等。

举一则清轻发散泄瘟毒的传承医案如下：

张方舆本人，29岁，夏。因天气炎热，常贪冷食、少餐。7月下旬晨起，觉颏下肿疼，翌日则全部肿起，近午已肿至项下，至晚胸亦微肿。自诊脉象沉滑而数，不洪大。体温39℃以上。考虑系因炎夏热盛，汗出之时骤进冰食，冷热相激，热气闭于三焦，天凉暴发，故来势迅猛。因实热伏藏在里，故脉滑而数。忆张寿甫师治大头瘟，常用石膏、鲜茅根。乃仿其意，以生石膏、鲜茅根、银花、公英、连翘、蝉衣、生赭石等药为方，每剂用茅根达250g，生石膏60g加至150g，生赭石至90g，连服七八剂，未见明显好转。因大便始终不畅，又以蜂蜜调服大黄末9g，芒硝9g，服后始得快下。病势渐减。又以三七、蒲黄、黄连、大黄、冰片等末用香油调服，兼服犀黄丸，肿始见消，终以醋调绿豆粉，时涂患处，肿乃尽消而愈。此证全程达 20 天，用如此大剂，仍迟迟不愈，困惑难解。经请教冉师，复示云："患瘟毒项胸肿起，连服大寒凉，日久方愈，有是病，用是药，原不为错。因初起失之轻宣，所以日久方愈。初期即肿，是营郁闭结，此时可用辛凉，透邪凉营，散结活血，透络宣窍，使瘟毒外泄，即轻可去实之意。其外邪之未净者，然后用内外分消，或内清内攻。普济消毒饮治大头瘟，人参败毒散治时疫，二方并无解毒药品而名消毒败毒者，乃使毒邪由皮毛去也。今初起即大剂寒凉镇降，不使外透。幸后得硝黄涤荡，急转直下，不使毒邪羁留，否则尚虑变证，又岂仅迟迟不愈。"乃悟寿甫师当时治大头瘟，重用石膏、茅根，必嘱同用西药阿司匹林片 0.3g 或 0.5g，白水送服取微汗，不令间断，亦普济消毒饮之开毛窍使毒邪外泄之意。深感临证应用古方，必得师其法，明其意，种种变化而不失其规矩准绳。以后再治大头瘟及一切瘟毒，应手而效。

三、父业子承

冉老的子女中亦有数人从事中医药工作，传承其父的"德"与"艺"，均在工作岗位上兢兢业业，口碑甚佳。尤为突出者，除女婿宦世安外，则为其子冉小峰与冉先德。

1. 冉小峰

冉小峰，男，1926 年生，中国药材公司退休干部。著有《历代名医良方注释》，收录了其父对许多名方的注释及部分"冉氏经验方"。开发出诸多中成药，最有名的是 20 世纪 80 年代初无偿献给国家的"华佗再造丸"，该处方被列为国家级保密处方。科技人员在冉小峰和有关专家的指导下，在原汤剂处方的基础上进行科技创新而研制成功，创造了惊人的社会效益和经济效益。另著有《解放十年来临床实用中药制剂验方选集》《全国中药成药处方集》《冉雪峰医著全集》等。

现选摘科学技术文献出版社 1983 年出版的，由冉小峰主编的《历代名医良方注释》中记载的"冉氏经验方"三首介绍如下：

川芎白芷汤：白芷三钱，川芎三钱，秦艽三钱，半夏三钱，钩藤三钱，石决明三钱，泽泻三钱，枣仁四钱，白蒺藜三钱，五味子三钱，细辛七分。主治眩晕，梅尼埃综合征。本方川芎历代本草均记载为治疗头风眩晕的要药，有促进脑血流量的作用。李东垣曰"头痛必用川芎，如不愈者加各引经药"，临床常配合白芷应用，李时珍用白芷一味为丸，荆芥汤送下治疗"头风眩晕"，秦艽以为祛风兼有活血作用，细辛香窜以助白芷、川芎、秦艽之功，半夏降逆能改善呕吐症状，钩藤、石决明、白蒺藜、五味子、枣仁等有安神镇静、活络通瘀的作用，泽泻温利、通小便。以上药物配合应用，可取得较好的疗效。

填海川神丸：党参二两，山茱萸四两，山药二两，五味子一两，茯苓二两，益智仁二两，补骨脂二两，大枣肉二两，川芎二两，菊花二两。均研细末，炼蜜为丸，每丸重三钱。每服一丸，每日2～3次，温开水送下。治以滋补心肾为主，有一定的疗效，能较快缓解临床症状。

麻黄蝉衣汤：麻黄三钱，蝉蜕三钱，槐花米三钱，黄柏三钱，乌梅三钱，板蓝根三钱，甘草三钱，生大黄三钱。出现全身反应，有发热恶寒者，加银花五钱，紫苏一钱；大便干结者，大黄增至五钱；出现气短、呼吸困难者，加杏仁三钱，瓜蒌五钱；大便溏者，首剂后去大黄，加丹皮三钱；出现恶心、呕吐、腹痛者，加厚朴三钱，枳实三钱，建曲三钱；小便短赤者，加滑石粉三钱，石斛四钱，生大黄加至二钱。本方有消除风疹块的良好近期疗效，部分患者有可能取得被动脱敏的彻底效果。临床治疗荨麻疹数10年，一般是2～3剂药消退，极少有服药无效者。从近期疗效论，可谓是特效方剂。曾治疗一例严重发作的病人田某，中医研究院院本部厨师，患顽固性巨大荨麻疹近10年，反复发作，不受季节的影响，中医药治疗无效，风疹联合成大片，皮下水肿，口唇面颊布满，眼睑肿胀似水泡，服本方加重大黄，增生地、丹参、夏枯草、蒲公英，得畅便后，症状减轻，可控制1～2月不发病，终未能达到被动脱敏的疗效。病情轻的患者，一般经1～3次治疗后，可被控制，不再发病。

2. 冉先德

冉先德（1936—2010），生前是中国中医科学院广安门医院主任医师、教授，冉氏医学流派第七代传人。从事中医药学研究、临床及教学50余年。冉先德承其先父医学之思，生前费时3年有余，将冉老的全部遗著加以整理校对，完成《冉雪峰医著全集》。冉先德先生主要著作有：《白话中医古籍丛书》《中华药海》《冉雪峰医著全集》《校注本草纲目》《冉氏释名本草》《中华药海（精华本）》。冉先德精于中医医理，临床经验丰富，注重古典医籍整理，对中医教育事业贡献突出，长期承担广安门医院西学中班的教学工作。主张理论与实践结合，称脱离实践的空头理论家为"伪医"，没有理论修养的为"匠医""既要凭些经验阅历，也要懂得经籍要义"。冉先德精于中医，但不排斥西医，潜心研究病因病机，临诊遣方用药，直中病机，颇多效验。

①传承发展

冉先德在运用引经药方面颇有经验。其临床用药特点为经方多、药味少、疗效佳，善用引经药，用法灵活。妇科病血瘀多见，病在胞宫，常用的引经药：益母草、茺蔚子、牛膝等。用药根据其颜色决定归经不同：红色、紫色入血分，如紫草、紫背天葵清热凉血；红色入心经，如苏木、丹参安神；青色入肝经，如蒲公英、青皮疏肝解郁。炒炭色黑入血分，如炮姜、荆芥炭、大黄炭等。在妇科病中，可行血中瘀滞；在痹证中可温通经络，活血化滞。花味辛香多入肝经，行气疏肝，如代代花、玫瑰花等。皮肤病者，用各种皮类药，以皮达皮，如白鲜皮、牡丹皮等。

利用各种藤类引药入络，如忍冬藤、鸡血藤、青风藤、海风藤等。桔梗药之舟楫，载药上行。磁石引药入肾，益阴潜阳。虫类药活血通络，如蕲蛇、蜈蚣、土鳖虫等。

同是能引药入肝的引经药，因病位在肝经的位置不同而选药不同。如要引药入肝下行，选茺蔚子、牛膝；要引药入肝上行，选蔓荆子、柴胡；而升麻入肝，既可引药上行，又可引药至全身，还可引药外达。

②传承病案举隅

其承先父用方灵活，善用许氏白薇汤，活血养血以治风，且不限于中风。如孙某，女，65岁。行走姿势异常20年，加重1年。患者行走时双下肢不灵活，迈腿时腿在空中停滞片刻才能落地，出现怪异的行走姿势，近1年行走困难。在某医院诊断为扭转痉挛。纳可，二便调，舌红，苔薄白，脉沉细。中医诊断：痿痹。辨证为血虚络失所养。治宜养血通络。处方：当归10g，白薇10g，人参10g，生甘草10g，生蒲黄10g，地龙10g，土鳖虫10g，木瓜10g，怀牛膝10g。用药6个月后随访，行走困难有所减轻。

按：白薇汤出自宋代许叔微的《普济本事方》。冉雪峰从许氏用治"忽如死人，身不动摇，默默不知人，目闭不开，口噤不语，气并于阳，独上不下，气过血还，移时方寤"等证悟出，此方为治郁冒血厥平妥之方，用治中风甚佳。冉先德秉承其父冉雪峰学术经验，更活用白薇汤养血活血，以失笑散去五灵脂加地龙、土鳖虫、木瓜加强其活血通络的力量。患者行走姿势异常，行走时双下肢不灵活，因而用怀牛膝作为引经药，引药下行，以达腿膝。应用白薇汤时加减变化很多，用于平肝降逆清热加天麻、钩藤、黄芩、磁石、龙骨、牡蛎等，用于养血活血则加各种活血、行气的药以加强其活血的力量。中风、帕金森病及其他脑病的治疗上可选用此方。

四、旁系影响

先生尊古而不泥古，在医学史上形成了独特的"冉氏学派"，其在温病上的思想特点也影响着后世。如冉老认为内生之燥，甚则化热、化毒，拟有太素清燥救肺汤以治之，方含鲜竹叶、鲜银花、梨汁、芦根、鲜石斛、川贝、柿霜等。著名国医大师朱良春究冉老之术，尊其法，变其用，将太素清燥救肺汤用于"口眼干燥关节炎综合征"，以燥毒为其病机，以甘寒辛润清燥毒为治，获得良好效果。举例如下：

白某，女，62 岁，全身关节疼痛已数月，四肢肿胀，活动不能自如，不红不热，且有口干，欲饮水但饮不解渴，唇红龈肿，双目干涩，便秘，舌中红且干，苔白燥，脉弦涩。其燥甚化毒，伤及肺阴，乃诊断为"燥痹"，拟以先生的"太素清燥救肺汤"和一贯煎加味：穿山龙、生地各 50g，北沙参、川石斛、枸杞子、菊花、麦冬、金银花、川贝、生白芍各 10g，土茯苓、寒水石各 30g，甘草 6g。上方连服 30 剂，关节肿痛明显改善，行走正常，只存口干、肿胀未消完，上方中减去穿山甲、寒水石，又 50 剂，且伴服"扶正蠲痹胶囊"，常吃盐水浸泡之鸭梨，服后病差。

冉雪峰学术传承图

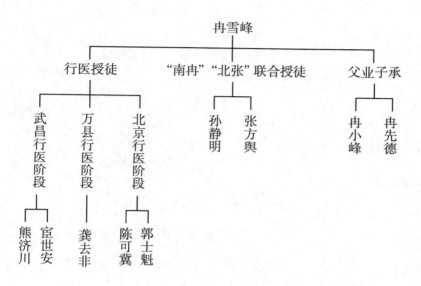

论著提要

川派中医药名家系列丛书

冉雪峰

一、《冉注伤寒论》

冉老近 78 岁高龄时，开始纂写《冉注伤寒论》，终因年老病倒而未能完稿。存稿为序论、释名、概要、太阳篇总论、阳明篇总论、少阳篇总论、太阴篇总论七大篇章。《冉注伤寒论》在 1982 年 1 月由科学技术文献出版社出版，卫生部部长钱信忠亲自为序，著名书法家、全国佛教协会主席赵朴初题签书名。这部书总结了冉老 60 年的临床经验，与仲景学说一脉相承，在理论与实践方面均有所发展。该书的特色为：

（1）中西大同的背景下，强调整理研究《伤寒论》的重要意义

20 世纪 50 年代中期，全国已出现中西医团结并探索相互结合的势头。冉老作为该时期"中西大同"的代表人物，此时站在发展中医学术，中西医结合的高度，强调了整理研究《伤寒论》的重要意义。他说："《伤寒》为中医治疗正面第一部有价值的书，此项整理，又为千载一时，发扬光大的起点，倘旧的紧要方面有疏漏，即学术精华方面有损失；倘新的征引方面有差讹，即学术改进方面有障碍。况进一步融合化合，实非毫无心得，徒袭皮毛，所可侥幸。"又说："就《伤寒论》而言，将经军之精华，各注之菁华，其中精透奥妙入微之处整理好、诠释好，贡献出来，为中西医学术交流，为西医改进中医，复以中医丰富西医，再以中西医结合形式丰富世界医学，此乃编者目的，也是编者之希望。"

（2）研究《伤寒论》重视气化学说

《冉注伤寒论》全篇尤重贯通气化二字，内外、上下、表里、寒热等极为灵动奥妙。如论桂枝："气化能出，可以发汗，气摄能收，并可以止汗。"冉老又善用前后比较法注解，如论大小青龙："大青龙方制，侧重开表；小青龙方制，侧重通里。表里同是一样重要。人第知加倍麻黄为重剂，而不知麻桂姜辛合用，尤为重剂。"再如论黄疸："普通疗黄法，多发汗利小便，然有不必汗，不必利者在。观栀子茵陈汤，不用二苓渗利，二术燥利；栀子柏皮汤，不杂一味表药，不杂一味利药；疗黄深层义蕴毕露。茵陈、栀子是治湿热，不是治寒湿；是利小便，不

是下大便。栀子、柏皮是清表层，不是清里层；是清表层的热，不是清里层的热。"

（3）奥理多多，别开生面

《冉注伤寒论》云"奥理多多，别开生面"，精彩的独特见解随处可见。如以《内经》六气标本释汗法："太阳里面，即是少阴。伤寒太阳病，脉微弱者，不可发汗；尺脉迟者，不可发汗；又少阴病反发热，用麻黄附子细辛汤；得之二三日，用麻黄附子甘草汤。于当汗处，抉出不可发汗条文，于不可发汗中，又生出微发汗方法，这就是实在的六气标本。"

该书出版后，在中医学术界影响巨大，被全国多数中医药大学伤寒教研室推荐为本科、研究生的必读参考书之一，诚如时任卫生部部长钱信忠在序中所言："《冉注伤寒论》是他的代表作。"

二、《大同药物学》

大同者，乃中西结合、世界大同之义。该书 1941 年抗战避难时编于四川万县董家岩。全书共 8 卷，分为"补益类""发表类""通便类""利尿类"等 19 类，载药 264 味。冉老所述临床常用中药，十之八九为《本经》《别录》所载，所释精义多本于此，其认为"以疗效言，后世本草难望其项背"。该书的特色有：

（1）总结数十年临床经验，认识独特

冉老所释中药，有其数十年临床经验为基础，精彩的独特认识颇多。如论升麻："罗纹空通，俨以人体经脉互络，既借其苦降以下行，又借其周转以上行，彻上彻下，环周不息。消解麻疹痘疮伤寒之热及诸疮之毒，镇静前额之头痛，又能消散咽喉之肿痛及疼痛。升麻本苦寒，而非辛温。升麻之升，实源于降。升为升清气，非升清阳。其清散正是治火，即《内经》"火郁发之"。其内周上升外达，即是《内经》"由阴出阳者生"。再如论白薇："风邪内搏，激荡气血上并，气返则生，不返则死，唯此味苦能降，味咸走血，气平入肺，沉静循环，制止沸腾，庶足以平上并之气血而戢狂飚。中风病轻浅在外者，宜外解；因素在内者，宜内解。若由外而内，里证已急，外证未罢，不能用表，不能不表，白薇清浮热于咸苦潜降之中，即此一味，已超越《千金》《外台》所载数十续命汤。"真知灼见，读者尽可仔细体会。

（2）"中西大同"，新解中药

在阐述中药奥义时，有时征用西医学、化学、物理学为证，限于当时的历史条件，译名尚无规范，多采用音译之法，又受方言发音之影响，现今观之，内容虽多已陈旧，甚或不知所云，但其改革精神，尚值得后辈学习。冉老在1941年即论道："西药中药化，则可深得药物之真髓；科学药、生药化，则可免失药物之元神。可见，科学药有科学药的长处，天然药有天然药的长处。西医善用科学药，中医善用天然药。欲兼二者之长，讵不当二者相互化合耶？始则中药西药化，得科学之实验；继则西药中药化，妙天然之生机。曲绘古今奥折，打破中西牢笼，庶药学更上一层楼。"当年精辟的论述对后来的中西药学研究影响巨大，至今亦如此。

（3）专列"宣通"一类

冉老"八法"新论，即"汗、吐、下、和、温、清、宣、补"，《大同药物学》中亦一脉相承，尤为重视宣法，专列宣通一类。病在表，则外发以宣之；病在里，则下夺以宣之；病在寒，则温煦以宣之；病在热，则清释以宣之。宣可去塞，六郁各有微甚，各有宜忌，病变纷纭，故列宣通类。

三、《冉氏方剂学》

《冉氏方剂学》，原名《方剂学》，列入《冉氏医学丛书》，1952年初稿于四川重庆。全书分为6卷，共20章，约394方。以法度森严、临床效著者为入选标准，经方时方，兼收并蓄之。部分方释被收入冉小峰主编的《历代名医良方注释》。该书的特点有：

（1）以方剂为中医学核心内容之一

冉老之子冉先德在《冉氏方剂学·导读》言："方者，法也。上承理，下及药，实为中医学之核心。"从冉老留世著作可见，方剂学是冉老尤为重视的中医学术体系中的重要组成部分之一。冉老在该书《绪论》中言："本编由博返约……义唯求精，不唯其广；事唯求济，不唯其繁……法计八类，类各八方，八八六十四方，举隅示例，聊作楷范。"该书中，冉老更从"方剂的组织和蜕化""方剂的嬗变和互通""方剂的运用和加减"三个方面，深入浅出、言简意赅，以方剂例证论述了方剂在组织、变化、运用中的一些要点。在"方剂的运用和加减"文末，更明确指出："方剂为疗疾实施工具，为医学踏实紧要部分……予往岁已编有方剂学，卷轶浩繁，且系文言，不便普泛短期卒读，因病假休养之便，检箧出旧稿，穷一月之力，撮其要者……毕生为学经验，已流露在这个小册子字里行间，盖并巧而欲传之。"

（2）经方时方，兼收并蓄

冉老治病，经验丰富，善用经方，认为经方为群方之祖。学习中医，要精通中医，应当取《内经》《伤寒论》《金匮要略》等书，潜心体会，而后再将后世诸家流派的学术，穷源溯流，撷取精华，认为"心有所获"，则临证时就"变化在我"。所以他既善用经方，又擅用古方、时方，临证效果显著。《冉氏方剂学》录方394首，其中经方116首。

（3）论方别开生面，颇有新见，重视临床实效

《冉氏方剂学》篇幅不大，收方亦少，但别开生面，对于理、法、方、药、君、臣、佐、使颇有新见。如释仲景三承气："重在枳朴气药，用气药多则为大其制，用气药少则为小其制，不用气药则芒硝虽加至二三倍，而只名调胃而已。"再如释五苓散："用泽泻独多，泽泻不宁使有形水质下行，且能使无形水气上滋，曰泽曰泻，昭其实也。但人多知其泻，而不知其泽。渴者加术，术只能培中，脾不能输时，非泽泻导之使上，何能敷布液泽。"珠玉之言，书中俯拾皆是。

该书诸方均为冉老临床所常用，其临床多以古方化裁，疗效卓著。人谓古方责在加减，若不知方之君臣佐使之义，加减便错，或貌似神非，或貌亦不似。若细读本书之释，必有精彩纷呈，应接不暇之感，如冉先德先生所言"必当更上一层楼"。

四、《辨证中风问题之解决》书稿

1939年冬初稿，1954年夏二稿。全书分上、下两卷，在《冉雪峰医著全集》中发表。该书具有以下特色：

（1）关于中风的病机与治法皆有新论

冉老在书中上卷阐明，中风是脑病而有之风状，不管内风还是外风，都是脑病因素之一，内风外风均能犯脑。猝仆、歪斜等征象、寒邪热邪等征象，均在脑及神经本体自病，其主因不在内外寒热，而在"犯脑不犯脑"。人身气血营周要保持平衡，若严重失衡，则身体气机突然变化，可上冲脑部，表现所谓中风等征象，故而冉老认为中风既不是外有暴戾贼风，也不是内有横绝肝风，只是气血自生之病。脑病有虚有实，有气血俱虚，有气血俱实，有脑充血，有脑充气，有脑贫血，有脑贫气等。冉老治疗中风病特别注重从气血调理论治，在辨证的基础上，应用祛风、疏表、和里、宣窍、透络、豁痰、润液、攻实、补虚、镇静和兴奋等法。

（2）中风方剂新论

书中下卷为古方新论，改古方之"疗风论"为"疗脑论"，并认为疗脑即能疗风。古人所述征象，为风邪犯脑及血气并上，今当以诱因求出主因，针对整个原因对整个机体进行治疗，发挥中医方剂的优越性。共分 11 编，新论 81 方。每方所论精彩纷呈，颇切临床实际。

20 世纪 30 年代初，汉口剧界名角余洪元，突患中风，口眼歪斜，半身不遂，卧床不起，不唯不能坐行，且不能转侧，痰声辘辘，神识半昏。经冉老以"风引汤"加减治疗，前后约 60 日痊愈。余因重新登台献艺，以之鸣谢，是日剧场爆满，一时传为佳话。

《辨证中风问题之解决》是冉老一生治疗中风病的经验总结，读者欲探宝者，当于此细寻焉。

五、《八法效方举隅》

此书为冉老以 80 高龄，尽一月之力写成，作为 1959 年元旦的献礼，由科学技术出版社出版。2014 年 1 月，中国中医药出版社以《冉雪峰八法效方（附危急伤科证治）》再版。该书的特点有：

（1）方剂"八法"的创新

清代程钟龄《医学心悟》以汗、吐、下、和、温、清、消、补"八法"概括中医诸多治法。冉老在《八法效方举隅》中，去掉程氏的"消"法，而增入"宣"法，对方剂的"八法"分类进行创新。冉老论曰："宣方与各方，相关密切。如病窍在表，则外发以宣之；病窍在里，则下夺以宣之；病窍在寒，则温煦以宣之；病窍在热，则清释以宣之。""宣之范围较广，内外寒热，气血虚实咸赖""宣可去壅，六郁各有微甚，各有忌宜，病变纷纭，统括于一宣剂之内，宣剂应用，广袤如此。"冉先德谓："先父治疗中风、痹证、水肿、闭经等病症，皆常用宣方，效如桴鼓。"

（2）由博返约，所论颇精

该书的编写目的，在于由博返约，义唯求精，不唯其广，事唯求济，不唯其繁，精选经验效确的经方、古方、时方，纳以汗、吐、下、和、温、清、宣、补八法。每法之下，以八个方剂作为代表，八八六十四方正合易经八八六十四卦之义，借以阐述治疗方法的分类和不同方剂的运用，体现了中医辨证论治的优越性。法之方有尽，方之法无尽，八法可统赅各法，八方可统括各方，若得其要，可以穷于无极，通于无穷。

冉老在书中自述："毕生为学经验，已流露在这个小册子字里行间，盖并巧而欲传之。以少胜多，即小见大，范围不过，曲成不遗，是在学者。"由此可见，此书在冉老著作中的代表性地位。

六、《冉雪峰医案》

《冉雪峰医案》中共71案，为冉老1959年中华人民共和国成立10周年大庆献礼之作，时已80高龄。该书1962年1月由人民卫生出版社正式出版，2006年由该社再版。该书具有以下特点：

（1）品读精彩医案，管窥冉老学术思想

冉老在《冉雪峰医案》自序中言："下走年逾八旬，何幸天假之年，逢此盛时嘉会，故不揣固陋，欲将滥竽医界50余年之经验交给下一代。惜予前20年所编健忘斋医案散失，原稿无存，今就所记忆者笔之于书，得71篇。此唯历年经历中千百之一，案虽旧案，编乃新编，生平毅力，可窥涯略。"该书医案数量虽少，医案记载亦较为简略、真实淳朴，但医案过程时而扣人心弦，时而发人深省。实为领略冉老临证风采、管窥冉老学术特色的精彩部分。

（2）医案中反映出冉老的德艺双馨

冉老处方用药，揆度药理，化裁古方，师古不泥古，并善古今结合创制新方。从医案看，冉老治疗外感，融寒温疗法于一炉；治疗中风，以风引汤、百合地黄汤、白薇汤、珍珠母丸等化裁，心脑并治平冲逆；治疗痢疾，以白头翁汤和香连丸加苦参为主方；治疗肺痈成脓，以葶苈大枣泻肺汤和《千金》苇茎汤加减等。冉老以挽救危急疑难重症著名，如治疗厥证以《内经》学术思想为本源，并博采众方。回阳固脱，温中补虚，以救尸厥；清热宣窍，养阴透络，以治热厥；甘寒苦寒化合，益阴敛阳镇纳，以疗厥冒；半搜剔，半镇纳，半清扬，半敛固，以除晕厥；疏调气血，芳香宣窍，以理气厥；增液清心，透络醒窍，以止惊厥。经方、时方结合，膏丹丸散适其所用。冉老的学术经验非常宝贵，值得后辈学习、继承发扬。

冉老行医 50 余年，以普济利人为怀，其高尚的医德在冉老医案中亦常可彰显。

医案是冉雪峰著作中极为重要的部分，不但栩栩如生地记录了冉老精彩的临证过程，更展现了其主要的学术思想和学术特色，值得全面、仔细地研读和学习。

学术年谱

川派中医药名家系列丛书

冉雪峰

1879 年：出生于重庆市巫山县大溪乡（原名：黛溪镇）中医药世家。

1891—1898 年：12 岁起随父采药，同时习医；15 岁中廪生；17 岁开诊于故里；19 岁赴成都乡试，因考场弊端而落第。

1903 年：武昌报馆当校对，后做记者，编辑。

1907 年：任湖北武昌医馆教员，继任馆长。

1911 年 10 月 10 日：毅然从戎，参加震惊中外的"武昌起义"。后为袁世凯所囚，保释出狱后专事医学。

1917 年：专研医学，悬壶武昌中和里。

1918 年：鼠疫流行武汉，著《温病鼠疫问题解决》，制太素清燥救肺汤与急救通窍活血汤；后霍乱流行，著《霍乱症与痧症鉴别及治疗法》，立疗霍乱经验效方二首。

1919 年：组织湖北省中医公会与中医学会，被选为湖北省中西医会第一届会长。创办湖北省《中西医学杂志》（1921 年），兼任编辑。

1923 年：独资创办"湖北中医专门学校"于武昌黄土坡，并任校长，冀以"发扬国粹，造就真材"。

1929—1937 年：任汉口卫生局考试中医委员会委员，湖北省政府检定中医委员会委员，并参与主持了数届中医考试。行医同时，组织"湖北医药界战地后方服务团"参与抗战，任团长及中医救护医院总院副院长。

1938—1945 年：武汉沦陷前，举家避难四川万县。应诊之余，埋头著述。此间，著有《国防中药学》《大同药物学》《大同生理学》《大同方剂学》《中风临证效方选注》等，并充任四川省万县中医初审委员会委员。

1946 年：抗日战争胜利后，迁回汉口肇元里悬壶。

1949—1955 年：搬迁重庆，先后在中华路、民国路悬壶。1950 年，任重庆成立卫生工作者协会编辑委员会委员。1955 年，任重庆市中医进修学校首届校长，同时出任重庆市政协委员。负责组织编写第一套中医进修教材，并著有《内经讲义》《伤寒论讲义》。

1955—1959 年：调任卫生部中医研究院工作，任中华医学会常务理事、卫生部中医研究院学术委员会副主任委员兼高干外宾治疗室主任、第二届全国政协委员、授"一等一级专家"。1959 年元旦，80 岁高龄，尽一月之力，写成《八法效方举隅》一书向党献礼，中华人民共和国成立 10 年大庆时，以《冉雪峰医案》再献红心。1959 年 11 月正伏案著述时，突然发生脑动脉栓塞，后一直住院治疗。

1963 年 1 月 29 日：病逝。

川 派 中 医 药 名 家 系 列 丛 书

冉雪峰

[1] 王席国，刘干华，饶家济．冉雪峰研究［M］．巫山，1987.

[2] 武汉市革命委员会卫生局．老中医药经验学术选编（第一辑）［M］．内部印刷，1976.

[3] 董建华．中国现代名中医医案精华［M］．北京：北京出版社，1990.

[4] 余甘霖，陈代斌．长江三峡中医药文化研究［M］．北京：中国中医药出版社，2010.

[5] 陈代斌，骆常义．中国百年百名中医临床家——龚去非［M］．北京：中国中医药出版社，2004.

[6] 张京春．陈可冀学术思想及医案实录［M］．北京：北京大学医学出版社，2007.

[7] 马新云，王其飞．河北历代名医学术思想研究［M］．北京：中国科学技术出版社，1990.

[8] 冉小峰．历代名医良方注释［M］．北京：科学技术文献出版社，1983.

[9] 冉雪峰．冉注伤寒论［M］．北京：科学技术出版社，1982.

[10] 冉雪峰．现代著名老中医名著重刊丛书·冉雪峰医案［M］．北京：人民卫生出版社，2006.

[11] 冉雪峰．冉雪峰医著全集·方药［M］．北京：京华出版社，2006.

[12] 高学敏．全国高等教育"十五"国家级规划教材·中药学［M］．北京：中国中医药出版社，2002.

[13] 宦红．宦世安临床经验介绍［J］．实用中医药杂志，2007，23（11）：684-685.

[14] 姜成田．郭士魁治疗冠状动脉粥样硬化性心脏病心绞痛经验［J］．河北中医，2001，23（8）:578-579.

[15] 杨育周．张方舆医案四则［J］．天津医药，1979（8）：357-358.

[16] 马晓晶，王海波，王力，等．冉先德运用引经药经验及病案分析［J］．河北中医，2011，33（5）：652-653.

[17] 肖宛平．冉先德教授经方应用验案举隅［J］．实用中医内科杂志，1998，12（3）:3-4.

[18] 任光荣．冉雪峰治厥经验探讨［J］．中医杂志，1993，34（11）：649-650.

[19] 徐江雁．勤学苦研，古今相合，融会贯通——记一代名医冉雪峰［J］．北京中医，2006，25（5）：267-269.

[20] 陈可冀. 怀念一代名医冉雪峰 [J]. 四川中医, 1989 (8): 5-6.

[21] 黄珍菊, 李勇华. 冉雪峰批阅学生喉症医案一则 [J]. 中国中医药现代远程教育, 2012, 10 (21): 153-154.

[22] 马冲, 刘志梅. 冉雪峰温病学术思想管窥 [J]. 中国中医急症, 2006, 15 (9): 1018-1019.

[23] 邹亮, 李勇华. 冉雪峰学术传承浅探 [J]. 中医药导报, 2013, 19 (1): 25-27.

[24] 肖长国, 刘志梅. 冉雪峰辨证中风学术经验述要 [J]. 中医药通报, 2007, 6 (2): 13-15.

[25] 成跃红. 温病伤寒治理可通 [J]. 陕西中医, 2004 (4): 326.

[26] 鞠冉. 冉雪峰巧治病的故事 [J]. 首都医药, 2008 (7): 46.